常见病诊治重点与难点丛书

小儿白血病

主　编　张宝玺　赵晓庆　马夫天

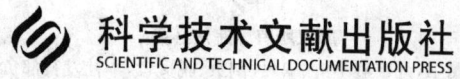

图书在版编目(CIP)数据

小儿白血病/张宝玺,赵晓庆,马夫天主编. —北京:科学技术文献出版社,2012.1

(常见病诊治重点与难点丛书)

ISBN 978-7-5023-6961-3

Ⅰ.①小… Ⅱ.①张… ②赵… ③马… Ⅲ.①小儿疾病:白血病-诊疗　Ⅳ.①R733.7

中国版本图书馆 CIP 数据核字(2011)第 118169 号

小儿白血病

策划编辑:丁坤善　　责任编辑:陈家显　　责任校对:张吲哚　　责任出版:王杰馨

出 版 者	科学技术文献出版社
地　　址	北京市复兴路 15 号　邮编 100038
编 务 部	(010)58882938,58882087(传真)
发 行 部	(010)58882868,58882866(传真)
邮 购 部	(010)58882873
网　　址	http://www.stdp.com.cn
发 行 者	科学技术文献出版社发行　全国各地新华书店经销
印 刷 者	北京雁林吉兆印刷有限公司
版　　次	2012 年 1 月第 1 版　2012 年 1 月第 1 次印刷
开　　本	787×1092　1/16 开
字　　数	334 千
印　　张	14.75
书　　号	ISBN 978-7-5023-6961-3
定　　价	53.00 元

版权所有　违法必究

购买本社图书,凡字迹不清、缺页、倒页、脱页者,本社发行部负责调换

编委会

主　编　张宝玺　赵晓庆　马夫天
副主编　王　丽　张广舫　赵　丽　刘翠萍
　　　　吴晓莉　王秀兰　韩　静　赵改婷
编　者　王素明　尚玉兰　温　丽　翟小颖

前　言

白血病是小儿造血系统的恶性肿瘤，占小儿各种恶性肿瘤的首位，近年来，小儿白血病的发病率呈明显上升的趋势，随着医学的发展，小儿白血病的治疗已取得了很大进展。小儿急性淋巴细胞白血病的5年无病生存率已达到70%~80%。小儿急性髓系白血病的缓解率和无病存活率也有明显提高。为了满足儿科血液肿瘤专业及其相关专业人员的临床需求，同时也为了集中展示和汇总我国小儿白血病诊治的技术与进展，我们组织了小儿血液肿瘤相关专业的专家、教授，结合多年的临床、科研和教学经验，参考了大量的国内外相关文献资料，编写了本书。

本书全面介绍了小儿白血病的病因、发病机制、临床表现、诊断、鉴别诊断。重点阐述了小儿白血病的治疗，包括化学治疗、造血干细胞治疗、成分输血治疗、细胞因子方法、化疗相关性肝损害和肺损伤的防治及感染的治疗和预防等。另外，本书单独设置了"重点与难点"部分，提出了小儿白血病在病因、发病机制等基础研究方面、诊断和治疗方面面临的问题及临床建议。并按照临床特点详细地介绍了急性淋巴细胞白血病、急性髓系白血病、婴儿白血病、慢性白血病、特殊类型白血病、微小残留白血病、恶性淋巴瘤。全面系统地反映了我国小儿白血病的诊治进展。

在本书的写作过程中，我们注重理论与临床实际相结合，尽量做到内容翔实，重点突出，努力为读者提供一本实用性较强的小儿白血病方面的医学书籍。希望本书能对提高小儿白血病的诊治水平起到积极作用。

由于时间仓促，专业水平有限，书中难免存在不妥甚至谬误之处，敬请读者多加批评指正。

编　者

目录 Contents

第一章　小儿白血病概述 ……………………………………… 1
第二章　小儿白血病病因与发病机制 ………………………… 3
　　第一节　小儿白血病病因 ………………………………… 3
　　第二节　小儿白血病的发病机制 ………………………… 6
第三章　血液细胞生成与发育 ………………………………… 8
　　第一节　造血器官 ………………………………………… 8
　　第二节　造血干细胞 ……………………………………… 9
　　第三节　造血微环境 ……………………………………… 12
　　第四节　造血因子调控及其受体 ………………………… 15
第四章　细胞动力学 …………………………………………… 19
　　第一节　细胞动力学研究历史 …………………………… 19
　　第二节　细胞周期 ………………………………………… 19
　　第三节　肿瘤的形成 ……………………………………… 20
　　第四节　肿瘤治疗的概念 ………………………………… 21
第五章　细胞遗传学与白血病的预后 ………………………… 23
　　第一节　染色体的研究历史 ……………………………… 23
　　第二节　染色体的显带和异常 …………………………… 23
　　第三节　白血病发病与染色体的关系 …………………… 27
第六章　小儿白血病的耐药机制及其逆转 …………………… 31
第七章　小儿白血病的临床表现 ……………………………… 38
第八章　小儿白血病实验室检查 ……………………………… 42
　　第一节　血液细胞学检测 ………………………………… 42
　　第二节　骨髓细胞学检测 ………………………………… 42

第三节　免疫学分型检测 …………………………………… 46
第四节　细胞遗传学检测 …………………………………… 48
第五节　分子生物学检测 …………………………………… 50
第六节　骨髓活体组织检查 ………………………………… 51

第九章　小儿白血病诊断和鉴别诊断 ……………………… 53
第一节　小儿白血病诊断 …………………………………… 53
第二节　小儿白血病鉴别诊断 ……………………………… 54

第十章　小儿白血病的化疗药物 …………………………… 59
第一节　概述 ………………………………………………… 59
第二节　烷化剂 ……………………………………………… 61
第三节　抗代谢药 …………………………………………… 64
第四节　抗癌抗生素 ………………………………………… 67
第五节　植物生物碱 ………………………………………… 71
第六节　酶类 ………………………………………………… 74
第七节　维生素 A 衍生物 …………………………………… 76
第八节　其他化疗药物 ……………………………………… 76
第九节　肾上腺皮质激素 …………………………………… 78
第十节　白血病治疗药物新进展 …………………………… 78
第十一节　白血病的靶向治疗 ……………………………… 83

第十一章　小儿白血病治疗总论 …………………………… 87

第十二章　小儿白血病的治疗方法 ………………………… 91
第一节　小儿白血病化学药物疗法 ………………………… 91
第二节　小儿白血病的护理和感染的预防 ………………… 97
第三节　小儿白血病感染的治疗 …………………………… 101
第四节　小儿白血病的成分输血治疗 ……………………… 111
第五节　小儿白血病细胞因子方法 ………………………… 121
第六节　小儿白血病化疗相关性肝损害和
　　　　肺损伤的防治 ……………………………………… 125
第七节　造血干细胞移植 …………………………………… 129
第八节　急性白血病疗效标准 ……………………………… 140

第十三章　小儿急性淋巴细胞白血病 ……………………… 143
第一节　临床表现与实验室检查 …………………………… 143
第二节　分型 ………………………………………………… 146
第三节　诊断与鉴别诊断 …………………………………… 152

目录

第四节　治疗 ………………………………………………… 154

第十四章　小儿急性髓系白血病 ……………………………… 164
 第一节　临床表现与实验室检查 …………………………… 164
 第二节　分型 ………………………………………………… 167
 第三节　诊断与鉴别诊断 …………………………………… 171
 第四节　治疗 ………………………………………………… 171
 第五节　急性粒细胞白血病 ………………………………… 176
 第六节　急性早幼粒细胞白血病 …………………………… 177
 第七节　急性粒—单核细胞白血病（M4型） …………… 182
 第八节　急性单核细胞白血病 ……………………………… 183
 第九节　急性红白血病 ……………………………………… 184
 第十节　急性巨核细胞白血病 ……………………………… 186

第十五章　婴儿白血病 ………………………………………… 188
 第一节　婴儿急性淋巴细胞白血病 ………………………… 188
 第二节　婴儿急性髓系白血病 ……………………………… 191

第十六章　慢性白血病 ………………………………………… 193
 第一节　成人型慢性粒细胞白血病 ………………………… 193
 第二节　幼年型粒—单核细胞白血病 ……………………… 197

第十七章　其他特殊类型白血病 ……………………………… 200

第十八章　微小残留白血病 …………………………………… 202
 第一节　残留白血病检测的临床意义 ……………………… 202
 第二节　微小残留白血病的检测方法 ……………………… 203
 第三节　残留白血病细胞动力学 …………………………… 206

第十九章　恶性淋巴瘤 ………………………………………… 207
 第一节　病因和发病机制 …………………………………… 207
 第二节　霍奇金淋巴瘤 ……………………………………… 207
 第三节　非霍奇金淋巴瘤 …………………………………… 210

第二十章　小儿白血病的预后 ………………………………… 216

参考文献 ………………………………………………………… 224

第一章

小儿白血病概述

小儿白血病(leukemia)是儿童最常见的恶性肿瘤。小儿白血病发病率近10年来有所上升,占小儿各种恶性肿瘤的首位。我国的流行病学资料显示白血病发病率为2.6/10万~7.09/10万人口,按照我国儿童人口约3.6亿计算,每年新增儿童白血病病例约为15 000例。以美国而论,每年约有2100个新患者为急性淋巴细胞白血病儿童。14岁以下的小儿急性白血病的发病率约占急性白血病总数35%,其中急性淋巴细胞白血病(ALL)占70%~85%,急性髓性白血病(AML)占15%~30%。小儿慢性白血病(CML)发病率约占3%,即97%均为急性白血病。所以,这是危害青少年造血系统的恶性肿瘤。我国的资料显示儿童ALL的好发年龄波及整个小儿年龄时期,发病高峰年龄在7~10岁,约占35.52%,其次为3~6岁,约占33.26%,3岁以下幼儿约占25.85%,1岁以下婴儿白血病发病率极低,约占5.37%,男女之比为(1.3~2.8):1。发达国家儿童ALL的发病高峰年龄在1~4岁,峰值年龄在2~3岁,约占15岁以下儿童ALL的80%。随着年龄的增长发病率逐渐下降。

小儿白血病的治疗主要是化学治疗。在1940—1949年,无明显效果;1950—1953年,采用单个药物治疗,生存率仅达10%;1966年以后采用联合化疗,使5年生存率达到20%;1972年以后采用强化疗加髓外白血病防治,5年生存率已达60%~70%。所以,目前小儿白血病已不是不治之症,小儿ALL 95%以上可达到完全缓解(CR)。国内外的先进单位持续完全缓解(CCR)或根治率亦达70%~80%。欲达到此目标,需要靠医务人员高度的责任心及艰苦的努力。因为这是一门高、精、尖的科学,是系统工程,须有一整套科学的战略战术,以及定期随访追踪、加强营养、心理治疗及因人而异的方案。

白血病是任何系统的血细胞在骨髓和其他造血组织中呈肿瘤性异常增生的结果,属恶性肿瘤范畴。白血病可以伴有局部肿瘤,如绿色瘤常可发生于急性粒细胞白血病患者;淋巴瘤常可发生于淋巴细胞白血病患者。约1/3小儿恶性淋巴系统肿瘤并发急性白血病。能引起肿瘤的一些因素亦能引起白血病,治疗肿瘤的药物均可用于治疗白血病。但是儿童处在生长发育中,很多治疗对儿童有潜在影响。如头颅放疗可能影响小儿生长发育及智力发展,环磷酰胺影响男孩生殖功能,中度以上移植物抗宿主病(GVHD)影响小儿健康发育成长。如西雅图资料报道200余例骨髓移植（BMT）者治疗结果，很多出现生长发育、智力发展障碍及继发肿瘤。很多抗肿瘤药物均有细胞毒性，要求儿科医生在治疗上更加精益求精，权衡每个药物、每个方案可能带来的不良影响。不仅要治好患者今天的疾病，更要考虑到患者今后的生存质量。

正常造血干细胞在造血组织中数量很少，目前形态学上不能辨认。它具有自我更新、增殖、分化能力，进一步分化成为多向造血祖细胞（CFU-GEMM）和淋巴系干细胞两大系统。前者又分化成髓系祖细胞（CFU-GM）、红系祖细胞（BFU-E）及巨核系祖细胞（CFU-Meg），后者分化成T细胞（Pre-T）和B细胞（Pre-B）系统。这些祖细胞进一步增殖、分化、成熟为红、髓或巨核系细胞及淋巴细胞。每天正常成人约有10^{11}个血细胞衰老死亡而消逝，同时造血组织又不断地新生血细胞。

白血病是克隆增殖性疾病，即白血病细胞有自己的干细胞、祖细胞、前体细胞，呈无限增殖和分化阻滞，失去细胞原有的正常功能。不同型的白血病发生于骨髓任何一个系、任何一个阶段的细胞，其染色体发生畸变，细胞不能分化、成熟，而呈指数增殖，即肿瘤生长，生长大于丢失，直至宿主死亡。

（赵晓庆　张宝玺）

第二章

小儿白血病病因与发病机制

第一节 小儿白血病病因

白血病的病因和发病机制至今尚不清楚。近年来,由于分子生物学、遗传学、免疫学的飞速发展,人们对此有了深入的了解。

一、先天因素

1. 胎儿起源 近年来流行病学研究资料显示,某些小儿白血病可能起源于胎儿。提出这一设想是因为发现某些同卵孪生婴儿患同一种类型白血病。婴儿急性淋巴细胞白血病中 60%~70% 的患儿有 t(4;11)(q21;q23)细胞遗传学异常,以表达 MLL(Mixed Lineage Leukemia)/AF4 融合蛋白为特征。研究者发现,在出生后 5 个月至 2 岁时确诊为 ALL 的小儿,其出生纸片血斑样本中存在 MLL/AF4 融合基因序列,由此证实带有融合基因序列的白血病细胞起源于宫内胎儿造血。有人检测脐血样本,发现有些样本中 TEL/AML1 或 AML1/ETO 融合基因阳性,且仅在 B 淋巴细胞中检测到 TEL/AML1 融合基因,在髓系细胞中检测到 AML1/ETO,表明这两种融合基因在出生前或出生时就已经存在于胎儿血循环中。相隔 9 年先后患 ALL 的同卵孪生儿,其白血病细胞 TEL/AML1 融合基因的基因序列完全一致,且后患病的一个在诊断 9 年前其骨髓中就存在此融合基因,当时骨髓细胞学检查尚正常,惟一可能的原因就是融合基因的宫内起源。

2. 融合基因 80%~90% 的急性白血病有克隆性染色体异常,染色体分析不仅有重要诊断和预后意义,而且能够显示与白血病转化和增殖有关分子损伤位点。在迄今报道的 200 多种白血病染色体异常中,平衡性易位最为常见,并导致融合基因产生。儿童中最常见是 t(12;21)(p13;q22)染色体易位,形成 TEL/AML1 融合基因。TEL 基因位于 12 号染色体,含有一个 ETS 结构,属 ETS 转录因子家族成员,还含有 HLH 结构。ETS 家族蛋白能与基因启动子核心序列 5′-GGA(A/T)-3′结合,调节与细胞分化和增殖有关的靶基因的转录。TEL 是强的转录抑制因子。野生型 TEL 基因通过 HLH 区域抑制转录而发挥肿瘤抑制功能。AML1 又称 $CBF\alpha_2$,是核心结合因子 CBF 的亚基,CBFβ 异二聚化形成 CBF,对造血形成至关重要。

TEL基因和AML1基因断裂后,DNA修复时将正常情况下分离的TEL基因HLH区域和几乎整个AML1基因拼接在一起形成TEL/AML1融合基因。此融合基因由于缺乏ETS区域而不能发挥抑制转录的功能,同时该融合基因可以抑制野生型AML1基因的功能,使AML1调节的靶基因(GM-GSF受体、IL-3和G-CSF受体基因等)的表达受抑制。野生型TEL的功能缺失可能使细胞的游走性增加,对白血病的发生和发展起重要作用,混合谱系白血病(MLL)基因是白血病中最常产生融合基因的另一个基因。MLL基因定位于11q23位点,11q23易位见于5%~6%的AML,7%~10%的ALL,70%~80%的婴儿ALL,更多见于拓扑异构酶Ⅱ引起的治疗相关白血病。最常见的是MLL/AF4融合基因,它是由于t(4;11)(q21;q23)染色体易位产生的;而t(9;11)(p22;q23)染色体易位则导致MLL-AF9融合基因形成;t(11;19)(q23;p13)染色体易位导致MLL/EEN融合基因。目前报道与MLL发生融合的伙伴基因已超过40个,分布于约60个位点。这些结构和功能各异的伙伴基因可归为两类:一类定位于核,包括AF4、AF9、AF10、ENL、ELL、AF17、AFX1、AF6q21、CBP、p300和EEN,参与各种转录调控;另一类定位于胞质,包括AF6、AF1p、Abi-1和FBP17,含有参与蛋白-蛋白交互作用的结构功能域。基因敲除实验提示,MLL作用于造血干细胞向定向祖细胞发育和扩增的早期造血阶段。MLL基因对HOX基因发挥着调控作用,HOX基因属于同源盒(homeobox)基因家族,编码产物均为转录因子。MLL基因重排使AT钩区和锌指结构之间的序列断裂,断裂位点主要集中于1个8.3kb的BamH1片段上。BamH1片段包含8个Alu重复序列,为拓扑异构酶Ⅱ裂解点识别部位和DNA酶Ⅰ高敏感点部位。全部断裂位点和Alu重复序列均围绕内含子6,而伙伴染色体断裂位点周围则无相似的重复序列。因此,推测Alu序列在染色体易位中起重要作用。

约1/4的儿童急淋患者中存在TEL/AML1融合基因,早期的研究认为这些患者出生时即存在这种基因,提示在胎儿时期就已经发生病变。最近在英国牛津大学从事研究的多国科学家在美国《科学》杂志上发表论文,宣布发现"前白血病干细胞",这一成果受到了科学界和媒体的广泛关注。单卵双胎的姐妹俩在胎儿时期遭遇同样的遗传突变,其特定染色体断裂移位形成TEL-AML1基因。伊莎贝拉没有遭遇第二次遗传突变,处于前白血病状态。研究者从她的血样和骨髓中发现并鉴定出前白血病干细胞,其细胞表面标志为CD34+ CD38-/LOW CD19+,由于姐妹俩共用一个胎盘,前白血病干细胞得以散布到两人血液内。奥利维娅2岁时遭遇另一次遗传突变,正常的TEL基因丢失,因此患上白血病,其大多数CD34+ CD38-/LOW CD19+细胞表达普通型ALL抗原CD10。研究证明白血病干细胞正是从"前白血病干细胞"发展而来。他们的研究成果第一次直接阐述了正常血细胞向癌细胞演变的过程。专家们目前认为,"前白血病"干细胞是存在的,但在体内存在一定时间后,正常人会逐渐将其清除掉,而没法清除的个体可能就逐渐发展成白血病干细胞,最终致病。

染色体易位导致融合基因的形成在白血病的发生中起重要作用,不同染色体易位引起不同生物亚型的白血病,具有不同的特征性临床表现或预后,同时融合基因产生的肿瘤蛋白可作为不同亚型白血病的分子标记。对这些特征性的染色体易位进行深入研究将有助于开展基因治疗。

3. 遗传多态性 研究表明,某些基因(如HLA和其他调节免疫反应的基因、编码致癌物代谢和解毒的酶的基因等)正常的遗传多态性或多基因位点的等位基因与白血病的发生也有一定关系。组织相容性白细胞抗原(HLA)被认为是白血病易感的遗传性危险因素之一。比较60例普通型ALL小儿和78例对照新生儿HLA-DQ表达,发现男性患儿高表达HLA-DQA1×0101/×0104和HLA-DQB1×0501。涉及食物、烟草、药物、酒精饮料、杀虫剂和环境污染物中致癌物代谢的酶,如谷胱甘肽-转移酶(GST)MLT1,P1及细胞色素氧化酶P450与白血病的易感性有关。Canalle等研究了巴西遗传背景相同的113例ALL患儿和221例正常儿童,发现GSTP1-B表达者发生ALL的危险性较高,而GSTM1和GSTT1在两组间无显著差异。因此,编码这些酶的基因多态性可能与儿童ALL的发生有一定关系,但具体作用机制尚不清楚。

4. 遗传性疾病　急性白血病并非遗传性疾病,但某些先天遗传性疾病常伴有较高的白血病发病率,如Down、Bloom、Fanconi综合征等。先天性白血病是一种预后较差的少见恶性肿瘤,但是合并Down综合征的先天性白血病患者的存活率高于那些未合并Down综合征者。目前研究发现,Down综合征患者合并ALL时,位于21号染色体的胱硫醚β合成酶基因高表达,导致患者对阿糖胞苷敏感性增加,从而促进细胞凋亡;还发现其体内甲氨蝶呤代谢产物水平明显增高,这是由于叶酸受体基因定位于21号染色体,Down综合征患者过多表达叶酸受体而导致细胞内甲氨蝶呤转运增加,从而导致其对甲氨蝶呤敏感性增高。

二、后天因素

1. "二次打击"学说　绝大多数白血病都有克隆性染色体异常。染色体易位产生新的融合基因是最常见的分子遗传学改变,其在白血病的发病中起重要作用,但是白血病的发生还需第二次基因事件,仅有基因易位还不足以导致白血病。一对单卵双生的患白血病双胞胎,其中一个在5岁时被确诊为白血病,另一个虽然处于白血病前期状态却一直健康生存直到14岁才发病。二者的TEL/AML1融合基因的序列完全相同,说明白血病克隆起源于胎儿时期的同一个细胞。但二者前后发病间隔9年,说明从胎儿期白血病前期状态到白血病发病还有一段潜伏期。动物实验也证实,AML1/ETO和TEL/AML1转基因小鼠并未出现白血病。

感染一直被怀疑和癌症密切相关。儿童急性白血病,尤其是急性淋巴细胞白血病的感染病原学研究有Kinlen假说、Greave假说和Smith假说。近年与其相关的病例对照研究和流行病学研究为这些假说提供了有力证据。研究认为,儿童急性白血病的第一次"遗传事件"发生在子宫内,引起染色体平衡易位导致融合基因的形成,即前白血病克隆的产生。而发生发展过程中的关键步骤是出生后的第二次"打击",即后天发生的染色体或分子异常。这种后天发生的染色体异常可能是由于对常见感染的异常反应或是延迟反应引起,感染导致基因组的不稳定性增加。出生后的事件(包括感染)对白血病的发病都是必需的条件,也就是说白血病的发病至少需要"二次打击"。感染仅对其一,还是对出生前(子宫内)出生后两个时间点都起作用,目前尚不十分清楚。感染可能启动了前白血病克隆,但在缺乏后期感染和/或缺乏对这个感染的异常免疫反应时,仍不可能导致白血病的发生。白血病发病高峰期在2~5岁,此时期是B淋巴祖细胞增殖和免疫球蛋白基因重排的发展时期,广泛的B细胞免疫球蛋白重排也增加第二次打击的机会而最终导致白血病发生。

逆转录病毒感染与人类白血病有密切关系。逆转录病毒为 RNA 肿瘤病毒,其特点是病毒颗粒中含有逆转录酶。人类 T 细胞白血病病毒 HTLV-1 是第一个已发现的致人白血病的逆转录病毒,与成人 T 细胞白血病/淋巴瘤(ATLL)的发生有关。此外,EB 病毒、幽门螺杆菌等也在某些类型的白血病和淋巴瘤的发生发展中起作用。

2. 化学因素 化学因素在人类肿瘤(包括白血病)的发生中占有重要地位。由环境中的毒物或细胞毒性药物引起的继发性白血病多数为 AML,占 AML 总数的 10%～30%。

(1)治疗性化学物质:大多数由细胞毒性药物引起的治疗相关性继发性白血病分为两种:一种是继发于烷化剂的白血病;另一种是与拓扑异构酶Ⅱ抑制剂相关的白血病。烷化剂已被公认为有导致白血病作用,发病潜伏期较长,平均 5～7 年,在明显的白血病特征出现前多伴有骨髓增生异常综合征(MDS)的特征。常见的染色体异常主要有 13 号染色体部分缺失和 5、7 号染色体全部或部分缺失。表鬼白毒素类和蒽环类等化疗药物为 Topo 酶Ⅱ抑制剂,引起的治疗相关性白血病潜伏期较短,通常为 1～3 年,无 MDS 前期表现。其机制在于阻止 Topo 酶Ⅱ修复 DNA 断裂链,可导致 11q23MLL 基因融合,引起继发性单核细胞性或粒-单核细胞性白血病,常见染色体易位有 t(9;11)、t(19;11)及 t(4;11)。

(2)非治疗性化学物质:苯是惟一较明确的可导致人类白血病的化学物质。长期接触苯与成人急性白血病的发生有密切关系,环境中的苯浓度增加可能是儿童白血病的病因之一。据报道,我国有 46% 患儿的家庭在确诊前 6 个月进行过室内装修。但是苯的致白血病机制未完全阐明。研究显示,用苯的代谢产物氢醌在体外作用于人 CD34+ CD19 骨髓细胞,用位点特异性探针 5q31、5p21 和 7、8 号染色体着丝点探针进行原位杂交分析,结果发现氢醌可选择性地使 5q31 和 7 号染色体缺失,而不损伤 8 号染色体,证明 5、7 号染色体在苯引起的 AML 中有重要意义。还有学者提出苯及其代谢产物毒性与 Topo 酶Ⅱ抑制剂相似。

3. 电离辐射 电离辐射能引起 DNA 断裂,某些癌基因(如 c-myc 基因和 ras 基因等)发生突变,在放射诱发白血病中起重要作用。0～14 岁 ALL 患儿,随放射量增加患白血病的危险也相应增加。广岛、长崎的白血病发病率在原子弹爆炸后 5～15 年明显增加。对 3 例受核爆露后发生 AML 患者的染色体分析,显示均有染色体易位,分别为 t(1;21)(q36;q22)、t(8;21)(q21;q22)和 t(18;21)(q13;q22),荧光原位杂交(FISH)检测发现 AML1 基因均发生易位或断裂,提示 AML1 可能是放射的靶基因,它在电离辐射诱发白血病中起着重要作用。电离辐射引起染色体损伤,进而产生癌基因的活化,及患者同时接触的化学药物、宿主的免疫系统都可能参与白血病的发生发展。

由于白血病的生物多样性,其病因也是多因素的。因此,对白血病发病原因的深入研究,不仅有助于开展个体化治疗及探讨新的治疗方案,而且一旦白血病的病因被完全阐明,人类就有可能预防白血病的发生或发展。

第二节 小儿白血病的发病机制

白血病的发病机制仍不清楚,可能是多种复杂因素相互影响导致不平衡的基因表达的结果。

1. 细胞癌基因与病毒癌基因　病毒、电离辐射、化学物质如何导致白血病,机制尚未完全清楚,细胞的增殖、分化和衰老死亡都是由基因决定的,细胞的恶性转化也必然与基因的某种改变相关联。

2. 癌基因的激活　人类和许多哺乳动物的染色体基因组中存在原癌基因(又称细胞原癌基因),在正常情况时,其主要功能是参与调控细胞的增殖,分化和衰老死亡。当机体受到致癌因素的作用下,细胞癌基因经激活转化为癌基因,是通过基因 DNA 结构的改变和调控失调获得的,这些包括:点突变、染色体重排、基因扩增等。从而导致白血病的发生。

3. 关于抑癌基因　近年来研究发现,人体细胞内存在着能够抑制肿瘤形成的基因,称为抑癌基因。迄今报道的人类抑癌基因有 RB、p53、p16、WT1 等近 10 种。由于基因的突变、缺失可致抑癌基因的异常失活,结果往往使细胞癌基因过度表达而发生细胞转化。失去其抑癌活性,造成癌细胞异常增殖而发病。

4. 病毒癌基因的致癌机制　诱发动物和成人 T 细胞白血病的病毒几乎都是 C 型逆转录病毒,感染宿主细胞后,以病毒的 RNA 为模板在逆转录和 DNA 多聚酶作用下合成了双链前病毒 DNA,并进一步整合进宿主细胞的 DNA 中。

5. 关于细胞凋亡　凋亡是一种基因指导下的细胞主动性自我消亡过程,是人体组织器官发育中细胞清除的正常途径。当细胞凋亡通路受到抑制或阻断时,细胞没有正常凋亡而继续增值导致恶变。研究表明,急性白血病抑制凋亡的基因(如 bcl-2、bcl-XL 等)表达常高,而促进凋亡的基因(如 Fas、Bax、ICE、p53 等)表达降低或出现突变。此外,特异性染色体易位产生的融合基因也可抑制细胞凋亡(M3 中的 PML/RAR 融合基因)。由此可见,细胞凋亡受抑在白血病发病中起重要作用。

上述因素中既有外界的,也有内在的,如免疫监视系统失控,不能清除突变细胞。如某孪生兄弟均患白血病,其中一尸检证实有胸腺发育不全。又如免疫球蛋白 IgA 水平低者,发生肿瘤或白血病的几率较高。另外,细胞性原癌基因在生理情况下参与细胞生长和发育的调节,而在人类白血病致病中可能也起到一定的作用。在病理情况下,这些基因及其相关基因突变或异常表达,导致无节制的细胞生长和恶性转化。在人类白血病中,癌基因的异常是常见的,其中某些是白血病特异性的,如 Burkitt 淋巴瘤、CML、Ph1+ 的 ALL 都证明有癌基因的异常。癌基因的激活以点突变、易位及 DNA 扩增为主要机制。但激活后的癌基因通过何种机制引起人类白血病尚不清楚。最近提到非孟德尔遗传方式致病,即所谓"染色体印迹"与肿瘤发生的关系。"印迹"是一种现象,是凭来自双亲基因所决定的基因表达(或不表达),使肿瘤抑制基因丧失功能。从淋巴、造血系统肿瘤特定基因的重排和染色体相互易位说明恶性肿瘤有"染色体印迹",如 CML 中 bcr/abl 基因"印迹"。正常状态下由原癌基因 abl 编码的酪氨酸激酶,是调节信号,借此途径以维持细胞增殖和分化间平衡。而 CML 有 bcr/abl 嵌合蛋白,功能类似一种酪氨酸激酶的作用,或许来自父系 abl 融合蛋白的转录部位具有显著表达,或许替代 abl 基因的来自母系 bcr 等位基因不能转录成足够"强度"的酪氨酸激酶,使 CML 细胞成为一种不正规或失控的生长。

(赵晓庆　张宝玺)

第三章

血液细胞生成与发育

造血系统是体内高度活跃和高度新陈代谢的系统。造血或血细胞生成是一个复杂的细胞分化过程,包括造血干细胞的自我更新以维持自身数量的稳定,造血干细胞的分化增殖产生各系定向造血祖细胞,而后者再进一步增殖分化产生成熟的血细胞,发挥血细胞的功能。造血这一过程需要适宜的微环境,同时又受到局部和全身的造血生长因子及抑制因子的调节。

第一节 造血器官

造血器官由骨髓、胸腺、肝脏、脾脏、淋巴结组成。人体的造血可以分成出生前造血和出生后造血。

1. 出生前造血 ①卵黄囊造血期:在胎儿时期,体内的造血由卵黄囊开始,胚胎9~10天中胚层出现造血点,至第19天,卵黄囊上的中胚叶间质细胞分化为血岛,中心部位的细胞分化为造血干细胞、初级原红细胞;2个月后卵黄囊萎缩退化;②肝脏造血期:胚胎2~5个月时主要由肝脏造血,来自卵黄囊的造血干细胞在此分化为原红细胞;第4个月后才有粒细胞生成。胎儿3个月左右,脾开始参与造血,来自肝脏的造血干细胞在此生成红、粒、淋巴细胞及单核细胞,5个月后脾脏主要造淋巴及单核细胞;③骨髓造血期:自第4~5个月起,自肝脏而来的造血干细胞开始在骨髓制造红细胞、粒细胞、巨核细胞;同时也生成淋巴和单核细胞,第4个月起胸腺生成T淋巴细胞,淋巴结主要生成B淋巴细胞和浆细胞。

2. 出生后造血 骨髓是主要造血器官,在正常情况下胎儿出生后主要由骨髓造血,骨髓是终生生成红、粒和巨核细胞的场所,骨髓也能生成淋巴和单核细胞,而脾和淋巴结则是终生制造淋巴细胞的器官。

骨髓是一种海绵样胶状的组织,存在于坚硬的骨髓腔内。5~7岁以前全身的骨髓均可造血,外观呈红色称红髓,5~7岁以后红髓仅限于扁骨、脊椎骨及管状骨,特别是股骨和肱骨的近心端。成人全身骨髓重1600~3700g。其中的半数为红骨髓具有造血功能,另一半为黄骨髓,但仍具有造血潜能,需要时又可恢复造血。

骨髓中含有血管、神经系统,基质细胞和细胞外基质构成造血微环境。

骨髓的实质细胞是各系列各阶段的血细胞,存在于骨髓各血窦之间。正常人骨髓与外周血之间存在着完善的髓血屏障,只允许成熟的血细胞通过血窦进入血液,因此正常人的外周血中见不到幼稚细胞。

第二节 造血干细胞

造血干细胞是体内各种血细胞的惟一来源,是生成各种血细胞的原始细胞,又称多能干细胞,主要存在于骨髓、外周血、脐带血中。造血干细胞在一定的微环境和某些因素的调节下,增殖分化为各类血细胞的祖细胞,称造血祖细胞。它也是一种相当原始的具有增殖能力的细胞,但已失去多向分化能力,只能向一个或几个血细胞系定向增殖分化,产生成熟的血细胞。

一、造血干细胞的发现和证实

造血干细胞学说是20世纪60年代初提出的,此后为大量试验所证实,是血细胞发生学领域的重大成就。人们最初是用小鼠脾集落生成试验证实有造血干细胞的存在。将小鼠骨髓细胞悬液输给致死量射线照射的同系小鼠,使后者重新获得造血能力。重建造血的原因是脾内出现许多小结节状造血灶,称为脾集落。脾集落内含有红细胞系、粒细胞系、巨核细胞系或三者混合存在。如将脾集落细胞分离后再输给另外的致死量射线照射的同系小鼠,也能发生多个脾集落,并重建造血。脾集落生成数与输入的骨髓细胞数或脾集落细胞数呈正比关系,表明骨髓中有一类能重建造血的原始血细胞。

为确定一个脾集落的细胞是否起源于同一个原始血细胞,人们又将移植细胞照射后出现畸变染色体,以此作为辨识血细胞发生来源的标志。将此种细胞输给受照射的小鼠,结果发现,每个脾集落中的所有细胞均具有这种相同的畸变染色体,表明每个集落的细胞是来自一个原始血细胞。每个脾集落为一个克隆,称为脾集落形成单位,它代表一个造血干细胞。此后,人们在体外培养中进一步获得了证实。

二、造血干细胞的生物学特性

1. 高度的自我更新能力 造血干细胞自我更新能力维持于正常机体的全部生命过程。在正常情况下,分裂后的子细胞有半数保持自我更新能力,另一半离开干细胞池进入增殖分化池,成为早期祖细胞。这种不对称性分裂,无论进行多少次,始终可维持干细胞的数量不变,故能维持正常机体的长期、恒定造血。

2. 多向分化能力 一般情况下,造血干细胞大部分处于静止期,仅少数进入增殖期,在多种造血因子的调控下向各系血细胞分化。造血干细胞不仅可分化成为造血细胞,同时可产生某些非造血细胞,如破骨细胞。

3. 长期造血功能重建 体内造血干细胞在移植后能建立永久性造血重建,而长期培养起始细胞,相当于体内造血干细胞,在体外能启动长期造血。

4. 造血干细胞的不均一性 造血干细胞不是单一的细胞群体,而是由不同年龄等级的干细胞组成。凡处于周期中连续不断增殖和加速增殖的造血干细胞,其自我更新能力随之减弱,而 G_0 期的造血干细胞则具有更大的自我更新能力。

三、造血干/祖细胞的表面标志

造血干/祖细胞在增殖分化过程中表面抗原发生相应的变化。CD34 是人们普遍认同的造血干/祖细胞的代表性表面标志,其表达水平与细胞的分化密切相关。因此,CD34 抗原也是造血干/祖细胞分离纯化的主要标志。在正常骨髓和脐带血中,CD34+细胞占单个核细胞的 1%～4%,外周血仅为 0.2%左右。但 CD34+造血细胞仍然是一个不均一的细胞群体,其中既包括造血干细胞,也存在不同分化阶段的各系造血祖细胞。依据 CD34+细胞是否表达 CD38、HLA-DR、CD45RA、CD71、CD33、LFA-1、C-Kit、CD90 等又可将其分为不同的亚群,而且不同的亚群表现出不同的性能特征。将 CD34+细胞进一步分为 CD34+ CD38+和 CD34+ CD38－两个亚群,其中造血干细胞仅占 CD34+ CD38－细胞群中的很少一部分。体外培养表明,CD34+ CD38+细胞大多处于造血祖细胞阶段,可形成大量的各系造血集落,但不能维持长期造血;而 CD34+ CD38－细胞则更幼稚或更接近于造血干细胞,在长期培养中可不断地产生大量的造血祖细胞,是维持长期造血的启动细胞。

造血干细胞除高度表达 CD34 抗原,对于其他表面标志抗原,还高度表达 CD90,低表达或不表达 HLA-DR,而缺乏 CD33,CD71 等系相关抗原的表达。近年来,由于单克隆抗体技术的进步,流式细胞术的应用,对造血干细胞表面标志的研究取得了很大的进展,为造血干细胞的分离纯化及鉴定创造了条件。进一步的研究表明,造血干细胞还表达 WGA、Sca-1、C-Kit 等抗原标志。其中,造血干细胞与 C-Kit 基因密切相关。C-Kit 可编码一种穿膜酪氨酸激酶受体分子,存在于造血干细胞膜上,其配体分子是造血干细胞因子,是一种信号传导分子,对造血干细胞的分化具有重要作用。

CD34+细胞中 90%以上为造血祖细胞,其表达一直持续到晚期祖细胞。各系造血祖细胞绝大部分存在于 CD34+细胞组分中,而不表达 CD34 抗原的细胞则几乎没有集落形成能力。早期祖细胞还出现了 CD38、HLA-DR 及 CD45RO 标记。造血祖细胞在定向分化时,则进一步表达系特异性抗原,如髓系的 CD33、CD13、CD15,B 细胞系的 CD10、CD19、CD20,T 细胞系的 CD2、CD3、CD7,以及巨核细胞系的 CD41、CD42、CD61 等。

四、血细胞的生成

已知体内所有的血细胞均来源于造血干细胞。造血干细胞在骨髓造血微环境、造血生长因子、造血抑制因子等多种因素的影响及调节下,分化为系列限制性造血祖细胞。各系祖细胞同样受骨髓微环境和造血因子的调控,增殖分化为各系成熟的血细胞。

1. 红细胞生成 正常人红细胞的生成包括造血干细胞分化为红系祖细胞,红系前体细胞(原始红细胞至晚幼红细胞)的增殖与分化,网织红细胞的增殖及成熟,以及网织红细胞向外周血释放成熟红细胞的过程。

造血干细胞分化为红系祖细胞,后者是处于造血干细胞和红系前体细胞之间的细胞群。红系祖细胞向红系前体细胞的分化是随机的同系限制性过程,是调节红细胞生成自体稳定机制中的一个关键过程。限制祖细胞只向单一红系细胞发育。这种限制可能是由于细胞表面特异性造血因子受体的表达,如红细胞生成素(EPO)受体,以及造血微环境作用的结果。红系祖细胞在 EPO 作用下向红系前体细胞的方向分化、增殖,最后成为成熟的红细胞。这类细胞在高浓度的 EPO 条件下,当培养延续到 14~16 天,培养体系中会骤然生成由 30 000~40 000 个红系细胞组成的红系集落,称为红系爆式形成单位(BFU-E),可分化为红系集落形成单位(CFU-E)。BFU-E 和 CFU-E 是红系祖细胞群中两类性质不同的细胞亚群,BFU-E 是更接近造血干细胞的红系祖细胞。

红系祖细胞分化到红系前体细胞阶段,则可以用形态学标准加以区分。这包括原始红细胞、早幼红细胞、中幼红细胞、晚幼红细胞及网织红细胞阶段而达到成熟红细胞。红细胞成熟的过程是血红蛋白增加和细胞核活性衰减的过程。随着细胞的成熟,有核红细胞中的血红蛋白含量不断增加,RNA 的含量不断减少。到了晚幼红细胞则细胞核浓缩并脱出,被单核-巨噬细胞吞噬,或在脾脏内碎裂、溶解,成为无细胞核的网织红细胞。在成熟红细胞阶段不再合成血红蛋白。网织红细胞通过骨髓-血液屏障释放入血,进一步发育成熟,成为血循环中成熟红细胞,继而发挥红细胞的功能。

2. 粒细胞、单核细胞的生成和分布 粒细胞和单核细胞来源于共同的祖细胞,也就是由造血干细胞分化产生的粒细胞-巨噬细胞系造血祖细胞,后者可进一步分化形成粒细胞系祖细胞和单核-巨噬细胞系祖细胞。在骨髓微环境和造血因子的影响及调控下,祖细胞增殖分化形成粒细胞、单核细胞或二者混合存在的集落。体外培养在适宜的条件下形成粒细胞集落形成单位(CFU-G)、单核-巨噬细胞系集落形成单位(CFU-M)和粒细胞-巨噬细胞系集落形成单位(CFU-GM)。

经过造血干细胞、祖细胞阶段,粒细胞继续增殖分化,并在形态学上可以辨认,直至产生成熟粒细胞。此过程包括原始粒细胞、早幼粒细胞、中幼粒细胞、晚幼粒细胞、杆状核粒细胞和分叶核粒细胞,并在中幼粒阶段开始分化为中性、嗜酸和嗜碱粒细胞。粒细胞的整个生成过程可分为骨髓期和外周血期。骨髓期的细胞又分为增殖池和贮存池,增殖池包括由干/祖细胞至中幼粒阶段的细胞,自晚幼粒阶段细胞不再分裂,骨髓中的晚幼粒、杆状核和分叶核粒细胞构成贮存池。成熟粒细胞释放入外周血构成血液粒细胞总池,其中一半细胞在血液中自由循环,称为循环池,而另一半细胞松散地黏附于毛细血管内皮上,称为边缘池,二者之间可以自由交换,维持动态平衡。当有炎症等刺激时,粒细胞可离开血循环进入组织,但这些细胞不能再进入血循环。

单核细胞经干细胞、祖细胞阶段,进一步增殖分化形成原始单核细胞、幼稚单核细胞,最终分化成熟为单核细胞。骨髓中成熟的单核细胞很快释放入血循环。在血循环中单核细胞的半数清除时间约为 8.4 小时。单核细胞进入组织后,在适当刺激下发育成巨噬细胞。血液中的单核细胞和组织中的巨噬细胞形成单核-巨噬细胞系统,在机体的防御机制中发挥重要作用。

3. 巨核细胞生成及血小板的产生 巨核细胞是血小板的前体细胞,巨核细胞生成是一个复杂的过程,包括造血干细胞分化形成巨核细胞系祖细胞,后者分化增殖产生巨核细胞,巨核细胞分化成熟以及血小板的生成。

造血干细胞分化形成巨核细胞系祖细胞,即能增殖产生新的巨核细胞的造血前体细胞。

根据祖细胞的增殖能力以及培养形成集落的不同可分类为：①高增殖潜能混合巨核细胞集落形成单位(HPP-Mix-CFU-MK)：能生成含大量巨核细胞的混合细胞集落，体外培养重新种植后可再形成混合集落或纯巨核细胞集落；②髓系多能造血祖细胞或混合集落形成单位(CFU-Mix)：能生成包括巨核细胞在内的混合细胞集落；③巨核细胞爆式集落形成单位(BFU-MK)：具有较强增殖能力的定向巨核细胞祖细胞，能在体外形成大的纯巨核细胞集落；④巨核细胞集落形成单位(CFU-MK)：在体外培养条件下产生纯巨核细胞集落，其增殖能力较 BFU-MK 弱，形成的集落小，但在骨髓中占的比例大，占巨核细胞系祖细胞总数的 90% 以上，是晚期的巨核细胞系祖细胞，直接满足体内巨核细胞的需要。以上阶段为巨核细胞的增殖阶段，在此阶段各级祖细胞经过分裂生长，直至形成不再具备增殖能力的巨核细胞。

失去增殖能力的巨核细胞进入成熟阶段，在形态学上从不能识别逐渐分化为可以识别的巨核细胞，后者包括原始巨核细胞、幼稚巨核细胞、颗粒巨核细胞、产板巨核细胞和裸核。巨核细胞的成熟过程包括细胞核的多倍体化和细胞质界膜系统的发育及细胞器的成熟。在这一阶段巨核细胞核内 DNA 继续复制，但细胞不再分裂，从而形成多倍体化的细胞，一般为 8～32N，其中 16N 细胞居多。与此同时，巨核细胞胞质体积增大，细胞内颗粒逐渐增多，生成与血小板功能相关的蛋白质和酶，而界膜系统广泛形成，将胞质分割成许多小片，并形成血小板膜。最后，巨核细胞胞质碎裂脱落产生血小板，释放进入血循环，在止血和凝血过程中发挥重要作用。

4. 淋巴细胞的生成和分布 淋巴细胞主要包括 T 淋巴细胞和 B 淋巴细胞。淋巴系干/祖细胞是 T 淋巴细胞和 B 淋巴细胞的共同祖先细胞，和髓系的干/祖细胞一样，都来自骨髓的多能造血干细胞。淋巴系干/祖细胞在骨髓中进一步分化为 T 系前体细胞和 B 系前体细胞。随后，T 系前体细胞迁移至胸腺，在胸腺微环境诱导下进一步发育分化，经不成熟的胸腺细胞，分化形成具有免疫功能的成熟 T 淋巴细胞；而 B 系前体细胞则在骨髓中继续分化增殖，经原始 B 淋巴细胞、幼稚 B 淋巴细胞，分化为成熟的 B 淋巴细胞。成熟 B 淋巴细胞经抗原刺激可继续分化为合成和分泌免疫球蛋白的浆细胞。

在淋巴细胞中，除 T 淋巴细胞和 B 淋巴细胞外，还有一群没有 T 淋巴细胞和 B 淋巴细胞表面标志的不具备特别识别功能的非 T 非 B 淋巴细胞。它们也由淋巴系干/祖细胞分化增殖产生，经非 T 非 B 前体细胞、裸细胞，在骨髓内发育成熟。这包括自然杀伤(NK)细胞、淋巴因子活化的杀伤(LAK)细胞以及肿瘤浸润淋巴细胞(TIL)。

成熟淋巴细胞多储存于脾脏、淋巴结和其他淋巴组织中，在外周血循环的淋巴细胞不足全身所有淋巴细胞总数的 5%。淋巴组织中的淋巴细胞能再进入血循环，两者之间保持动态平衡。

第三节 造血微环境

骨髓造血微环境是造血细胞赖以生长发育的内环境，它与造血细胞之间的相互作用维持着机体的正常造血。造血微环境主要包括基质细胞、细胞外基质和各种细胞因子，构成一个复杂而有效的造血调控网络，通过细胞因子可调节造血细胞的增殖与分化，直至产生成熟的血细

第三章 血液细胞生成与发育

胞,通过基质细胞表达多种黏附分子和分泌细胞外基质,促进造血细胞和间质细胞的相互接触及细胞间的沟通,并有利于造血细胞的定位和成熟血细胞的迁出。总之,造血微环境参与造血调控,对血细胞的生成与发育起着重要作用。

一、造血微环境的组成

1. 血管系统 骨髓有复杂和丰富的血管,主要靠营养动脉供应整个骨髓腔的毛细血管,其末端形成毛细血管血窦,最后进入中心静脉。骨髓造血微环境中血管因素是非常重要的,因为各种造血物质及刺激物都要通过血管进入骨髓,才能进行造血。

2. 神经系统 骨髓的神经来源于脊神经,和动脉共同自营养孔进入骨髓腔,并与营养动脉平行分布于骨髓腔。神经对造血的调节作用可能是间接发挥的,与其影响血管的收缩和舒张、改变血窦的大小以及血流速度的快慢有关。

3. 基质细胞 骨髓基质细胞包括巨噬细胞、血管内皮细胞、成纤维细胞、脂肪细胞、网状细胞等,是骨髓造血微环境最为重要的组成部分,可分泌产生细胞外基质和多种细胞因子,并表达多种黏附分子,参与造血细胞的增殖、分化、归巢以及释放,对造血起着调节作用。

4. 血液屏障 骨髓的血液屏障是指造血部分和血液循环之间的屏障,具有控制血细胞进出骨髓的作用。

二、骨髓微环境在造血调控中的作用

1. 骨髓基质细胞对正常造血的调控

(1)参与形成支持造血细胞生长的骨髓微环境:骨髓基质细胞是造血微环境中最重要的组成部分,起源于胚胎发育的间充质,在骨髓中由间充质干细胞增殖分化而来。骨髓基质细胞通过与造血细胞直接接触起到支持和营养造血细胞的作用,通过表达多种黏附分子和分泌细胞外基质将造血细胞固定于局部,使其很容易接受局部高浓度细胞因子的作用而活化、增殖、分化以及凋亡。造血细胞的生长有赖于由多种基质细胞组成的黏附层,如果缺乏骨髓基质细胞,造血干/祖细胞在体外不能持续生长,这说明骨髓微环境结构和功能的完整性对于造血细胞的自我更新及快速增殖十分重要。

(2)分泌多种细胞因子对造血细胞的生长发育起调控作用:骨髓基质细胞可分泌大约10多种造血因子,有的为造血生长因子,可促进骨髓造血细胞增殖分化及血细胞的成熟,有的为造血抑制因子,对造血细胞发出负性调节信号,抑制造血细胞的生长发育及分化成熟,二者在体内共同作用,维持机体造血的动态平衡。骨髓基质细胞分泌的造血生长因子包括多种白介素(IL),如 IL-1、IL-6、IL-7、IL-8 等,还有多种集落刺激因子(CSF),如 G-CSF、M-CSF、GM-CSF,以及分泌干细胞因子(SCF)、Flt3 Ligand、(FL)和基质细胞衍生因子-1(SDF-1)等。骨髓基质细胞分泌的造血抑制因子也有多种,如转化生长因子-β(TGF-β)、肿瘤坏死因子-α(TNF-α)、巨噬细胞炎症蛋白-1a(MIP-1a)等。

(3)对造血干/祖细胞归巢的调控作用:骨髓造血组织是人体造血干/祖细胞归巢的重要部分。归巢的基本途径为:①造血干/祖细胞借助自身特异性表达的细胞黏附分子(CAM)与骨髓血窦微血管内皮细胞接触,并穿越内皮孔径进入血管外间隙骨髓造血微环境;②造血干/祖细胞进一步通过细胞黏附分子和细胞因子间作用,结合并定植于骨髓造血微环境的基质细胞和细胞外基质,在其所分泌的细胞因子调控下增殖分化。这表明造血干/祖细胞有效归巢及在骨髓中的定居依赖于多种细胞表面的黏附分子,它们是造血细胞信息传递的分子学基础。

骨髓基质细胞和造血干/祖细胞表面有多种黏附分子表达,主要包括:①选择素家族的P-选择素、E-选择素和L-选择素等;②整合素家族的VLA-4、VLA-5和LFA-1等;③免疫球蛋白超家族的血管内皮黏附分子1(VCAM-1)和细胞间黏附分子1(ICAM-1)等。其中,整合素家族的VLA-4、VLA-5和LFA-1与造血干/祖细胞归巢关系最为密切。如在体外培养中预先加入相应抗体进行处理,则培养的造血干/祖细胞植入小鼠体内后其归巢受到抑制。VLA-4与其受体VCAM-1在控制造血干/祖细胞进出骨髓的过程中同样起着重要作用。另一类重要的黏附分子钙黏素主要参与介导细胞和基质之间的黏附作用,其中的VE-钙黏素主要存在于血管内皮细胞,介导内皮细胞间黏附作用,参与维持骨髓内皮层的完整性。这种作用的缺乏会增加骨髓内皮的通透性,刺激CD34+细胞对SDF-1α发生应答产生穿越内皮的行为,这种跨膜转移同时也依赖于VCAM-1和ICAM-1的参与。因此,VE-钙黏素功能的调节可直接影响CD34+细胞穿越内皮的效率,加速造血干/祖细胞归巢骨髓。基质细胞还分泌多种细胞因子,与造血干/祖细胞表面的黏附分子间是配体与受体的关系,接触黏附可导致多种信号转导途径激活,促进造血细胞分化发育。

除了黏附分子和细胞因子,调控造血干/祖细胞归巢的还包括趋化因子。趋化因子可支持CD34+细胞穿越骨髓血窦的跨内皮迁徙,其中基质细胞衍生因子SDF-1α和SDF-1β发挥重要作用。尤其是SDF-1α与其受体CXCR4。SDF-1α主要由成骨细胞产生并特异性表达于骨髓内皮细胞上,CXCR4则广泛表达于造血细胞表面。研究发现,促进CD34+CD38-细胞表面CXCR4的表达后,对SDF-1α的迁徙显著增加,归巢及造血重建也随之增加。

2. 细胞外基质对正常造血的调控 细胞外基质由基质细胞分泌产生,主要包括3种大分子物质成分:胶原蛋白、糖蛋白和蛋白多糖。近年来研究较多的是糖蛋白中的纤维粘连蛋白(FN)和蛋白多糖。纤维粘连蛋白来源于内皮细胞和成纤维细胞,在介导细胞与细胞、细胞与基质之间的黏附中发挥作用。有研究证实,体外培养CD34+细胞时加入外源性纤维粘连蛋白有助于增强巨核细胞生长发育因子的作用,诱导巨核系祖细胞体外扩增并促使它们向更为成熟的阶段分化。另外,纤维粘连蛋白与整合素VLA-4、VLA-5相互作用可增强长期培养起始细胞的自我维持能力。

硫酸乙酰肝素(HS)是蛋白多糖的主要形式之一,是细胞外基质中非结构蛋白的重要组分,表达于骨髓基质细胞表面,参与调控造血干/祖细胞的黏附和生长。它与另两种蛋白多糖硫酸软骨素(CS)和硫酸皮肤素(DS)共同作用可将SDF-1固定于基质细胞表面,并由此为造血干/祖细胞上的CXCR4提供结合位点,促进这两种细胞的黏附和相互识别,启动造血干/祖细胞归巢入髓的行为。另外,骨髓内皮层基质中的HS可与SDF-1结合形成复合体,建立起SDF-1的浓度梯度,诱发造血干/祖细胞向骨髓的定向迁移。

3. 骨髓间充质干细胞与造血 骨髓间充质干细胞(MSC)是骨髓中的非造血细胞,参与构成骨髓造血微环境,支持造血。它不仅是骨髓基质细胞的祖细胞,向基质细胞分化增殖,同时还具有多向分化潜能,可向多种中胚层和外胚层来源的组织细胞分化,如肌细胞、成骨细胞、软骨细胞、皮肤细胞、神经细胞、脂肪细胞等。

间充质干细胞对同处于骨髓中的造血干细胞,不仅有空间位置的机械支持作用,还分泌多种生长因子支持其造血功能,有助于造血干细胞未分化状态的维持。间充质干细胞可分泌 IL-6、IL-7、IL-8、IL-11、IL-12、IL-14、IL-15、M-CSF、LIF、SCF、FL,并在 IL-1α 诱导后产生 IL-1α、IL-1β、G-CSF、GM-CSF 等多种造血因子,支持造血干细胞的生长,组成体内理想的造血微环境。在体外长期培养中,间充质干细胞作为饲养层细胞的扩增体系,可明显扩增长期培养起始细胞,支持 CD34+细胞造血。

此外,间充质干细胞可表达多种黏附分子,包括 ICAM、VCAM 及整合素家族等,可直接作用于造血干细胞,促进造血干细胞的黏附和归巢。间充质干细胞还通过表达 CXCR4,增强与配体 SDF-1 的信号,促进 CD34+细胞归巢。这些功能性趋化因子的受体和其配体相互作用皆与造血微环境的形成有关。因此,间充质干细胞与造血干细胞的增殖、分化及归巢密切相关。

第四节 造血因子调控及其受体

细胞因子是体内细胞所产生的一组具有生物学活性的小分子物质,在生理情况下参与机体的免疫反应,调节血细胞的生成和分化,其作用需要和特定的细胞受体结合而发挥效能。其中,对造血有调控作用的细胞因子占很大比例,称为造血因子。造血因子包括集落刺激因子(CSF)、白细胞介素(IL)、干扰素(IFN)、趋化因子等,由骨髓和其他部位的细胞包括成纤维细胞、内皮细胞、间质细胞、巨噬细胞和淋巴细胞产生,在血细胞的增殖分化过程中发挥重要的调节作用。

一、造血因子的分类

1. 造血因子按功能分类 可分为正向调节的造血生长因子和负向调节的造血抑制因子。正向调节的因子刺激造血,如 IL-3、G-CSF、GM-CSF、EPO 等,负向调节的因子则抑制造血,主要包括肿瘤坏死因子(TNF)、转化生长因子 β(TGF-β)、巨噬细胞炎症蛋白-1a(MIP-1a)等。

2. 根据造血因子的分泌方式分类 可分为 3 类:①内分泌多肽,如红细胞生成素(EPO)等;②旁分泌多肽,即不经血流作用,而是在细胞微环境中近距离作用于靶细胞,包括各种集落刺激因子、白介素、干细胞因子(SCF)、血小板来源的生长因子(PDGF)、转化生长因子、肿瘤坏死因子、干扰素等;③自分泌多肽,即产生细胞因子的细胞本身具有结合这种因子的受体,如 IL-1、IL-2、M-CSF、GM-CSF、TNF-α、IFN-α,根据目前所知自分泌因子也都是旁分泌因子。

二、造血因子的生物学特性

1. 造血因子均为糖蛋白家族,人类造血因子多位于第 5、第 7 号染色体长臂,分子量多为 15~60kD。

2. 造血因子的主要分泌方式为旁分泌,有效浓度极微。

3. 造血因子的功能具有多相性和网络性的显著特点。每种细胞可产生多种因子,每种因子可有多种靶细胞,不同类细胞可产生同一种因子,不同类因子可有相同靶细胞。因此,多种因子和多种调控方式构成了错综复杂的造血调控网络。

4. 造血因子必须与靶细胞的相应受体结合,引起细胞内一系列效应酶的活化,使信号逐级放大,传递作用于胞核(基因),从而调节细胞功能。

5. 造血因子的调控作用具有一定等级性,即作用于某一发育阶段的造血细胞,但又无严格等级性;具有细胞系的专一性,如 GM-CSF、M-CSF、G-CSF 作用于粒单系,EPO 作用于红系,但 GM-CSF、EPO 又可作用于巨核细胞系。

6. 造血因子之间有协同作用和转导作用,其协同作用不是简单相加,而是相辅相成获得更大的作用效果。

7. 造血因子调节细胞增殖分化,可作用于不同水平的造血干/祖细胞,既促进增殖,又促进分化。

三、造血因子受体

造血因子需与细胞表面的造血因子受体相结合后才能发挥效应。近年来,对受体的研究越来越受到重视。造血因子受体与其他膜表面受体一样,均由 3 个功能区组成,即膜外区(造血因子结合区)、跨膜区(疏水性氨基酸富有区)和膜内区(信号传导区)。造血因子受体存在有单链、双链或三链不同形式的结构,有些造血因子受体共同使用同一条多肽链。由于造血因子在受体水平存在相似性,因而有可能使用共同的信号传导途径,发挥类似的生物学效应。

造血因子通过其受体传导信号的过程是非常复杂的过程,多数造血因子受体本身不包含内部的酪氨酸激酶活性,但与造血因子结合后,首先引起的细胞内改变就是使多种细胞内蛋白包括造血因子受体本身出现酪氨酸磷酸化。所以,根据有无内源性酪氨酸激酶活性可将造血因子受体分为两类:具有内源性酪氨酸激酶活性的有 M-CSF 受体(C-Fms)和 SCF 受体(C-Kit),其特征是当造血因子与其受体结合后导致受体的自身磷酸化。不具有内源性酪氨酸激酶活性的受体有 IL-R、GM-CSFR、G-CSFR、EPOR 等,这些受体通过与其结合的胞浆内酪氨酸激酶(包括 Src 家族和 Janus 激酶家族)来诱导酪氨酸磷酸化,然后通过一系列细胞内信息的级联放大,最终调节基因表达、细胞周期的变化和释放介质如自身释放细胞因子而起作用。

另外,根据造血因子受体膜外区的氨基酸序列,可将其主要分为 5 个受体家族:①造血生长因子受体家族(HPR):大部分造血因子,如 IL-2、3、4、5、6、7、9、11、12、15 和 GM-CSF、EPO 等的受体均属于这一家族;②Ig 超家族:IL-1 受体和 M-CSF 受体等属于这一家族,IL-6 受体同时含有 Ig 超家族和 HPR 家族两个结构区;③TNF 受体家族:这类成员包括 TNFR Ⅰ、TNFR Ⅱ、CD40、CD30、CD27 等;④干扰素受体家族:干扰素 α 和干扰素 β 结合同样的受体,而干扰素 γ 虽然结合不同的受体,但其结构与前者具有同源性;⑤趋化因子受体家族:大部分趋化因子结合的受体均属于 G 蛋白受体家族,可产生磷酸化,参与信号传导。

四、造血因子对正常造血的调控作用

1. 红细胞生成素(EPO) EPO 在体内主要由肾脏的肾小管周围细胞产生,此外,正常人有 5%～10% 的 EPO 是由肾外组织,主要是由肝细胞或肝内的枯否细胞产生。骨髓细胞附近

的神经纤维可通过神经垂体激素或自主神经系统影响骨髓内的血管运动,改变血窦大小及血流速度,加速 EPO 的释放。

EPO 是调控红细胞生成的主要激素,主要作用于红系祖细胞阶段。EPO 可与红系祖细胞膜受体结合而促使红系祖细胞(BFU-E、CFU-E)增殖和分化。其作用可能是通过对血红蛋白合成的遗传基因去阻遏因子的作用而实现的。随着 EPO 使用剂量的加大,其作用可能会进一步扩及红系生成的全过程,成为影响红系细胞中血红蛋白合成的诱导物质和调节物质,并能促进 DNA 和 RNA 的合成。总之,EPO 对红细胞生成的作用主要包括:①刺激有丝分裂,促进红系祖细胞的增殖;②激活红系特异基因,诱导分化;③能显著减缓 CFU-E DNA 的降解速率,抑制 CFU-E 的凋亡,以及加速网织红细胞的释放和提高红细胞膜的抗氧化功能。

2. 粒细胞集落刺激因子(G-CSF)、粒-巨噬细胞集落刺激因子(GM-CSF)和单核-巨噬细胞集落刺激因子(M-CSF)

(1) G-CSF:选择性和特异性地刺激中性粒系祖细胞的增殖、分化和成熟,这是因为中性粒系祖细胞表面有特异性的 G-CSF 受体所致,G-CSF 还可延长成熟中性粒细胞的寿命,从而使粒细胞计数增高。G-CSF 还具有动员作用,可促进骨髓中的中性粒细胞和干/祖细胞释放于外周血中。另外,G-CSF 可以提高中性粒细胞的化学趋化性,而且在化学趋化性物质的作用下,可以增加过氧化作用的产物,从而提高中性粒细胞的吞噬能力和杀菌功能,同时还可增强细胞间黏附分子补体受体的表达,增强对外来异物的黏着能力。除特异性地针对粒系,G-CSF 还可缩短多能造血干细胞的休止期(G_0 期),诱导其进入细胞周期,促进干细胞的集落形成。

(2) GM-CSF:对造血的调控作用与 G-CSF 基本相同,只是 GM-CSF 对多能造血干细胞无作用,而对单核-巨噬细胞系的祖细胞还有促进增殖、分化和成熟的作用。另外,GM-CSF 还能增强巨噬细胞的吞噬作用,抑制细胞的趋化,增强细胞的 ADCC 作用。

(3) M-CSF:则主要针对单核-巨噬细胞系,促进其增殖、分化和成熟。

3. 血小板生成素(TPO) TPO 是巨核细胞增殖、成熟和介导血小板产生的最主要调节因子。TPO 通过与其特异性受体 C-Mpl 相结合,进而激活细胞内信号传导通路,引起细胞增殖或分化。

在人类 CD34+造血干细胞、巨核细胞系定向祖细胞(BFU-MK 和 CFU-MK)、巨核细胞和血小板均表达 TPO 的受体,而 T 和 B 淋巴细胞、粒细胞、单核细胞、红系祖细胞均不表达 TPO 受体。因此,TPO 对造血的调控作用主要有:①维持造血干细胞的存活,抑制其凋亡,并促进造血干细胞的增殖与分化;②刺激巨核细胞系定向祖细胞的增殖,在体外培养中可促进巨核细胞集落形成;③促进巨核细胞的增殖、分化和成熟,从而产生大量的血小板;④增强血小板的功能,体外试验发现血小板对 ADP、胶原等致聚剂的聚集反应增加;⑤TPO 可以协同 EPO 刺激红系祖细胞(BFU-E)的生长,因而对红系造血有促进作用。

4. 干细胞因子(SCF) SCF 也称为 C-Kit 配体、肥大细胞生长因子或 Steel 因子。SCF 是一种早期造血生长因子,它对于维持早期造血干/祖细胞存活及调控各系造血细胞生长发育至关重要。SCF 对定向祖细胞、非定向祖细胞均有作用,可增强祖细胞对一些细胞因子,如 EPO、IL-3、GM-CSF 的敏感性,对成熟白细胞如 NK 细胞和肥大细胞也有作用。SCF 单独作用时不表现集落刺激活性,但与 TPO 及 FL 合用则能显著扩增脐血 CD34+细胞和 CFU。

5. 白细胞介素(IL) 白细胞介素种类较多,功能各异,不仅参与免疫反应,而且多数还在促进造血细胞增殖和诱导造血细胞分化方面发挥重要作用。

IL-1 单独对造血细胞无明显增殖作用,但它可作为一种诱导信号而发挥作用,或提高其他造血生长因子膜受体的表达,或增加细胞对这些因子的反应性。IL-1 还可诱导基质细胞中造血生长因子,如 GM-CSF、G-CSF、IL-6、IL-8 和 IL-1 自身的分泌。

IL-2 主要刺激和维持 T 淋巴细胞增殖及生长,诱导 T 淋巴细胞产生 IFN 和 TNF 等细胞因子;促进 B 淋巴细胞增殖与分化并产生抗体;诱导产生 LAK 细胞和 TIL 及 CIK 细胞;促进 NK 细胞增殖,并增强 NK 细胞杀伤活性;促进单核-巨噬细胞分泌 TNF,产生抗肿瘤细胞活性,并增强巨噬细胞杀伤病原微生物的作用;以及促进人体免疫功能的恢复。

IL-3 又称多克隆集落刺激因子(multi-CSF),主要作用于早期多向祖细胞。IL-3 具有支持干细胞增殖和分化的作用;能够刺激多向祖细胞分化为粒细胞、单核细胞、巨噬细胞、嗜酸粒细胞、红细胞;还可刺激巨核细胞的增殖分化;参与骨髓内皮细胞与原始造血细胞的相互作用;以及参与基质细胞的归巢。

IL-4 对 B 淋巴细胞和 T 淋巴细胞都有激活作用,还可刺激肥大细胞增殖,提高 G-CSF、M-CSF、及 EPO 对集落形成的作用。

IL-6 是很强的 B 淋巴细胞分化因子,还可提高 IL-3 对造血干细胞的增殖作用,以及促进巨核细胞成熟。

IL-7 可以选择性诱导前 B 细胞的增殖和分化,是 B 淋巴细胞和 T 淋巴细胞前体细胞的生长因子和抗凋亡因子。另外,它对血小板、单核细胞等也都有激活作用。

其他 IL 对于造血调控也有一定的作用,如 IL-5 是 B 淋巴细胞生长和分化因子,也是嗜酸粒细胞的分化和激活因子;IL-8 与中性粒细胞的生长有关;IL-9 能刺激外周血淋巴细胞的增殖,也可作用于红系祖细胞;IL-11 可加强干细胞刺激早期祖细胞的生长,并和多种造血因子起协同作用。

6. Flt-3 配体(FL) FL 表达于骨髓成纤维细胞以及髓系、B 和 T 淋巴系造血细胞,是不成熟髓系细胞和干细胞的生长因子,在体外均能扩增 CD34+细胞。FL 与其他细胞因子合用时具有强大的协同作用。FL 还对 DC 以及 NK 细胞的发育起重要作用,并且可刺激它们增殖。

7. 基质细胞衍生因子(SDF-1) SDF-1 是一种骨髓基质细胞来源的趋化因子,包括 SDF-1α 和 SDF-1β。SDF-1α 与其受体 CXCR4 特异结合,不仅可诱导造血干/祖细胞定性迁移并归巢骨髓,在体内外还可以维持造血干/祖细胞的生长。同时,SDF-1α 和 CXCR4 还是 B 淋巴细胞生长发育成熟的关键细胞因子。

8. 转化生长因子 β(TGF-β) TGF-β 是最重要的生理性造血负调节因子,是造血干细胞静息状态的主要调控者。TGF-β 通过下调一系列细胞因子受体的表达,使细胞处于静息(G_0)期或在周期中缓慢循环的状态,阻止它们对有丝分裂刺激做出快速反应,并能使细胞停滞在 G_1 期,从而对多种类型的细胞(包括造血细胞、成纤维细胞和上皮细胞)有生长抑制作用。

(赵晓庆 张宝玺)

第四章

细胞动力学

第一节 细胞动力学研究历史

细胞动力学是生物学中一个新兴的分支。其研究内容是细胞群体增生、分化、成熟及死亡的动态过程以及物理因素、化学药物因素对细胞群体增殖分化的干扰反应。掌握细胞动力学知识,不仅有助于了解正常细胞与肿瘤细胞生物合成的动态变化的特性,同时利用这些特性及药物干扰反应达到提高化学药物对肿瘤的治疗效果。

细胞动力学的研究最早可以上溯到 1925 年,Minot 用将慢性淋巴细胞白血病患者的淋巴细胞输给淋巴肉瘤患者的方法研究淋巴细胞的寿命。1948 年,Qtteren 引进 32P 同位素标记法研究动物的白细胞动力学。1952 年,Viline 的细胞动力学研究了解到白细胞在骨髓中停留 4 天,在循环系统中存活 9 天。1955 年引进氚胸腺嘧啶核苷(^{3}HTdR),为细胞动力学的发展开辟了新纪元,因为 ^{3}HTdR 是不能变换的物质,在体内形成三磷酸衍生物,掺入细胞内合成 DNA,TdR 是合成 DNA 的特异前体,而未被利用的 ^{3}HTdR 于 1 小时内在肝脏破坏至可以忽略的程度。1961 年,Till 以脾集落法(即以 800~850rad 照射小白鼠,使骨髓干细胞受损,再静脉注射正常骨髓细胞,10 天摘除脾,肉眼观察形成的集落数,(10^4 为 1 个集落单位,白血病细胞 10^2 为 1 个集落单位),观察药物对白血病细胞抑制情况及正常骨髓细胞受损情况。还可以用软琼脂集落法(即 RPMI-1640+20% 小牛血清+EagleMEM 溶解 2.6% 琼脂,在 5% CO_2 中培养 11 天)检测正常人和白血病患者的骨髓细胞,了解造血状态及集落刺激因子的影响。另一种研究干细胞的方法是腹腔扩散室技术,用于研究抗白血病药物对骨髓干细胞的杀伤、增殖和分化。最新的技术是流式细胞仪,通过检测每个细胞 DNA 含量分布来研究细胞动力学,得到不少有关参数,为化疗提供依据,提高疗效。

第二节 细胞周期

细胞从一次分裂结束到下一次分裂结束称为细胞增殖周期。细胞周期可分为两部分,即分裂期(M 期)和分裂间期(静止期)。分裂期短,但在显微镜下能观察到一系列显著的形态学变化,分为早期、中期、后期、末期,按顺序进行细胞一分为二。细胞分裂的时间正常哺乳动物为 0.5～1.5 小时,正常人骨髓细胞<1 小时,而白血病细胞为 1 小时。

间期细胞处于新陈代谢高度活跃状态。应用细胞动力学和分子生物学方法,用 ^{3}HTdR 证明细胞在间期并没有处于休止状态,而是进行 DNA 的复制,将遗传物质 DNA 上的遗传信息转录到 RNA 上,再翻译成蛋白质。故从生化角度而言,间期是最活跃的,从化疗角度来看,间期比分裂期更为重要。

间期又可分为 G_1 期、S 期和 G_2 期。整个细胞周期的长短取决于 G_1 期时间。

G_1 期:即 DNA 合成前期。这期内细胞合成 tRNA、mRNA 及蛋白质。处于此期的细胞可有 3 种命运:终末细胞、休止细胞和继续增殖细胞。终末细胞一般不再继续增殖,如角质细胞、神经细胞和红细胞,这些细胞终生处于 G_1 期,通过分化成熟老化,直至死亡。休止细胞处于 G_0 期,又称延长的 G_1 期,此期未获得复制 DNA 的条件,故处于休止状态,不能分化。一旦得到控制中心的信号需要增殖时,它就能发生一次显著变化进入增殖周期。此期变化最大,所需时间长短不一致。正常细胞即通过调节 G_0 期细胞数量及停留时间来达到动态平衡。继续增殖细胞,如骨髓细胞、胃肠道黏膜细胞和癌细胞,不断离开 G_1 期,通过增殖期。但正常胃肠道黏膜和骨髓细胞是处于机体严格控制之下,这与癌细胞失去控制有显著区别。故此期所需要的时间不一定,决定于细胞复制的需要,可由数小时到数日,甚至数月,如人的正常骨髓细胞 G_1 期需 6 小时,白血病细胞则需 20～76 小时。G_0 期细胞在白血病晚期可能占 75%～90%。

细胞在接到控制中心的信号后,便大量合成 RNA,即进入 S 期。

S 期:DNA 合成期,同时继续合成 RNA 和蛋白质。细胞一旦合成了 DNA,即无特殊原因(如药物作用),就会不断地通过细胞周期完成细胞分裂,^{3}HTdR 能掺入此期。在哺乳动物,此期需要 8～30 小时,亦有延长到 60 小时者,正常人骨髓细胞需 13～24 小时,白血病细胞需 20 小时左右。

G_2 期:DNA 合成后期,RNA 和蛋白质合成可能继续进行,此为染色体复制、拆分的过渡阶段。哺乳动物需要 1～2.5 小时,正常人骨髓细胞需 1～6 小时,白血病细胞需 3 小时左右。

众所周知,DNA 有两种重要功能:其一,控制蛋白质和酶的合成,即遗传物质 DNA 上的密码转录到 RNA 上,再翻译成蛋白质;其二,进行自我复制。细胞行使正常的功能是在 G_1 期通过一系列的生物合成反应来完成的。各种细胞在 G_1 期所进行的生物合成是与形成各器官的特性有关的,一定的器官要求相应的 RNA 和蛋白质当细胞得到控制中心的信号需要进行复制时,原来在 G_1 期的细胞获得复制 DNA 所需要的条件,使 DNA 进行自我复制。

综上所述,在临床上可以选用抑制肿瘤细胞 DNA 和/或 RNA 合成的药物以达到杀灭肿瘤细胞的目的。

第三节 肿瘤的形成

接种一个癌的干细胞可以形成一个肿瘤,肿瘤组织中含有 3 种细胞群:失去增殖能力的非增殖细胞 G_0;暂时或一时不增殖的细胞群 G_1 DNAQ1 及 G_2 DNAQ2;此外,还有增殖细胞,其中有具有一定增殖能力的,也有增殖能力较强的一类,称多能干细胞,具有无限增殖力,不但能不断自我更新,而且可以分化为多种成熟细胞。

正常细胞生长有个极限,这时细胞生长与细胞死亡相等,而癌细胞没有这个极限。如果癌细胞以指数方式生长,细胞总数应该很快达到某一临界值,同时宿主死亡。但对大多数肿瘤(除肿瘤早期外)来说,指数式(或直线式)生长并不普遍。

近20年来,由于实验技术的提高,人们已有可能接种一个癌多能干细胞,按照指数方式增加,经过10代、20代、30代,癌细胞可达10^9,约有$1cm^3$大小,重量1g。如果肿瘤在体表,即可触及。再经过10代,则癌细胞可达10^{12},约$1000cm^3$大小,重量达1kg,这时可导致宿主死亡。以小白鼠白血病细胞系L_{1210}为例,接种一个白血病细胞,小鼠于15天内死亡,这时细胞已经过30代,以10^9计算,则计算出细胞倍增时间为15/30=0.5天,用放射线氚标记L_{1210},其细胞周期倍增时间为0.55天。应用这种理论可研究人类白血病。

当临床上显示有白血病时,体内白血病细胞大约达10^9,再经过10代,达10^{12}时,会导致白血病患者死亡。应用间接方法测得人的急性白血病的细胞动力学数据,其细胞倍增时间为5天。晚期白血病为10天左右,平均按5天计算,则5天×10(代)=50天,即从发现白血病起大约经过2月时间患者会死亡,这与临床上所见到的白血病自然病程2～3个月是一致的。曾经于1955—1963年收集181例病例,统计其中45例,1个月内死亡15例,1～3个月死亡25例,3个月以上死亡有5例。而一些实体瘤的倍增时间为30天,自临床能诊断$1cm^3$大小结节算起(即10^9),再经过10代达到10^{12}(即1kg)时,宿主死亡,大约经过30天×10=300天,即1年左右死亡。

第四节 肿瘤治疗的概念

化疗药物在毒性限度内,剂量越大,杀灭白血病细胞越多。各种化疗药物对肿瘤的作用遵循一级动力学原则,即药物对癌细胞的杀伤与药物浓度有关,而与癌细胞的数目无关。一定浓度的药物能杀死一定比率的癌细胞,而不是一定数目的癌细胞,例如能将10^{10}细胞杀到10^9所需的药物浓度一样。与将10^3细胞杀到10^2所需的药物浓度一样。以L_{1210}为例,当药物剂量增加1倍时,癌细胞杀伤数可增加10～100倍,由于机体增殖代谢相对活跃的细胞,如正常造血干细胞、上皮细胞、肝细胞也会受到药物损害,所以化疗药物的浓度应在毒性限度内增加。化疗的目的应着眼于消灭每一个白血病干细胞。然而由于毒性限制,化疗药物往往只能杀灭到10^5～10^4。然后靠调动机体的免疫功能,消灭所有残存肿瘤细胞。所以在机体耐受情况下,加大药物浓度争取杀灭更多肿瘤细胞直至能被免疫功能监测所清除,才有望根治白血病。目前,已有通过增加正常造血干细胞对化疗药物耐受性从而改善毒性限度的研究,如DHFR转入造血干细胞。当白血病临床诊断时,白血病细胞达10^{10}～10^{12}(肿瘤重为1kg),用化疗药物杀伤白血病细胞达10^9～10^{10},临床已达完全缓解(CR),骨髓象检查无明显形态学的白血病细胞,肝、脾、淋巴结等浸润症状消退。但这时体内仍有10^8～10^{10}白血病细胞。如果不继续治疗,按照细胞周期倍增时间为5天计算,经过10代倍增即5天×10=50天,达10^{12},又复发。即便体内仅存一个白血病细胞,则经过40代,即5天×40=200天,达10^{12},即可复发。因此,要根治肿瘤,必须在机体耐受的情况下争取消灭更多的瘤细胞,由10^8减至10^6(肿瘤重为

1mg)。如果一个药物只能杀灭白血病前体细胞(原始及幼稚细胞),而白血病干细胞不能被消除,则经过自我更新复制,导致白血病复发。白血病患者的白血病干细胞占 21‰~27‰,故尽可能选用消灭白血病干细胞的药物。上述理论说明了为什么白血病患者当末梢及骨髓检查不到白血病细胞,临床缓解,仍有可能复发,是因为体内残留有白血病细胞,也可能隐蔽在脑膜等处,或用一般的方法测不出来,经过 10 代、20 代……的增殖造成临床复发。所以诱导缓解后剩下 $10^8 \sim 10^{10}$ 细胞需继续治疗,必须杀灭每一个白血病干细胞,只有这样才能根治白血病。

(赵晓庆 赵改婷)

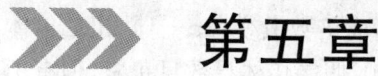

第五章

细胞遗传学与白血病的预后

第一节 染色体的研究历史

　　细胞遗传学是细胞学与遗传学相结合,是从基因水平来研究疾病的遗传规律及物质基础的一门学说。基因是脱氧核糖核酸(DNA)的片段,是遗传的功能单位,即遗传的物质基础。而染色体由脱氧核糖核酸和蛋白质共同组成。基因在染色体上有自己相应的位置——位点,所以染色体是基因的载体,基因的携带者。

　　染色体(chromosome)一词来源于"chromatic elements",意思是染色的成分。1888 年,瓦尔得耶尔(Waldeger)创用染色体这个名词,指细胞分裂时期出现于细胞核中的染色很深,呈棒状,可被碱性染料着色的具有一定组型的物质。由于生物学家所看到的染色体形态像"身体",所以瓦尔得耶尔用"chroma"(染色)和"soma"(身体)二字联系起来成为"chromosome"。之后彭特(Painter)于 1920 年确定了 XX 及 XY 为性染色体。Levan 采用徐道觉创立的技术并加以改进,首先确定人体细胞有 46 条染色体,而 Boveri 在 1920 年发现肿瘤细胞内有不正常的染色体存在,同时提出肿瘤细胞单克隆现象。克隆(clone)指人体内一群细胞,其中每一个细胞都是通过有丝分裂来源于一个共同的祖细胞。Boveri 认为,染色体改变是癌发生的始动机制。以后,Caspersson 于 1960 年用 Q 带,1971 年用 G 带,Hsn 于 1970 年用 C 带等不同染色方法,来研究染色体,使得人类对染色体的研究不断深入,对白血病的生物学特性也有了更深刻的了解。

第二节 染色体的显带和异常

　　1970 年以来,随着对染色体研究的进展,人们采用各种不同的处理方法来显示染色体所特有的带型。常用的染色方法有 G 带(Giemsa 染色)染色显带,是显示横带的一种技术;C 带是用 G 带染色后的染色体标本,用碱处理,并在缓冲盐溶液中控制水解产生的一些深染区,主要显示着丝点;Q 带是用喹丫因(quinacrine)染色和荧光显微镜来显示的。由于显带技术的提高,人们对染色体的认识更加全面。正常人体细胞含有 23 对同源染色体,由父方精子带来的一组染色体(单倍体)和母方卵子带来的一组染色体(单倍体)共同组成的二倍体。正常染色体由2条染色单体所组成，每条染色单体又分为长臂(q代表)、短臂(p代表)。

如果体细胞中的染色体不是23对，或者染色体断裂、断片发生重排、缺失、倒置等，叫做染色体的异常。前者称数目异常，后者称结构异常。染色体数目的异常包括整倍体(2n)，即染色体组成倍数增减[如三倍体(3n)]和非整倍体即染色体组不成倍数改变(2n+1)，超二倍体(Ⅰ)指染色体数目>50，超二倍体(Ⅱ)指染色体数目为47~50，假二倍体指数目正常，但有不正常的染色体，如异位、缺失等表现，亚二倍体指染色体数目<46。染色体的结构异常包括染色体内畸变和染色体外畸变，畸变类型有以下几种：①缺失(deletion，简写del)：指任何一号染色体的长臂或短臂的缺失；②倒置(inversion，简写inv)：指某一染色体同时发生2处断裂，其中间节段与两端节段变位重接；③易位(translocation，简写t)：指从某个染色体断下的节段连接到另一染色体上；④重复(duplication，简写dup)：指同一条染色体上某一节段连续含2份或2份以上者。

染色体异常是恶性血液病发生的重要原因之一，白血病和淋巴瘤等常与某些特异性的染色体异常密切相关，其中以染色体异位和倒位最为多见，随着世界卫生组织(WHO)对于血液系统疾病形态学、免疫学和细胞遗传学(简称MIC)结合的诊断标准日益被接受，各级医院染色体检测项目的逐渐开展，染色体检查必将成为恶性血液病诊断、治疗和判断预后的重要手段。

一、常见的血液系统染色体异常

1. Ph染色体 第一个发现与染色体有关的恶性肿瘤是慢性髓细胞白血病(chronic myeloid leukemia，CML)。1960年，在CML患者中发现Philadelphia(Ph)染色体，又称费城染色体。1973年，发现Ph染色体是由于第9号和第22号染色体发生交互易位，形成bcr/abl融合基因，其转录的蛋白为BCR/ABL融合蛋白。Ph染色体是慢性粒细胞白血病恶性克隆特有的标记，存在于95%慢粒患者，是CML的特异性改变，所以可作为慢粒诊断的一种有价值的诊断标准。Ph(+)CML患者具有相同的临床、血液学、预后和分子学特征，而不论其易位类型如何。Ph(-)CML又可进一步分为Ph(-)bcr(+)和Ph(-)bcr(-)两型，前者仍属于Ph(+)慢粒范畴，后者可能并非真正的慢粒而是不典型骨髓增生性疾病或者骨髓增生异常综合征。初诊时绝大多数Ph(+)CML患者骨髓中Ph(+)细胞百分比为100%，完全缓解后Ph染色体通常并不消失，但应用干扰素或格列威治疗后其阳性细胞可减少，甚至消失。异基因骨髓移植获得成功后，20%细胞可显著减少或消失。在加速期、急变期额外染色体异常改变百分比明显高于慢性期。一般认为这种改变与病程进展有关。t(9;22)在儿童的发生率明显低于成人，可能是儿童ALL预后较好的原因之一。值得注意的是，有些血液病也可有Ph染色体出现，如有些原因不明的粒细胞增多、真红细胞增多症、原发性血小板增多症的晚期以及少数急性粒细胞、急性淋巴细胞白血病中也可出现Ph染色体。

2. 20号染色体长臂部分缺失 20号染色体长臂部分缺失[del(20q)或20q-]是恶性血液病中仅次于Ph染色体的第二个最常见的结构异常，可见于真性红细胞增生性疾病(PV)、特发性骨髓纤维化、骨髓增生异常综合征(MDS)以及一些急性髓系白血病(AML)。在淋系恶疾病中,仅有数例报道。这提示 del(20q)可能是血液肿瘤中一种早期和初步的细胞遗传学异常。此外,还有少见的 20q 的特殊类型,如 20q 重复、双着丝粒 20q－和等臂 20q－。涉及 20q 的隐匿易位,易于误诊为 20q－,诊断时注意鉴别。

3. －5/5q－异常　－5/5q－异常是一种恶性血液病中常见的染色体异常,大多数为 5 号染色体长臂的中间缺失。－5/5q－异常多见于骨髓增生异常综合征,急性髓系白血病也有报道。常规细胞遗传学检测发现在 MDS 患者的骨髓细胞中,以 5、7、8 号和 20 号染色体的异常最为多见,其中 5 号染色体异常(－5/5q－)约占 20.8%。MDS 国际预后计分系统(IPSS)将染色体和细胞减少的细胞系数目、原始细胞百分比等三者一起列为评价 MDS 预后的主要危险因素。根据核型可将 MDS 分为 3 种不同的预后亚型:①低危:正常核型、－Y、5q－或 20q－;②高危:－7/7q－、复杂异常或核型演变;③中危:其他异常如＋8 等。多数研究认为在急性髓系白血病中 5 号染色体异常的病例具有发病率低、临床症状不一、绝大多数对化疗不敏感、缓解率低、生存期短等特点。

4. －7/7q－异常　染色体－7/7q－异常是骨髓增生异常综合征(MDS)、急性髓细胞白血病(AML)、骨髓增殖性疾病(MPD)等髓系恶性肿瘤常见的染色体异常,尤其多见于 MDS、AML。在儿童患者 40%的原发性 MDS 及 7%的 AML 可以检测到单体 7,而在成人中约 14%的 MDS 和 10%的 AML 可以检出该异常。无论是 AML 或 ALL 伴－7/7q－,其化疗效果均明显差于染色体正常的 AL,证实－7/7q－是 AL 预后不良的重要因素。若同时有其他染色体异常则预后更差,缓解率仅 20%。其他几种 7 号染色体异常,如 der(7)、t(2;7)、t(5;7)、t(7;9)、t(7;8)等,治疗效果亦很差。因此－7/7q－的出现可提示急性白血病预后不良。

5. 8 号染色体三体　8 号染色体三体(三体 8)是常见的染色体数目异常之一,可见于骨髓增生异常综合征(MDS)、急性髓细胞样白血病(AML)及慢性髓细胞样白血病(CML)加速期或急变期。在 CML 中,三体 8 比临床或血液学的急变征象早出现 3～6 个月,因而有预测急变的价值。三体 8 可能在恶性血液病尤其是髓系疾病的发生、发展中具有重要作用。

6. 14q32 异常　14 号染色体长臂 3 区 2 带(14q32)是免疫球蛋白重链基因(IgH)位点所在。因此累及此位点的染色体结构重排通常与 B 系列恶性淋巴系统肿瘤(LM)密切相关,尤其是以成熟 B 细胞类型血液病为特征。不同类型的 14q32 异常则相对独立地代表某种类型的淋巴系恶性肿瘤。

(1)t(8;14)(q24;q32):t(8;14)(q24;q32)可见于 70% Burkitt 淋巴瘤及其白血病型 ALL-L3,散发的 Burkitt 淋巴瘤具有特征性的 t(8;14)(q24;q32)染色体易位,即 14 号染色体 q32 的 IgH 基因位点与 8 号染色体的 q24 的 c-myc 基因重组,该易位现已成为 Burkitt 淋巴瘤的诊断标志,见于 90% Burkitt 淋巴瘤患者。另外,少部分患者还可以出现 t(2;8)(p12;q24)和 t(8;22)(q24;q11)改变。人类 IgH 位点定位于 14 号染色体,断裂点常出现在 C_μ 恒定区基因 5'端的转换区。8 号染色体断裂点通常位于 c-myc 序列与 S_μ 区以相反的方向形成一融合序列。易位导致 c-myc 位点与 IgH 恒定区并置,c-myc 持续表达。易位进一步可以影响启动子区,并导致第一非编码外显子区或两个编码外显子的任何一个位点的突变。c-myc 为 bHLH/亮氨酸锌指转录因子,能促进细胞的分裂,c-myc 的高表达可造成多克隆前 B 细胞的过度增殖,引起肿瘤的发生。

(2) t(11;14)(q13;q32)：t(11;14)(q13;q32)多见于外套细胞淋巴瘤及多发性骨髓瘤进展期，14q+常见于多发性骨髓瘤等。t(11;14)(q13;q32)为套细胞淋巴瘤(mantle cell lymphoma,MCL)特征性的细胞遗传学异常，几乎可以占到所有病例的95%以上。14号染色体上的断裂点发生在位于q32的IgH基因，11号染色体长臂BCL-1受累。易位导致了BCL-1基因与IgH基因14q32增强子区域并置，致使BCL-1失调控，其编码的cyclin D1蛋白受到IgH增强子的影响而过度表达。目前认为，cyclin D1的过度表达在淋巴瘤发生过程中起着重要的作用。cyclin D1是D型细胞周期蛋白基因家族中的成员，促使细胞由G_1期进入S期，cyclin D1已成为MCL的标志性蛋白。

(3) t(14;18)(q32;q21)：t(14;18)(q32;q21)是淋巴系肿瘤中最常见的染色体易位，滤泡性淋巴瘤(follicular lymphoma,FL)占欧美成人B细胞肿瘤NHL的45%，占低度恶性淋巴瘤的80%，而70%~90%的FL存在该染色体异常。分子水平上位于14号染色体q32上IgH基因(免疫球蛋白重链基因)的增强子插入到18号染色体上的bcl-2基因附近，从而引起bcl-2基因受控于IgH基因的增强子发生过表达。bcl-2基因在原始造血组织包括前B细胞呈高水平表达，在一些成熟细胞特别是B细胞系为低水平表达，而有t(14;18)(q32;q21)的B细胞有高水平bcl-2 IgH融合基因表达。

(4) t(3;14)(q27;q32)：弥漫性大B细胞淋巴瘤(diffuse large B cell lymphoma,DLCL)有35%~40%累及3号染色体，包括t(3;14)(q27;q32)以及变异的t(2;3)(p11;q27)、t(3;22)(q27;q11)，导致3号染色体3q27的BCL-6基因和14号染色体14q32的IgH基因(2号染色体2p12、22号染色体22q11的IgL)的κ、λ链基因发生重排。BCL-6基因羧基端含有1个由6个锌指结构组成的DNA结合部位，识别并结合特异的DNA序列。其氨基端含有1个介导蛋白相互作用的POZ调节结构域，可形成同二聚体，或介导与其他具有POZ结构域的转录因子形成异二聚体。BCL-6蛋白为转录抑制因子，是淋巴生成和淋巴细胞功能的重要调节因素。绝大多数的BCL-6基因重排和/或突变编码区阅读框不受影响，但整个基因被置于另一个启动子的调控之下，从而产生结构完整但表达调节异常的BCL-6蛋白。正常情况下，BCL-6蛋白并不在B系祖细胞或未成熟B细胞中表达，但淋巴结生发中心的细胞可以检测到BCL-6蛋白，所以BCL-6蛋白可能对生发中心B细胞的进一步分化或抑制凋亡起着重要作用。

7. t(11;18)(q21;q21) 黏膜相关淋巴组织(mucosa associated lymphoid tissue,MALT)淋巴瘤属于套细胞淋巴瘤(mantle zone lymphoma,MZL)的一个类型，已发现有3种染色体易位存在即t(1;14)(p22;q32)、t(14;18)(q32;q21)和t(11;18)(q21;q21)。其中发生最多且相对特异的是t(11;18)(q21;q21)，见于约1/3的患者，是MALT最常见的染色体变异。

t(11;18)(q21;q21)染色体易位使11q21编码的凋亡抑制基因IAP2与18q21的MALT1发生融合，形成IAP2-MALT1融合基因。IAP2基因属于IAP家族，包含一个BIR、一个CARD和一个羧基端锌指结构域，可抑制caspase23和caspase27，也可以通过细胞色素C介导caspase29的激活而发挥作用，为凋亡抑制因子。MALT1基因的功能未定，它编码一个含有两个免疫球蛋白样的C2结构域。染色体易位时，IAP2基因氨基端保留了BIR结构，而羧基端被截断，阻断了由CARD和锌指结构域介导的促凋亡作用，将BIR从它们的负调控中解放出来。其易位产生的BCL-10蛋白以及IAP2-MALT融合基因产物都能激活NF2κB信号传导通路,通过活化 NF2κB 通路,使其下游的某些与细胞增殖和永生化相关的蛋白表达失控,肿瘤细胞获得额外的生存优势。

8. t(2;5)(p23;q35) 间变性大细胞淋巴瘤(anaplastic large cell lymphoma,ALCL)约占 NHL 总发病率的 5% 以下,其特征性的染色体改变是 t(2;5)(p23;q35)。t(2;5)(p23;q35) 导致位于 5 号染色体上编码核酸磷(NPM)蛋白的基因与 2 号染色体上的酪氨酸激酶(ALK)基因发生框架内融合,形成 NPM-ALK 融合基因。有报道称,T 细胞和淋巴器官正常的 NPM-ALK 转基因小鼠很快地会发展成淋巴细胞恶性增殖性疾病。ALK 在神经系统细胞中表达,而在正常的 T 细胞中不表达。正常 ALK 蛋白是跨膜酪氨酸受体,融合后形成嵌合性 NPM-ALK 蛋白,其膜和细胞外区已丢失。应用 RT-PCR 对细胞分析得知,其断裂点可能发生于 npm 和 alk 基因的同一内含子,导致在 mRNA 中形成相同的融合区。NPM-ALK 是一种癌性酪氨酸激酶,它作为一种船坞蛋白质(docking protein)与促有丝分裂、抗凋亡、DNA 修复的细胞信号转导途径联系起来(包括 PI32 kinase、Ras/MAP kinase 和 STAT 转录因子途径等),最终导致淋巴瘤的发生。

二、染色体异常的检测在血液疾病临床应用中的价值

1. 染色体异常在白血病诊断及分型中的价值 随着治疗手段的不断进步,儿童 ALL 已不是不治之症,尤其是预后良好的核型,如超二倍体、t(12;21)易位等核型,根据文献报告 5 年无病生存率已达 80%~90%;另外,一些预后不良因素,如亚二倍体、Ph 阳性 ALL 等早期采取强化疗或通过骨髓移植等多种手段联合治疗可有望提高长期生存率,因此染色体分析不仅可以判断预后,而且对治疗起指导作用。

2. 染色体异常在淋巴瘤诊断、分型及预后评价中的价值 约 90% 的淋巴瘤患者涉及克隆性染色体异常,其中许多异常与淋巴瘤的组织学及免疫学亚型有关,后者对淋巴瘤的诊断、分型和预后判断有重要的作用。

已有研究表明,不同的恶性淋巴瘤类型具有特异性的染色体改变,如 t(14;18)(q32;q21) 和 t(11;14)(q13;q32) 分别有助于 FL 和 MCL 的诊断。同时,许多染色体的易位又引起一些新的融合基因和/或蛋白表达。这些融合基因及蛋白的表达不仅反映了淋巴瘤发病的分子机制,而且对淋巴瘤的诊断和分型,特别是一些用形态学和免疫学难以确定的病例的诊断及分型具有重要的价值。在疾病分型中,例如 t(11;14) 导致的 cyclin D1 的表达可以帮助诊断 MCL。c-myc 基因的表达有助于鉴别 Burkitt 淋巴瘤与 DLBCL。t(8;14)(q24;q32)染色体易位产生的 c-myc 基因的表达的检测有助于鉴别 burkitt 淋巴瘤和 DLBCL。

染色体检查对于血液系统疾病诊断、治疗和预后的指导等方面都有重要的价值,因此更深入地了解其在血液病中的改变就显得非常重要。

第三节 白血病发病与染色体的关系

自从 Boveri 发现肿瘤细胞中有不正常的染色体存在,并提出染色体的平衡失调相关基因的异常表达导致肿瘤形成的假说以来,肿瘤细胞遗传学的研究引起了许多生物学家和医生的

兴趣。1960年,Nowell和Hungerfor在美国费城发现慢粒患者有一个特异的标记染色体——Ph染色体,由于95%的慢粒患者染色体中可发现Ph染色体,故对慢粒的临床诊断和预后展示出较为明确的关系。儿童ALL中Ph(+)者占5%,AML中占2%。随着肿瘤细胞遗传研究领域的不断扩大,人们越来越清楚地认识到各种肿瘤特异性的染色体异常。例如,14号染色体q11的畸变多发生于T-ALL,而t(8;14)仅发生于B细胞恶性变。随着细胞遗传学的发展,现在已能通过两种染色体制备技术而清楚地显示被确认染色体异常的急性白血病患者的比例:一种是用同步化的方法,使细胞分裂的质量提高;另一种是在直接制备和经过短期体外培养后进行选择。目前,大部分的急性白血病(50%～93%的AML和90%以上的ALL)有明确的克隆染色体异常。而以前用直接制备法仅能观察到正常核型的M3患者的细胞,由于方法的改进,几乎100%可以看到各种易位的存在。另外,在许多急性白血病患者的骨髓中,可以观察到正常和异常的核型,说明在各种类型的白血病中,染色体的改变既可以是全部的,也可以是部分的。

研究表明,染色体的改变是恶性细胞增殖过程的重要部分。它不仅有助于疾病的诊断,而且是判断预后的独立因素。染色体的研究发现了与恶性疾病相关的基因,在第八届人类基因定位研究组中,大约有80种不同的染色体结构异常已被确认,并证明在未来的几年里,这个数字还会增加。目前,细胞遗传学已作为一个重要方面来补充形态学和免疫学及细胞化学的诊断标准。急性白血病祖细胞的特异的核型改变,与疾病的诊断和预后相关。体细胞获得性DNA改变常常出现染色体结构的交替形式,而涉及细胞生长、分化的调控基因的失常的致癌基因的表达,则导致了一些异常表型的出现。

染色体重排的结果与细胞癌基因的调控改变和重排有密切关系。这些基因调控增殖和分化的功能对正常细胞的生长及发育起作用,基因(或密切相关基因)的异常表达可导致细胞生长失控或肿瘤形成。基因的改变导致肿瘤的形成主要包括两方面:癌基因的激活及抑癌基因的失活。癌基因引起AL的发生,可能存在多种途径,某些癌基因产物起淋巴细胞生长因子或其受体的作用,另一些可调控DNA复制或细胞分裂,使细胞增殖和分化过程失去连接,未分裂细胞与终末分化细胞间的平衡失调是肿瘤发病的机制。

一、染色体异常与急性淋巴细胞白血病预后的关系

ALL在儿童急性白血病中占70%～85%。ALL染色体异常的研究表明,ALL患者的细胞中,如全部为整倍体则预后较好,如部分为异常染色体则预后欠佳,如全部为异常染色体则预后较差。Heeremu对急性白血病的研究表明,31例整二倍体的患者仅3例复发或死亡,90%存活,而有相同比率的染色体异常的白血病中,不同类型染色体数目的异常所致的预后也不同。Williams对136例具有67%异常核型的ALL患者进行研究表明:超二倍体33例,12例死亡,死亡率为40%;假二倍体16例,死亡12例,死亡率为80%。不同类型的CR率也不一样。超二倍体包括3种类型,即数目>50的超二倍体、近四倍体和数目为47～50的超二倍体。数目>50的超二倍体见于25%～30%的小儿ALL,其中62伴有结构异常,形态学以L1、L2居多,年龄2～10岁,WBC计数不高,CALLA(+),完全缓解快,缓解率高,中位缓解时间为2～3年;近四倍体指数目82～94,在儿童ALL占1%,多为L2型,免疫分型多为T细胞

型,预后差;数目47～50的超二倍体见于10%～15%的ALL,形态分型为L1、L2,免疫分型为早前B型。假二倍体占儿童ALL的40%,多为L1、L2型,化疗效果差,缓解率为18.6%～29.9%,中位缓解期短,无一例超过5年生存;整二倍体占10%～15%的ALL,其中30%为T细胞型,CR率为33.8%～37.6%,预后中等。亚二倍体占7%～8%的ALL,CR率为2.2%～4.2%。这说明超二倍体和整二倍体的预后较好。在ALL中,50%为超二倍体或假二倍体,而在儿童大部分为ALL,同时,染色体完全正常的整二倍体较成人多,故儿童ALL预后较成人好。染色体的结构方面较常出现的缺失为6q—、12p—和9p—,大约有10%的ALL患者具有这类异常,而11q23易位仅有6%,t(1;19)和t(9;22)只约5%,其他包括14q11和7q35易位在T-ALL中很少见。在ALL患者中,具有染色体数目>50的超二倍体、6q—、12p—、9p—和11q23易位的患者预后较好,而14q11和7q35易位的预后差。如某一患者具有多种核型畸变则比单一核型畸变预后要差。

二、染色体异常与急性髓性白血病预后的关系

AML染色体异常与其诊断和预后也有密切的关系。研究表明,AML中,染色体正常的患者占32%,染色体结构异常的患者占33%,染色体数目异常的患者占14%,同时具有结构和数目异常的患者占21%。染色体数目异常最常见的情形是超二倍体,最容易发生结构异常的染色体为第8号染色体。在同一FAB亚型中,可具有不同的核型,而在同一核型时,又可表现为不同的FAB亚型。如M1型可以存在t(8;21)(q22;q22)和del(11)(q23),+8,−7等不同核型,而同一种核型t(8;21)(q22;q22)又可分别表现为M1、M2、M4等FAB亚型。

三、其他类型白血病染色体异常的发现和预后的关系

近年来,发现在CML患者中,90%以上有Ph染色体,存在于骨髓的全部造血组织中,不存在于体细胞中,因此它不是经遗传获得的异常,而是骨髓多能干细胞受累的克隆性疾病。90%的患者是t(9;22)(q34;q11)的标准易位。另一些为变异易位,而这两类患者在临床表现和血液学检查上无差异,Ph(+)CML患者在临床上有急性变时可以出现额外Ph(+)或8号染色体三体性,在男性患者还发现白血病细胞中丢失Y染色体,并且这种患者预后较好,同时Ph(+)比Ph(−)的患者存活时间较长,13岁以下或65岁以上CML Ph(−)者多在1年内死亡。CML急变的患者80%～90%变成超二倍体、6号染色体三体或有额外Ph,17号染色体长臂的等臂染色体i(17q)是诊断标记。没有这些染色体改变的患者其存活期比有改变者长些,慢粒急变细胞遗传学上的改变比临床早几个月或几年,许多报道表明这些患者经化疗后临床与血象可缓解,无细胞遗传学的缓解证据。化疗后Ph克隆可暂时消失或数量减少,但从骨髓中彻底消失是困难的。

染色体分析的临床意义:①克隆性染色体异常的检出有助于AL的诊断;②特异性染色体重排的发现有助AL的分型;③染色体异常可作为病情缓解或复发的指标;④是独立的预后指标,有助于判断预后,指导治疗;⑤性染色体标志或常染色体多态性标志可用来验证异基因BMT是否成功或确立AL复发的根源。

过去,细胞遗传学方法是描述染色体异常的惟一方法,而现在通过分子遗传学技术也可发

现其他改变。T-ALL 特异的 tal-1 基因内部的缺失就是一个例证。J. Harbott 等发现,10%的 T-ALL 中有此种改变。细胞遗传学特性对预后的意义也可随着治疗方法的不同而改变。在 BFM 协作组的治疗中,具有 t(8;14) 的患者以 BFM-86 方案治疗的预后较 BFM-83 好。Raimondi(1990)也报道了具有 t(1;19) 的患者使用两种不同的治疗方案其预后也有差别。

所以,在制订某患者联合化疗方案时应根据 MIC 分型综合考虑具体的方案,以便根据白血病细胞的生物学特性,取得更科学的治疗。

(赵晓庆 赵改婷)

第六章

小儿白血病的耐药机制及其逆转

白血病是最普通的儿童恶性肿瘤,它约占整个儿童肿瘤的30%。化疗中出现的肿瘤耐药和化疗药物引起的骨髓抑制,严重影响了化疗效果。肿瘤耐药和复发是小儿肿瘤化疗面临的两大难题,大多数肿瘤患者的死因与耐药直接或间接相关。

一、肿瘤耐药的发生机制

肿瘤细胞耐药表现为原药耐药和多药耐药两种形式。前者只对诱导药耐药,对其他药物不产生交叉耐药,这类抗癌药多是抗代谢药:如 MTX、5-FU 和 CTX 等。多药耐药(MDR)不但对诱导治疗的药物产生耐药,而且对其他结构不同、作用机制各异的药物产生交叉耐药,这类药物多数是天然生物碱类和抗生素类抗肿瘤药,分子量较大,亲脂性高,此类药有 MTX、VP-16、VM-26、VCR 等。肿瘤化疗发生耐药时常会使治疗一波三折变得复杂化。耐药现象是一个棘手的问题,特别是多药耐药。当前产生耐药的机制可以分为以下几种。

(一)药理耐药

药理耐药(pharmacological resistance)是指由机体对药物的影响所导致的耐药,如药物进入机体后代谢增强或活化障碍、肿瘤血供不足、药物组织穿透力差等导致的肿瘤细胞外药物有效浓度降低。

(二)生化耐药

生化耐药(biochemical resistance)是指肿瘤细胞的遗传性及生化特性发生复杂的变化致使细胞通过不同途径对药物产生耐药性,主要有:①细胞膜/核膜蛋白,即药物输出泵,如 P-糖蛋白(Pgp)、多药耐药相关蛋白(MRP)、肺耐药相关蛋白(LRP)和乳腺癌耐药蛋白(BCRP),能够使细胞内药物外排增加或囊泡隔离,导致细胞内药物浓度降低或药物分布改变;②细胞质/核内蛋白,即药物靶酶活性改变,如二氢叶酸还原酶(DHFR)是 MTX 的靶酶,DNA 拓扑异构酶Ⅱ是蒽环类和鬼白毒素类药物的靶酶,它们的含量及活性降低也能导致耐药;酪氨酸激酶是

STI571 的靶酶,它的扩增和突变都能产生耐药;谷胱甘肽-S 转移酶(GST)活性及结合能力增强,催化谷胱甘肽(GSH)与药物及其代谢产物结合;细胞内蛋白激酶(PKC)活性改变加速 Pgp 磷酸化;O,6-甲基鸟嘌呤-DNA 甲基转移酶活性增强等导致 DNA 修复功能增强等。但不管是以什么耐药机制起作用,都以肿瘤细胞内药物浓度降低为其特征。

(三)凋亡耐药

凋亡耐药(apoptosis resistance)大部分抗肿瘤药物引起细胞死亡是通过细胞凋亡,而促凋亡基因的缺失或抗凋亡基因 bcl-2 的过度表达,都将相应地导致肿瘤细胞对化疗药物产生耐药性。肿瘤细胞对凋亡的耐受是 MDR 的一个新机制,不同肿瘤细胞对化疗的敏感性差异主要是因各种肿瘤细胞对凋亡的阈值不同,肿瘤细胞对化疗耐药的实质是药物不能活化,其凋亡途径有如下几种:

1. p53 基因 p53 是肿瘤中最易发生突变的抑癌基因。野生型 p53 蛋白是细胞内的"分子警察",其主要功能是细胞 G_1 期阻滞和诱导细胞凋亡。当细胞受到 VP-16、顺铂等药物或放疗作用后,细胞 DNA 损伤,受损细胞启动共济失调毛细血管扩张突变基因(ATM)使 p53 表达增加,引起细胞 G_1 期阻滞以完成修复或进入凋亡以清除肿瘤细胞。这是化疗诱导细胞凋亡的最常见机制。因此,p53 的突变导致其功能丧失引起肿瘤耐药。

2. bcl-2 基因 bcl-2 蛋白家族是细胞凋亡的重要调节因子,在人类已发现这种蛋白有 16 个成员组成,可分为促凋亡和抗凋亡两大类。bcl-2 具有抗凋亡功能,过度表达可抑制正常细胞及肿瘤细胞凋亡,是一种新的耐药因素。体外研究表明,bcl-2 过度表达导致对多种化疗药物的耐受。最近临床研究显示,bcl-2 表达与白血病、淋巴瘤和前列腺癌的耐药及预后相关,然而,在大肠癌、乳腺癌和非小细胞肺癌却有相反的报道。

3. Fas/FasL 与耐药 Fas 是 TNF 超家族成员之一,Fas 与 FasL 的结合可引起细胞凋亡途径的激活,从而杀死肿瘤细胞。某些化疗药物,如阿霉素作用于肿瘤细胞导致 FasL 表达增加,这是损伤肿瘤细胞的作用机制之一,但并非所有肿瘤均有 Fas 高表达,缺乏 Fas 受体表达的肿瘤细胞则阻断 Fas/FasL 系统的传导,导致对凋亡的耐受。

4. 半胱氨酸蛋白水解酶和耐药 最近研究发现,在 Pgp 表达白血病耐药细胞系对各种半胱氨酸蛋白水解酶依赖的凋亡刺激(FasL、TNF、化疗和放疗)产生耐受,而对颗粒酶 B 等非半胱氨酸蛋白水解酶依赖的凋亡刺激敏感,同时 Pgp 逆转剂能够恢复对半胱氨酸蛋白水解酶依赖凋亡的耐受,表明 Pgp 除经典的药物排除泵功能外,尚具有对半胱氨酸蛋白水解酶依赖的凋亡途径保护的作用。

总之,大部分抗肿瘤药物引起细胞死亡是通过细胞凋亡,而促凋亡基因的缺失或抗凋亡基因的过度表达都将导致肿瘤细胞对化疗药物产生耐药性。

(四)微环境耐药

肿瘤细胞的存活和生长有赖于组织器官的微环境,而组织器官的微环境可以通过调节不同耐药基因表达来影响肿瘤细胞对化疗药物的敏感性。在所有正常人类组织中均可检测到 Pgp 及 mdr-1 基因的 mRNA,但是不同器官中的 Pgp 及 mdr-1 基因 mRNA 的水平相差很大,

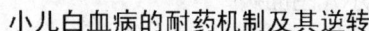
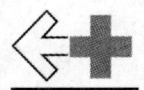

第六章 小儿白血病的耐药机制及其逆转

在肾脏、肝、消化道、肺等器官中 Pgp 及 mdr-1 基因 mRNA 的水平较高，而在睾丸、卵巢、子宫、皮肤等器官中处于较低水平。即使在同一器官的不同细胞中，Pgp 及 mdr-1 基因 mRNA 的水平也有很大差异，而且 Pgp 在细胞膜的分布并不均一。例如在肝脏，肝细胞的 Pgp 及 mdr-1 基因 mRNA 的水平远低于胆管上皮细胞。Pgp 在肝细胞的分布则集中于胆小管一侧。这些差异表明，在不同的器官组织中存在着特定调控 mdr-1 基因表达的机制。正常情况下发生于 Pgp 高表达的器官、组织的恶性肿瘤，常常在接触化疗前即对多种化疗药产生耐药（即内在性的多药耐药）。在这类肿瘤中 Pgp 及 mdr-1 基因 mRNA 的水平不仅与肿瘤耐药的程度有密切相关，而且与肿瘤的侵袭、转移等生物学特性相关。而恶性肿瘤在这些器官形成的转移灶也易产生与 Pgp 相关的多药耐药现象。值得注意的是，这种耐药恶性肿瘤无论是原发灶还是转移灶，一旦离开特定的器官微环境后，肿瘤细胞 Pgp 的表达水平及其对化疗药物的敏感性均会发生变化。这提示特定的器官微环境通过与肿瘤细胞间的相互作用调节 mdr-1 基因的表达，进而影响肿瘤细胞对化疗药物的反应。用鼠 CT-26 结肠癌细胞，分别建立了肺及皮下转移灶，可以观察到皮下转移灶对阿霉素敏感，而阿霉素对肺转移灶的作用极小。CT-26 结肠癌细胞对阿霉素的敏感性与 mdr-1 基因 mRNA 的水平直接相关。与原代或来源于皮下转移灶的 CD-26 相比，来源于肺部转移灶的 CT-26 细胞对 DOX 耐药，且有较高水平的 mdr-1 基因的表达。将来源于肺部转移灶的 CT-26 细胞植入裸鼠皮下后，原来耐药的 CT-26 对阿霉素的敏感性明显提高，mdr-1 基因 mRNA 及 Pgp 的水平也同时下降。而来源于皮肤的 CT-26 细胞经静脉接种在肺实质形成转移灶后，原来敏感的 CT-26 细胞对阿霉素耐药，mdr-1 基因 mRNA 及 Pgp 的水平也同时上升。这进一步证明了肺部特定的器官微环境是提高 CT-26 结肠癌细胞 mdr-1 基因表达水平的原因。一旦离开这一微环境（体外培养 7 天后），CT-26 细胞 mdr-1 基因的表达水平及对阿霉素的敏感性基本上与原代敏感细胞相同。这些实验证明，特定的器官微环境可以诱导肿瘤细胞产生与 Pgp 相关的多药耐药现象。此外 20 世纪 70 年代，Folkman 提出实体瘤的生存与进展依赖于血管的新生。以后的众多研究进一步验证了这一假说。直径 <1mm 的肿瘤可以通过扩散途径获得氧及各种养分。而超过这一直径的肿瘤进展（生长、侵袭、转移）必须依赖于血管的新生。而且 Angelo 等还发现，与实体瘤类似，骨髓的血管新生同样是 B 细胞淋巴组织增生性疾病（包括多发性骨髓瘤，非霍奇金淋巴瘤）恶性进展（增生、侵袭、转移）的标志。肿瘤的血管新生是调节这一过程的众多正负因子共同作用的结果。宿主微环境对于肿瘤进展的重要意义也为肿瘤的治疗（特别是对于转移灶和残留灶的治疗）提供了新的靶点，可能是攻克某些难治性肿瘤对特定化疗药耐药问题的一种有效途径。

二、肿瘤耐药的临床意义

近 10 年，用于临床检测多药耐药比较多的指标是 Pgp（p170）和编码它的多药耐药基因 Mdr-1，多用 RT-PCR 检测 mdr-1 的 mRNA 和抗 Pgp 单抗免疫组化法检测 Pgp。国内外材料表明，白血病、淋巴瘤，Pgp 高表达与疗效差是有高度相关的，但临床实践中存在一个问题就是判断耐药的标准。就白血病而言，迄今国内外没有统一标准，如以单抗检测 Pgp 阳性白血病细胞为例，就有以 $\geq 1\%$，$\geq 3\% \sim 5\%$，$\geq 10\%$，$\geq 20\%$，甚至 $\geq 40\%$ 等不同的标准。因此，作为临床应用，在方法固定下来以后，必须积累足够病例以建立和考核自己的判断标准。国外及我们的数据显示,如有条件,同时检测 Pgp 及 mdr-1 的 mRNA,耐药符合率会明显提高。应当指出,用高剂量化疗结合骨髓移植时应考虑到残留的耐药肿瘤细胞。由于难治性白血病和白血病复发时 Pgp 均呈高表达,因此,Pgp 除应用于耐药肿瘤细胞检测外,在残留耐药白血病细胞的检测、实体瘤转移灶示踪和导向治疗的应用方面会有很好前景。同样明显的事实是,用 Pgp 表达(包括 mdr-1 的 mRNA)作为鉴别血液肿瘤耐药指标尚有需改进之处。我们的研究表明,Pgp 表达阴性的初诊急性白血病(AL)患者完全缓解(CR)率高、预后较好;Pgp 表达阳性的复发 AL 者 CR 率极低、预后差。Pgp 对这两组患者的预后判断均有价值。对于 Pgp 表达阳性的初诊 AL,用 Pgp+/CD34+或 Pgp+/CD14+均可显著提高该组的预测率。我们对白血病的研究表明,对任何一种肿瘤的耐药分析,要积累足够例数,分成多种亚型进行分析才有意义,同时亦表明,在临床确认新的耐药关键因子(或基因)以及它们的临床意义仍很重要。

近年发现的多药耐药相关蛋白(MRP)引起人们的兴趣。MRP 与 Pgp 相似,也是跨膜糖蛋白,分子量约 190kD,它是从有 MDR 表型但无 Pgp 过度表达的人小细胞肺癌细胞系 NCI2H69 的耐药株 H69AR 克隆出来的一个新的耐药基因表达产物。我们分析可评价的 30 例 AL 患者中 9 例 MRP+者仅 1 例获得 CR,CR 率 11.11%;21 例 MRP-者 17 例获 CR,CR 率达 80.95%($P=0.0006$),值得进一步研究 MRP 表达的临床意义,特别是 MRP 与 Pgp 共表达相关性及其临床意义。

另一个与 MDR 相关的蛋白称肺多药耐药相关蛋白(LRP),分子量约 110kD,它在非 Pgp 的 MDR 不同组织来源的细胞株过度表达,新近有资料报道,逆转这种 MDR 时 LRP 表达平行地降低,在 61 种没接触到实验室药物选择诱发耐药细胞株中,LRP 在体外预测 MDR 比 Pgp 或 MRP 都好。LRP 广泛存在于临床肿瘤标本,但 LRP 表达的频度与不同肿瘤类型的已知药物敏感度呈反比,初步资料表明,LRP 表达对 AML 和卵巢癌(治疗以铂类为主)是预测对化疗敏感性的独立指标,值得密切注意并开展这方面的研究。

综上所述,Pgp 表达在血液肿瘤临床耐药检测中的意义已得到证实,临床应用在于规范化、结合免疫分型或其他耐药因子共表达(如上述 MRP 或 LRP)来进行分类分析,对临床治疗具有指导意义。

三、克服肿瘤耐药的策略

1. Pgp 逆转剂 异搏定和环孢菌素 A 作为第一代的逆转剂虽然有一定的逆转耐药的效果,但它们是 Pgp 的底物,是 Pgp 较弱的抑制剂,而且显示出剂量相关的不良反应,限制了临床应用。第二代的逆转剂 VX-710、PSC833 和 XR9051 比第一代的逆转剂强 3~100 倍,在有效抑制 Pgp 所需的剂量并不产生明显的毒性。但该类逆转剂与大多数的 Pgp 抑制剂一样,能明显地改变同时应用的抗癌药的血浆药物动力学,通过降低清除和/或代谢提高血液浓度。例如,有报道 PSC833 和 VX-710 与紫杉醇等抗癌药产生明显的药物动力学相互作用,使到达靶点血药浓度明显地降低。虽然测定个别患者的药物代谢和药物动力学相互作用实行个体化治疗在技术上可行,但实际上却难以实现。第三代 Pgp 抑制剂显示 ED50 在 nM 级,与阿霉素没有明显的药物动力学相互作用(GF-120918),对阿霉素、鬼臼毒素和紫杉醇血浆浓度没有明显的影响(LY120918 和(144-093)。GF-120918 是一个吖啶酰胺类衍生物,体外及体内实验都显示它具有逆转 MDR 的作用。体外实验表明，GF-120918 在 0.05～0.1μmol/L 的浓度能够完全逆转肿瘤细胞对阿霉素和长春新碱的耐药性。给小鼠静注 GF-120918 后，药物迅速分布于 OC144-093 是双芳基咪唑类化合物，它对多种人肿瘤细胞株的 ED50 接近 nM，而完全逆转的浓度在 0.25～1.0μmol。对紫杉醇血浆浓度没有明显的影响，体内试验也有逆转耐药效果，现正进行临床试验。PND 是我们发现的第三代逆转剂。它在体内外逆转作用都比异搏定强，体内试验证明它与阿霉素合用时不影响阿霉素的血液浓度，即将进行临床试验。

2. 单克隆抗体的生物疗法 单克隆抗体曾被誉为可用于治疗各种疾病的"魔弹"，现在已经成为现实。早期的单抗来自小鼠，因在人体内可产生人抗鼠抗体反应（HAMA）而失去临床治疗价值。随着基因工程抗体技术的发展，鼠源性单抗可以通过人源化来降低其免疫原性。目前，全世界正在开发的单抗治疗剂约有 80 多种，其中有 20 多种已进入临床试验。大多数单抗治疗剂是针对癌细胞表面抗原，可避开细胞内 Pgp 外排作用从而克服耐药性。特别是抗体具有针对特定抗原的高度特异性而逐渐成为肿瘤治疗的独特方法。临床研究结果确实是激动人心。现有的数据证实了单抗结合化疗、放疗、骨髓移植甚至外科治疗等较单用一种疗法的效果更佳，均有增强和协同作用。尤其是在一些复发性或难治性的耐药肿瘤患者中取得了较好的疗效。人鼠嵌合抗 CD20 抗体 Rituxan 是 1997 年美国 FDA 首个批准应用于非霍奇金氏淋巴瘤（B 细胞型）临床治疗的抗体类药物，临床结果显示该抗体治疗耐药非霍奇金氏淋巴瘤具有良好的效果。人源化抗 Her-2 单抗 Herceptin 是美国 FDA 批准应用于肿瘤临床治疗的第二个抗体类药物，其与化疗合用对耐药乳腺癌有效，显示抗体类药物在耐药肿瘤临床治疗中具有良好的应用前景。

3. 以肿瘤相关的血管新生为靶点抑制肿瘤生长和转移的抗体 1971 年，Folkman 提出肿瘤的生长依赖于血管形成假说，当实体瘤生长超过 1～2mm 时，必须新生血管的介入和维持，否则将引起肿瘤的坏死、凋亡或处于休眠状态而无法继续生长或发生转移。血管新生（angiogenesis）是一个受高度调控的多步骤过程，包括内皮细胞的分化、增殖、迁移和重塑，一系列生长因子与血管生呈相关，其中血管内皮细胞生长因子（vascular endothelial growth factor，VEGF）最为显著，它不仅是最重要的血管生成诱导因子，能够刺激内皮细胞的增殖和迁移，引发血管生成，而且在多种肿瘤的血管新生中起着重要作用，与人类恶性肿瘤的浸润和转移密切相关。VEGF 受体（VEGF receptor，VEGFR）主要有两种亚型，分别为 VEGFR1（Flt-1）和 VEGFR2（FLK-1/KDR）。VEGF 的这两种受体在血管内皮细胞上都有特异表达，与血管生成密切相关，因此以 VEGF/VEGFR 为靶点的抗血管新生治疗成为目前肿瘤治疗的新策略。目前，已有多个抗血管新生抗体处于临床试验中，其中抗 VEGF 重组人单克隆抗体 Avastin 于 2004 年 2 月被美国 FDA 批准用于转移性结直肠癌的一线治疗。人鼠嵌合抗 KDR 抗体 c-pl-Cll 也已在 1999 年下半年进入 I 期临床试验。

4. 抗 Pgp/CD3 微型双功能抗体 白血病复发是白血病治疗的难题之一，而很大部分复发白血病都有 Pgp 高表达；一些实体瘤的原发灶和一些肿瘤（如乳腺癌、卵巢癌、淋巴瘤、头颈肿瘤等）转移灶也常有 Pgp 高表达。因此，早期检测和消除有 Pgp 表达的微小残留原发灶与有 Pgp 高表达的肿瘤转移灶将有助于根治白血病及转移的实体瘤，其新策略之一就是应用抗 Pgp/CD3 微型双功能抗体。抗 Pgp/CD3 微型双功能抗体的优点是：①特异交叉连接 Pgp 表达的耐药肿瘤细胞和 CD3 表达的 T 淋巴细胞并同时激活 T 淋巴细胞而杀伤肿瘤细胞；②它是利用机体自身免疫机制抑制肿瘤，从而避免了使用外源非特异细胞毒物质；③目前已有数十种双功能抗体进入临床试验，其安全性和疗效已获得初步证明。我们克隆了抗 Pgp 单链抗体 ScFv 和抗 CD3 单链抗体 ScFv，在此基础上，我们在国内外首次构建了高效表达的抗 Pgp/抗 CD3 微型双功能抗体，研究证明，抗 Pgp/抗 CD3 微型双功能抗体在体内、外均具有明显的靶向细胞毒性 T 细胞杀伤耐药肿瘤细胞的活性作用，并能有效抑制耐药肿瘤的生长，延长荷瘤裸鼠的生存时间，抗 Pgp/CD3 微型双功能抗体有望成为临床耐药肿瘤治疗的新策略。

（赵晓庆　赵改婷）

【重点与难点】 小儿白血病在病因、发病机制等基础研究方面面临的问题及临床建议

小儿白血病病因和发病机制尚不完全清楚，尚无一种原因能解释其发病情况，因此可能是多种因素综合作用所引起。研究表明婴儿白血病 80% 的 ALL，50% 的 AML 及 80% 的 AML M4/M5 有 MLL 基因受累，提示婴儿白血病可能有其特有的病因学基础。对同卵双生婴儿白血病染色体核型及 MLL 基因重排的研究发现婴儿白血病起病于子宫内，白血病细胞通过胎盘从一个胎儿转移到另一个胎儿，对伴 t(4;11) 染色体易位散发性患者，利用患者体异性基因组 DNA 引物检测新生儿 Guthrie spot 融合基因表达亦进一步证实了婴儿白血病起病于子宫体内。由于表鬼白素治疗相关性白血病最常见的分子异常亦为 MLL 基因，因此高度怀疑表鬼白素等 DNA 拓扑酶 II 抑制剂与婴儿白血病高度相关，流行病学调查表明母亲食用饮食中 DNA Top-II 抑制物可能为婴儿 AML 的一个高危因素，母亲饮食中 Top-II 抑制物包括咖啡、新鲜水果和蔬菜中的鞣酸、可可中的儿茶素。此外，母亲在孕期饮酒与婴儿 AML 相关，而红酒中含有鞣酸。以豆制品为基础的婴儿食品中含有高水平的异黄酮类物质及其他 DNA Top-II 抑制物。最近对饮食中 DNA Top-II 抑制物对正常脐带细胞体外作用的研究发现，它们可以切割 MLL 基因，进一步支持饮食中 DNA Top-II 抑制物与婴儿白血病发生之间的关系。儿童白血病以 ALL 为主，与成人分型有很大不同，且在 2~5 岁存在有一明显高峰，Gumey 的调查资料显示发达国家儿童 ALL 的发病高峰年龄在 1~4 岁，峰值年龄在 2~3 岁，约占 15 岁以下儿童 ALL 的 80%。在美国儿童 ALL 的发病高峰年龄为 2~5 岁，此年龄阶段发病率为 5.3/10 万，随着年龄的增长发病率逐渐下降。我国流行病学资料显示 ALL 的高发年龄组为 3~9 岁，此后发病率下降。有人认为这可能与某一尚未确定的传染源或病毒有关，也有人认为儿童 ALL 发生至少有两个自然突变，第一个突变可能发生于子宫内，第二个突变发生于儿童期，可能与病毒感染有关，该理论在最近对于儿童 ALL 白血病相关的 ETL-AML 融合基因及 TCR 和 IgH 克隆性分析的研究中得到了证实，白血病克隆在婴儿 Guthrie spot 中即已存在，即 ALL 发病于子宫体内，目前在美国和英国有一个大系列的流行病学研究在着力探寻第二个打击"因素"。

发病机制：目前认为白血病发病机制存在以下问题：

1. 造血干细胞增殖调节异常　白血病干细胞增殖与各系血细胞增殖不呈比例，无调控制

约关系。细胞增殖不稳定,释放无规律。急性白血病细胞集落仅生成较小的丛,而且对 CSF 反应异常。已知慢性粒细胞白血病是多能干细胞病变。

2. 多能干细胞或祖细胞分化成熟障碍　急性白血病的基本病理改变是原始和早幼细胞的大量堆积,它们不能分化成熟为正常细胞。某些促诱导剂可促进白血病细胞成熟分化。如临床上应用小剂量阿糖胞苷或维 A 酸等,促使早幼粒细胞白血病患者获得缓解。

3. 癌基因活化　近年来通过分子遗传学研究证实,人类肿瘤与癌基因有着密切的关系,几乎所有白血病患者均有 c-myc 或 N-ras 基因表达。急性白血病和慢性急变时 c-myc 基因表达增高。急性髓性白血病 N-ras 活性明显增高。早幼粒及其他急性髓性白血病复发时 c-myc 基因扩增数十倍等。癌基因活化一般通过 3 条途径:即点突变(原癌基因在编码顺序的特定位置上,一个核苷酸发生突变,使相应一个氨基酸发生变化)、扩增(某些癌基因在原来染色体上复制多个拷贝,结果基因产物增加,导致细胞功能异常)和易位(癌基因在原处正常位置转移到其他染色体上,使其静止的原癌基因变为活化的癌基因)。由于受多种因素影响,我国小儿白血病的发病率有升高的趋势,因此有必要对其发病原因及发病机制进行更为深入的研究。随着分子生物学的发展,人们对白血病基因变化将有更多认识和研究,最终能揭示白血病的本质,从而达到更有效的治疗,相信不远的将来,人类能攻克白血病。尽管存在这些可能致病因素,但尚无一种因素能充分解释全部情况,例如接触放射线的人,发生白血病的只是极少数。因此,推测白血病的发生并非单一因素,可能是多种因素综合所引起的,患者可能存在某种先天性的易感素质,再由于外界因素的作用,诱发白血病的发生。

(赵晓庆　张宝玺)

第七章

小儿白血病的临床表现

小儿白血病的临床表现是由于正常血细胞减少和白血病细胞浸润某些器官及组织所引起的。各型小儿白血病临床表现大致相同,但也有一些小的差异。

最常见的主诉为发热、苍白、紫癜和疼痛。发病可以隐袭,也可突发,症状可轻可重。大多数病例在确诊前有数天病史;少数可达数周至数月;极个别的病例表现为暴发性的高热、虚弱、贫血、不定位的或定位的疼痛及大片瘀斑,进展极快。

D. J. Ferenbach 于 1977 年统计,发病时表现为发热者占 61%,苍白者占 55%,有出血表现者为 50%,厌食及乏力者分别占 33%及 30%,有骨疼表现者为 23%。腹疼及关节疼分别为 19%及 10%。在骨穿确诊为急性白血病前,推算准确的发病日期是很难的。

一、感染

如上所述,发热是最常见的症状之一,可出现于病程的任何时期,热型不定,多为不规则发热。发热的原因可能是多方面的,但在急性白血病患者发热常常提示存在感染。由于白血病患者中性粒细胞缺乏和免疫功能缺陷,整个胃肠道黏膜、皮肤、呼吸道黏膜表面覆盖的正常菌群可成为致病菌。正常儿童粒细胞数目及功能正常,一旦感染可形成明确的感染灶,而白血病患儿缺乏对感染形成局灶的能力,因而临床上不容易辨认。因此,较正常儿童应积极应用抗生素治疗。口腔感染常见,尤其是急性单核细胞白血病患儿,牙龈肿胀、增生、出血,表面呈灰暗色;胆道感染表现为右上腹疼痛、厌油、呕吐甚至黄疸;各类肠炎及肛周感染也不少见。存在呼吸道感染时常表现咳嗽、咳痰、气促、喘憋,肺部可闻及啰音,若合并肺门淋巴结肿大症状可加重。有些患儿以腹疼为主诉,疼痛部位通常不确定,但常常提示感染所在部位,如阑尾炎、胆囊炎等。泌尿系感染也较常见,较大儿童还可合并鼻窦炎。病原体以细菌多见,尤其是革兰阴性杆菌,如大肠杆菌、沙门菌、绿脓杆菌,此外还有耐药性金黄色葡萄球菌。病毒感染不容忽视,由于细胞免疫缺陷,常合并单纯疱疹病毒、巨细胞病毒、肝炎病毒感染。近年来,霉菌感染越来越受到人们重视,长期使用广谱抗生素及免疫抑制剂导致患儿合并咽部、肺及泌尿系霉菌感染;以念珠菌、曲霉菌及隐球菌常见。临床表现为鹅口疮、真菌性肺炎及女性患儿外阴部霉菌感染。确诊依靠病原学检查(分泌物涂片找菌及培养)。偶尔可发生卡氏肺囊虫肺炎。

二、贫血

贫血出现较早,呈进行性加重,表现为苍白、乏力。进展较快的贫血可使患儿出现心动过速、气短、烦躁不安、口渴等表现,多数患儿就诊时已中度甚至重度贫血。贫血的原因是多方面的:①由于干细胞向红系衍化的减少及诱导红细胞生成的微环境被破坏,导致红细胞生成减少;有些学者还证实患者红细胞来源于白血病克隆,在体外溶解度增高,提示无效性红细胞生成;②在淋巴细胞白血病患者可有显性溶血表现,如黄疸、网织红细胞计数增加、红细胞渗透脆性增加和Coomb's试验阳性;隐性溶血表现为对输血的要求明显增加,而黄疸及网织红细胞增高不显著;溶血可发生于初诊时,也可在疾病后期出现,常伴有自身免疫反应征象;③白血病患儿伴有不同程度的出血表现而造成失血性贫血;④各种化疗药物(除糖皮质激素外)对幼红细胞有杀伤作用,尤其是MTX及Ara-C可产生巨幼红细胞性贫血。总之,急性白血病贫血的原因是综合性的,一旦病情缓解,贫血即可纠正。

三、出血

50%患儿有出血倾向,包括皮肤黏膜出血、鼻出血、内脏和体腔出血。严重的出血及颅内出血是致死的主要原因。在各型白血病皆可出现,而以颗粒增多的急性早幼粒细胞白血病(M_3)为著。出血原因与血小板因素、血管因素和凝血系统有关。血小板减少是出血最重要的原因,主要是由于骨髓巨核细胞减少,血小板的功能亦下降,表现为皮肤黏膜瘀点及鼻衄等,血小板计数$>50×10^9/L$时很少有自发出血。由于白血病是全身性疾病,小血管必然受到恶性细胞浸润,故通透性增加,加重出血倾向。白血病细胞侵犯肝脏使凝血因子和纤维蛋白原合成不足可致凝血功能障碍,当合并DIC时出血表现加重甚至致死。DIC可发生于感染中毒性休克,更常见于急性早幼粒细胞白血病初治时,由于异常早幼粒细胞的颗粒中含有大量促凝物质,一旦细胞破坏释放出这些物质即可促发DIC。

四、肝脾淋巴结肿大

中等程度无痛性脾大是最常见的体征,肝大亦常见。有报道急性单核细胞白血病(M5)肝大占100%,ALL次之,占75.1%,肿大的肝脾质地软或中等硬度,表面光滑。全身淋巴结可轻度肿大,但多局限于颈部、颌下、腋窝及腹股沟,直径多<3cm,质软,活动,无压痛。ALL中淋巴结肿大最常见,约占90%,而AML中仅30%,M5者淋巴结肿大50%~60%。少数患者深部淋巴结肿大压迫邻近器官组织,引起相应的合并症。如腹腔淋巴结肿大压迫可致肠梗阻,纵隔淋巴结肿大压迫致上腔静脉梗阻综合征。有些患儿纵隔淋巴结肿大发生于血液学显示急性白血病之前。

五、骨关节浸润

10%~23%患儿以骨关节疼痛为首发症状,有作者报道此类患儿预后不好。骨关节疼痛表现为游走性、不定性、无肿胀及炎症表现,临床常误诊为类风湿性关节炎。X线片表现为骨质疏松、溶骨性骨质破坏、骨膜下骨质形成及干骺端密度减低；脊柱呈压缩性改变，临床可引起腰疼症状。疼痛的原因是骨髓腔中白血病细胞大量增生压迫和破坏了附近骨质，另一原因是白血病细胞直接侵犯骨膜。

在粒细胞白血病患儿中尚有一种特殊的骨浸润表现，称为绿色瘤或粒细胞肉瘤。可发生在白血病之前，尸检发生率为80%，表现为骨膜上无痛性肿块，最多见于眼眶周围，也可出现于颅骨、胸骨、肋骨或四肢骨，称为绿色瘤。侵犯眼眶时可引起眼球突出、复视甚至失明，容易被早期发现。患者多为较大儿童，男孩多于女孩，约3∶1，肿瘤切面呈绿色，暴露于空气中绿色逐渐消退。

六、口腔浸润

齿龈增生肿胀掩盖牙齿，多见于M5与M4患儿。口咽部淋巴结及扁桃体、唾液腺受累可肿大触疼，有时可见继发性口干燥症。

七、皮肤浸润

较少见。针尖大小的出血点、紫癜和瘀斑是最常见的皮肤表现，其次为白血病疹，可呈小的、淡紫色丘疹伴瘙痒。在M5和M4患儿常见。此外，还可表现为斑丘疹、皮肤结节、肿块甚至剥脱性皮炎。

八、神经系统浸润

白血病细胞侵犯中枢神经系统时称为中枢神经系统白血病（CNSL）。可发生于白血病治疗后的缓解期，也可发生于未经治疗者。最多见于急性白血病发病后6～12个月，T细胞性白血病易合并此病。近年来由于生存期延长，CNSL发生率增加。Evans报道ALL合并CNSL占50%，而其他类型白血病合并CNSL占25%。由于白血病细胞侵犯部位不同可引起相应的症状和体征。白血病细胞在蛛网膜增生可影响脑脊液循环，造成颅内高压、头疼、呕吐、视乳头水肿、颅神经（Ⅱ、Ⅲ、Ⅳ、Ⅶ、Ⅷ、Ⅻ）受损可引起视力障碍、瞳孔变化、面瘫等表现。脊髓受累可出现截瘫、二便失禁等。确诊需结合临床表现和脑脊液检查，可见脑脊液色清或微浊，压力升高$>180mmH_2O(1.8kPa)$，白细胞数>5个$/mm^3$，蛋白$>0.45g/L$，离心沉淀涂片检查可找到幼稚细胞。

九、心脏和呼吸系统浸润

心脏受累多见于心肌与心包，表现为心脏扩大、心律失常、心力衰竭和心包积液，但引起症状者不多。呼吸系统上自喉头下至肺组织均可有局限性粟粒样细胞浸润。Bodey发现50例患儿中66%有镜下浸润，最常见的为气管和支气管旁浸润，血管周围浸润容易发生于急性粒细胞白血病患者。

十、泌尿生殖系统浸润

由于常规剂量化疗药物不容易渗透入睾丸，当临床达到完全缓解时，睾丸就成为白血病细胞的"庇护所",是复发的根源。根据报道4%～27%或更多的病例以睾丸复发为复发的首起表现。受累睾丸可无触疼,质软,但常呈弥漫性肿大,表面皮肤黑红色,体检常只有单侧肿大,但镜检可见双侧浸润,确诊依赖于活检。

十一、其他

如消化系统受累时表现为胃肠出血、腹泻、恶心、呕吐、腹胀,导致食欲低下、体重下降。ALL患儿可有腮腺浸润导致腮腺肿大,内耳浸润出现出血及前庭、耳蜗功能障碍,导致恶心、眩晕、重听及眼颤。

十二、几种特殊综合征

1. 白血病-淋巴瘤综合征 发生于青春期男性,占ALL患者5%～10%。外周血WBC常>50×10^9/L,巨脾,淋巴结显著肿大,前纵隔淋巴结肿大压迫导致上腔静脉梗阻综合征,甚至导致气道梗阻。临床上不贫血,与淋巴瘤相似,故在诊断上存在争议,通常认为骨髓中幼淋细胞>25%时诊为ALL,而<25%时诊为淋巴瘤。此类患者预后不好,髓外浸润多,容易出现骨髓复发,免疫分型多为T细胞型。

2. 白血病前期再障综合征 此类患者表现为全血细胞减少,而无幼稚细胞。在发现幼稚细胞之前几周或几个月被确诊为再障。用糖皮质激素治疗常有暂时性的再生障碍缓解。

3. 高嗜酸性粒细胞急淋综合征 嗜酸细胞明显升高,伴有心力衰竭、肺部浸润表现,临床ALL缓解后嗜酸细胞消失,疾病复发后嗜酸细胞又增多。推测可能是机体对白血病细胞的一种过敏反应。

(王 丽 张宝玺 温 丽)

第八章

小儿白血病实验室检查

第一节 血液细胞学检测

一、周围血液涂片检查

经常规消毒,从耳垂、手指末端或足跟(新生儿)取米粒大小的末梢血1滴(约0.05ml),置于清洁玻片的一端。用左手中指和拇指平持玻片,右手持边缘整齐而光滑的推玻片,从血滴的前方向后推至接触血滴,让血沿推玻片向两边展开成一直线后,立即以30°~45°的角度,等速度向前推进,直到血液推完为止。此时血膜应呈舌状。让血片自然干燥或吹干,经染色后镜检。

二、白细胞计数

1. 参考范围 新生儿白细胞总数为$(15\sim20)\times10^9/L$;婴儿为$(11\sim12)\times10^9/L$;儿童为$(5\sim12)\times10^9/L$;成人为$(4\sim10)\times10^9/L$。

2. 临床意义 白细胞总数高于正常值(成人为$10\times10^9/L$)称白细胞增多,低于正常值(成人为$4\times10^9/L$)称白细胞减少。白细胞总数的增多或减少主要受中性粒细胞数量的影响,其次嗜酸性粒细胞、淋巴细胞等数量上的改变也会引起白细胞总数的变化。白细胞总数改变的临床意义详见白细胞形态学检查中的有关内容。

第二节 骨髓细胞学检测

骨髓细胞学检查主要是通过观察骨髓造血功能状态、骨髓细胞形态、数量等方面的变化,协助血液系统疾病及某些代谢性疾病的诊断、鉴别诊断、疗效观察及预后判断等。

一、骨髓涂片检查

1. 骨髓取材 取材部位宜选择造血旺盛的骨髓腔且容易穿刺的部位,而且要避开重要脏器。一般年长儿及成人依次选择髂后或髂前上棘、胸骨、棘突;2岁以下婴幼儿可选胫骨上端;较大儿童与成人相同。吸取骨髓液量一般不超过0.2ml,迅速置于载玻片上,涂片3～5张。若需进行细胞化学染色检查,可再推3～5张。取材的部位不同,细胞的数量、组成可能有一定的差异,从而对检查的结果产生影响。取材过程中,若取材不佳或干抽,可换部位重新穿刺。

2. 骨髓涂片和染色 将骨髓液置于载玻片上后,要迅速推片以防骨髓液凝固。但推片的过程要缓慢,且涂片不能太厚,头、体、尾应分明,以便于观察不同类型的细胞。涂片后为避免细胞变形,要立即挥干。取材良好的骨髓片,片膜粗糙,骨髓小粒易见。之后,以瑞氏和吉姆萨混合染色法染色,涂片干燥后镜检。

ALL 分 3 个亚型,即 L1、L2、L3;AML 分为 7 个亚型,即 M1、M2、M3、M4、M5、M6 及 M7。

二、骨髓细胞化学染色

细胞化学染色是以细胞形态为基础,运用化学或生物化学技术研究细胞内化学成分的分布与变化的一项检验方法。不同类型细胞内的化学成分、含量及其分布不尽相同,通过细胞化学染色检查,可以了解血细胞的正常生理功能,对某些血液病进行诊断和鉴别诊断、判断疗效及预后有一定意义。

1. 过氧化物酶染色(POX)

(1)参考范围:细胞中无蓝颗粒者为阴性反应,出现细小颗粒而分布稀疏者为弱阳性。颗粒略粗,分布较密集者为阳性反应。颗粒粗大,呈蓝黑色,充满胞质中为强阳性反应。

过氧化物酶主要存在于粒细胞之中,除早期原粒细胞外,以后各阶段粒细胞均呈阳性反应,细胞越成熟反应越强,嗜酸性粒细胞颗粒更粗大,呈深蓝色。嗜碱性粒细胞正常多为阴性。单核细胞从幼单核细胞起呈弱阳性反应。淋巴细胞各阶段均呈阴性反应。浆细胞、红细胞及巨核细胞系统亦呈阴性反应。

(2)临床意义:主要用于急性白血病类型鉴别。急性粒细胞白血病晚期的原粒细胞过氧化酶染色阳性,颗粒较少,较大。急性单核白血病细胞阴性或弱阳性,颗粒细小,稀少。粒单型急性白血病细胞除了阴性或弱阳性外,尚可有粒细胞系统阳性颗粒,在分类困难时可作参考。急性颗粒增多早幼粒白血病细胞呈强阳性反应。急性淋巴白血病细胞呈阴性反应。过氧化酶尚有助于某些小原粒细胞与原淋巴细胞的区别,早幼粒细胞与恶性组织细胞的鉴别,前者为阳性,后者可为阴性。

2. 苏丹黑 B 染色(SB)

(1)参考范围:各类血细胞 SB 染色显示的结果与 POX 染色大致相同。粒细胞系自早幼粒细胞起至成熟中性粒细胞,阳性反应随着细胞的成熟逐渐增强。单核细胞系大多呈弱阳性反应。淋巴细胞系呈阴性反应。

(2)临床意义:本染色法也用于急性白血病类型的鉴别,其意义与 POX 染色反应相同。急性粒细胞白血病时,白血病性原粒细胞就可出现阳性反应,故 SB 染色较 POX 染色反应更为敏感。

3. 中性粒细胞碱性磷酸酶染色(NAP)

(1)参考范围：碱性磷酸酶主要存在于成熟阶段的中性粒细胞(分叶核及杆状核)，其他血细胞均呈阴性反应。阳性反应为胞质中出现灰色到棕黑色颗粒，反应强度分为5级，即"－"、"1＋"、"2＋"、"3＋"、"4＋"。反应结果以阳性反应细胞百分率和积分值来表示。血涂片染色后，在油浸镜下，观察100个成熟中性粒细胞，阳性反应细胞所占百分率即为阳性率；对所有阳性反应细胞逐个按反应强度分级，将各级所占的百分率乘以级数，然后相加，即为积分值。成人NAP阳性率10%～40%，积分值40～80(分)。由于各实验室条件不同，参考值也有差异。应建立本实验室的参考值。

(2)临床意义

1)NAP增高：见于严重的化脓性感染、类白血病反应、真性红细胞增多症、骨髓纤维化、急性淋巴细胞白血病、慢性粒细胞白血病急性变、多发性骨髓瘤、恶性淋巴瘤、再生障碍性贫血及原发性血小板减小性紫癜等。

2)NAP减低：见于慢性粒细胞白血病、急性粒细胞白血病，PNH及恶性组织细胞病等。

3)NAP用于下列疾病的鉴别诊断：①慢性粒细胞白血病与类白血病反应的鉴别；②PNH与再生障碍性贫血的鉴别；③急性淋巴细胞白血病和急性粒细胞白血病的鉴别。

4. 糖原染色(PAS)

(1)参考范围：胞质中出现红色者为阳性反应。阳性反应物可呈颗粒状、小块状或弥漫均匀红色。PAS反应的阳性程度通常以强阳性、阳性、弱阳性和阴性来表示。也有用阳性百分率(观察同一类型细胞的阳性细胞率)和积分值来表示。

正常血细胞的PAS染色反应：粒系细胞中原粒细胞为阴性反应，自早幼粒细胞至中性分叶核粒细胞均呈阳性反应，并随细胞的成熟，阳性反应程度渐增强；单核细胞呈弱阳性反应；淋巴细胞大多呈阴性反应，少数可呈弱阳性反应；幼红细胞和红细胞均呈阴性反应；巨核细胞和血小板均呈阳性反应，巨核细胞的阳性反应程度随细胞的发育成熟而增强，成熟巨核细胞多呈强阳性反应。

(2)临床意义

1)协助红血病、红白血病的诊断以及与其他类型贫血的鉴别：幼红细胞出现PAS强阳性反应可见于红血病和红白血病，也可见于部分严重缺铁性贫血，重型地中海及一些铁粒幼细胞贫血。正常人、再生障碍性贫血、巨幼细胞贫血的有核红细胞及成熟红细胞均无阳性反应。可利用此反应来鉴别巨幼细胞贫血与红血病。

2)有助于急性白血病的类型鉴别：急性粒细胞白血病细胞PAS反应阴性或弱阳性反应，常呈细颗粒状或均匀淡红色；急性单核细胞白血病细胞PAS反应呈弥漫性阳性而胞质边缘或伪足处阳性颗粒稍粗；急性淋巴细胞白血病(L1、L2型)的PAS反应呈粗颗粒，甚至大块状，胞质背景清晰。

3)鉴别特殊细胞：①Reed-Stemberg细胞阴性或弱阳性，而不典型巨核细胞为强阳性；②Niemann-Pick细胞阴性或胞壁有些阳性，而Gaucher细胞为强阳性；③正常淋巴细胞为阴性或弱阳性反应，而慢性淋巴细胞白血病、淋巴肉瘤细胞一般为阳性或强阳性；④腺癌细胞呈阳性反应，骨髓转移时PAS染色可帮助与白血病细胞鉴别。

5. 特异性酯酶:氯乙酸 AS-D 萘酚酯酶染色(AS-DCE)

(1)参考范围:胞质中出现红色沉淀者为阳性反应。此酶主要存在于粒系细胞中,原粒细胞为阴性反应或弱阳性反应,自早幼粒细胞至成熟中性粒细胞均呈阳性反应,早幼粒细胞呈强阳性反应,酶活性随细胞的成熟而逐渐减弱。嗜酸性粒细胞、淋巴细胞、单核细胞、浆细胞、幼红细胞一般均呈阴性反应,个别单核细胞可呈弱阳性反应。

(2)临床意义

1)急性粒细胞白血病时,原始和幼稚细胞呈强阳性反应,成熟粒细胞酶活性下降或消失。单核细胞白血病时酶反应基本阴性。慢性粒细胞白血病急粒变时酶活性增强。因此,可用于上述3种白血病的鉴别。

2)嗜碱性粒细胞与肥大细胞的鉴别:前者 AS-DCE 呈阴性反应,后者呈阳性反应。

3)AS-DCE 阳性反应几乎仅仅出现在粒细胞系统,因此较 POX 染色更具特异性,故又称为"粒细胞酯酶"。

6. 非特异性酯酶染色法(NSE)

(1)中性非特异性酯酶染色法:血细胞的非特异性酯酶及其同工酶种类很多,均作用于短链脂肪酸、水解醇和酚的羧酸酯。α-或β-醋酸萘酚在非特异性酯酶催化下水解,产生萘酚,再与重氮盐偶联,生成不溶性棕黑色絮状物沉淀,定位于胞浆。

1)正常血细胞染色反应:原、幼单核细胞及单核细胞为阳性反应;巨核细胞、血小板均呈阳性反应;其他血细胞呈阴性或弱阳性反应,其中单核细胞阳性反应可被氟化钠(NaF)抑制。

2)临床意义:主要用于急性白血病的类型鉴别。急性单核细胞白血病中原、幼单核细胞及单核细胞呈阳性反应且能被 NaF 抑制;急性早幼粒细胞白血病早幼粒细胞亦呈阳性反应,但不能被 NaF 抑制;急性淋巴细胞白血病多呈阴性反应,有时 T 细胞型急性淋巴细胞白血病中的原始细胞可呈阳性反应,但不能被 NaF 抑制;急性粒细胞白血病原始粒细胞呈阴性反应,个别可呈阳性反应,但不能被 NaF 抑制。

(2)酸性非特异性酯酶染色法:在酸性环境中,α-醋酸萘酚被醋酶催化水解,产生 α-萘酚,再与六偶氮副品红(对品红)偶联,生成不溶性棕红色颗粒或弥散絮状沉淀,定位于胞浆。

1)正常血细胞染色反应:酸性非特异性酯酶主要分布在 T 淋巴细胞和单核细胞中,粒细胞、B 淋巴细胞、红系细胞、巨核细胞、血小板中较少。

2)临床意义:用于急性白血病类型的鉴别,同 α-NAE,有助于区分 T、B 淋巴细胞,前者呈阳性反应,后者多呈阴性反应。

(3)碱性非特异性酯酶-α-丁酸萘酯酶染色法:α-丁酸萘酯在单核细胞酯酶作用下,水解产物 α-萘酯与染料结合成红色物质,定位于细胞浆内。

1)正常血细胞染色反应:单核细胞和巨噬细胞强阳性;巨核细胞、淋巴细胞及嗜酸粒细胞弱阳性;粒细胞一般阴性(单核细胞被 NaF 抑制,粒细胞不被抑制)。

2)临床意义:用于急性白血病的鉴别诊断。如急性单核细胞白血病中白血病细胞呈阳性反应,且能被 NaF 抑制;恶性组织细胞增生症中的异常组织细胞、毛细胞白血病中毛细胞亦呈阳性反应,但不能被 NaF 抑制;急性粒细胞白血病中的原始粒细胞呈阴性反应或弱阳性反应;急性淋巴细胞白血病的原、幼淋巴细胞一般呈阴性反应。

第三节 免疫学分型检测

1975年,Kohler和Milstein创立了杂交瘤技术,产生杂交细胞即单细胞克隆,定向合成只作用于某一抗原决定簇的抗体,具有高度特异性及高纯度,命名为单克隆抗体(McAb),为McAb的广泛应用奠定了基础。两位创始人荣获1984年诺贝尔生理学、医学奖。用已知的McAb去鉴定细胞表面或胞浆中的免疫标志,可用于剖析细胞的来源及分化阶段,从而指导分型、判断预后。McAb是细胞表面各种抗原的重要探针,1982年第一届国际人类白细胞分化抗原协作组(LDAWS)以clusters of differentiation(分化群)的缩写CD代表人类白细胞抗原。至1993年第五届LDAWS已命名了130个CD系统。用McAb鉴定细胞类型正确性可达90%以上,如CD19和HLA-DR可识别全部B细胞,CD7可识别全部T细胞,TdT可表达在除成熟B-ALL外的全部ALL上,而CD13可表达于85%的AML患者。

应用McAb可以更精细地分析正常细胞与恶性细胞的免疫表型,准确地鉴别正常不成熟白细胞和白血病细胞,划分细胞的发育阶段。在下列情况下,免疫学分型将更为重要:①形态学和细胞化学染色不能确定白血病细胞系列;②急性髓淋混合白血病;③形态上为ALL,但缺乏淋系特异的细胞抗原表达;④白血病细胞表面抗原已发生改变而形态学尚未见改变时。

经典的白血病免疫分型方法为流式细胞分析法。

原理:将被检测细胞用荧光标记抗体结合后输入流式细胞仪,通过高速流动系统对细胞排列成行,一个一个地流经检测区,当细胞从流动室喷嘴处流出时,超声震荡搅动流液,使流液断裂成一连串的小滴(4000/s),其中仅千分之几的液滴中含有细胞,每滴液内最多只含一个细胞,细胞经光束照射产生荧光和散射光,由光电倍增管接收,转化成脉冲信号,数据经电脑处理,分辨细胞的类型,从而检测出各类细胞。

CD45是白细胞的共同抗原成分,所有人类白细胞均表达CD45,包括淋巴细胞、单核细胞、多形核细胞、嗜酸、嗜碱性细胞、胸腺细胞、脾细胞、扁桃腺细胞以及骨髓前体细胞。造血系统细胞CD45表达量与细胞分化程度的高低紧密相关,即分化程度高的细胞CD45表达量高,分化程度低的细胞CD45表达量低(淋巴细胞>单核细胞>成熟粒细胞>原幼细胞),在红细胞中不表达;SSC是侧向角参数,反应细胞的颗粒度(成熟粒细胞>单核细胞>原幼细胞>淋巴细胞)。目前,国际上采用CD45-SSC设门(Gating),可非常轻松地将白血病细胞与正常细胞分开,增加白血病免疫分型的准确性用CD45-SSC设门寻找异常细胞,将细胞分为5个群体,当幼稚细胞达70%~80%时,可大致估计AL的类型。骨髓成分复杂,各种大小和分化程度的细胞均有,若不用CD45-SSC设门,我们检测到的阳性细胞的百分率是以总细胞为分母来计算,当时以阳性细胞>20%为界线,现在以CD45-SSC设门,排除了正常细胞的干扰,阳性细胞的百分率是以幼稚细胞为分母,因此再以阳性细胞>20%为界线则不太合适了,所以,用CD45-SSC设门寻找异常细胞时,以定性比定量更重要。

白血病免疫分型需要一组单克隆抗体,要选用细胞系列相关好的以及细胞分化过程中出现较早的,如AML可选用髓系单克隆抗体CD33、CD13、CD15、CD14;对T-ALL有CD2、CD3、CD4、CD7、CD8;对B-ALL有CD10、CD19、CD20、CD22;对红系细胞有血型蛋白

A(GPA);对巨核细胞系则为 CD41、CD42 等。没有一种表面抗原是白血病细胞所特有的,只是反映分化阶段及系列特异性,正常细胞有的白血病细胞也有,因此,免疫表型不能单独用于诊断白血病,必须要结合形态学检查确定诊断。

ALL 可分为 B-ALL 和 T-ALL 两大类。B-ALL 再分四型,T-ALL 分为三型(表 8-1,表 8-2)。

表 8-1 B-ALL 免疫分型

型别	HLA-DR	CD19	CD10	Cyu	SmIg
早期前 B	+	+	−	−	−
普通 B	+	+	+	−	−
前 B	+	+	+	+	−
成熟 B	+	+	+	+	+

表 8-2 T-ALL 免疫分型

型别	HLA-DR	CD7	CD5	CD2	CD3	CD4	CD8	CD1	CyCD3
I	−	+	+	−	−	−	−	−	+
II	−	+	+	+	−	−	−	+	+
III	−	+	+	+	+	+/−	+/−	−	+

在 ALL 患者中,普通 B-ALL(C-ALL)占 76%,T-ALL 占 12%,未分化的 ALL(NuLL-ALL)占 12%,成熟 B-ALL<1%。其中,C-ALL 预后较好,T-ALL 及成熟 B-ALL 预后较差。ALL 复发时,可有免疫表型的改变,如 CD10、TdT 的丢失。

AML 的免疫分型:近年来发现不少与 AML 相关的 McAb,但是 AML 免疫分型进展缓慢。目前 McAb 只用于区别 AML 与 ALL 和肯定 AML 的诊断,大约 93% 的 AML 表达 CD13 和/或 CD33,ALL 几乎不同时表达这两种抗原。但到目前为止,除 M4/M5 表达 CD14,M3 缺 HLA-DR 抗原,人们尚未发现与 FAB 分型 M1~M5 有明确相关性的免疫学标志。因此,借免疫学标志来区别 AML 的亚型尚有困难。

FAB 不能分类的急性白血病是近年来开展免疫表型检查后逐渐被人们所认识的一类急性白血病,它包括 3 种类型:即急性未分化型白血病(AUL)、急性混合白血病(MAL)和过氧化物酶阴性的 AML[pox(−)-AML]。

AUL:无粒或淋巴细胞的形态表现,细胞化学染色及免疫表型检测为阴性,预后不佳,多为 HLA-DR(+),部分有 CD9(+)。Raghavaolar 等报道 9 例中 7 例有 B 细胞表型。

MAL:2% 的儿童患者中白血病细胞可同时表达淋系、粒系抗原,这类白血病称为 MAL,有双表型、双系列、双克隆的可能。婴儿发病率高,预后差。1992 年,Catovsky 拟定标准,这种白血病可能起源于更早的既能向淋系又能向粒系分化的细胞。

MAL 应用单克隆抗体诊断须慎重,首先要排除相关抗原的交叉表达和可结晶片段受体(FcR)造成非特异结合。因为细胞在恶变过程中基因的异常表达常可导致标记表达的混乱。

有学者认为,在采用单免疫标志测定发现有2个系列抗原表达时,称为异常抗原表达,较MAL更为客观。对MAL的诊断需要综合形态学包括超微结构、遗传学、分子生物学多方面检测判断为妥。

第四节 细胞遗传学检测

近几十年来,血液系统恶性肿瘤的细胞遗传学研究表明,特征性的染色体异常是真正体现肿瘤生物学本质的重要指标,在白血病的诊断和分型中起到决定性的作用。从白血病的MIC分型到新近的WHO分型,白血病的染色体异常越来越成为白血病分型的独立指标,而且被作为一个独立的预后指标指导临床治疗。

常规染色体技术与染色体原位杂交技术在肿瘤细胞遗传学方面应用广泛而深入。

一、染色体显带技术

按照肿瘤细胞染色体研究的标本应直接取自肿瘤组织本身的原则,白血病的染色体研究通常以采用骨髓为宜,且骨髓取材容易,是用作染色体分析的良好材料,可以直接法、短期培养法、同步培养法制备染色体标本。制备好的染色体标本需要经过显带才能使其细致的结构及特征显现出来,从而便于识别。常用于骨髓染色体的显带技术有Q、G显带和R显带技术。

1. Q带技术 染色体标本经特定的荧光染料喹吖因着色后,在染色体上出现明暗相间的条纹,即为Q带。其具有特异性强,带型恒定,对标本变异不敏感等优点。国际上将其定为参考带型。但是,因其需要特殊的荧光染料,并且要在昂贵的荧光纤维镜下观察,在一般实验室难以实施,加之Q显带标本不易长久保存,所以,常以G显带和R显带代之。但在骨髓细胞中,很难获得高质量的G显带和R显带标本,Q显带则是一种行之有效的方法。另对Y染色体和其他染色体的多态性识别,选用Q显带方法较为合适。

2. G带技术 G显带是以吉姆萨、瑞氏或其他类似染料染色成深浅和宽度不同的带型。G带和Q带带型非常相似,区别仅仅在于着丝粒附近及第1、16号染色体上的副缢痕区着色的差异,这些区段在Q带中一般没有荧光,而在G显带中则为深带。此外,在Q显带上,Y染色体长臂的远端部分呈现典型的强荧光。

3. R带技术 R显带所产生的带纹在染色强度上与G带相反,故也称逆转显带。在R显带时,染色体的末端为阳性着色。故在观察染色体的末端缺失时需选用R显带。另外,因其不经胰酶处理,不会导致染色体膨胀、发毛,所以在白血病及其他肿瘤染色体检查时常应用。

二、荧光原位杂交技术(FISH)

FISH是用荧光染料标记已知的DNA序列与常规染色体标本上的同源互补序列杂交,然后用荧光技术显示靶序列。

FISH技术既适用于分裂细胞,又适用于间期细胞的DNA检测;应用染色体特异的DNA探针,不需要显带即可鉴定染色体异位或标记染色体的来源;对于特异性染色体异位,可用FISH方法分析成百上千个细胞,可检测出常规显带技术不容易发现的微小缺失等异常。由于具有以上优势,FISH 技术克服常规染色体技术在白血病及肿瘤应用中的缺陷,但由于需要已知的特异性探针,不利于新的染色体异常的发现;另外,若应用整条染色体探针,不容易确定异常的区、带。所以,应用于白血病的研究时,必须与常规染色体技术结合。

三、恶性血液病细胞遗传学改变的基本特征

尽管恶性血液病的遗传学改变种类繁多,但其基本特征概括起来,不外乎以下 4 种:①获得性;②克隆性;③原发性和继发性;④平衡性和非平衡性。

四、染色体的异常及其意义

1. 数目异常　正常人体细胞是二倍体,即 46 条染色体,白血病的肿瘤细胞染色体常出现数目增多或减少,并可出现成倍增加形成高倍体细胞。①低超二倍体(47～50 条),中等预后型;②高超二倍体(>50 条),预后相对较好;③亚二倍体(<46 条),预后较差;④假二倍体(染色体数目正常,但伴有结构异常),预后差;⑤近三倍体;⑥近四倍体;⑦伴有单一染色体缺失或增加的核型异常;⑧三倍体、四倍体,有时不是 23 的整倍,称为高异倍体。

2. 结构异常　主要是由于缺失、部分重复、倒位、插入、易位、等臂染色体等形成的。如慢性粒细胞白血病的 Ph 染色体,急性非淋巴细胞白血病 M2 的 t(8;21)(q22;q22)、M3 的 t(15;17)(q22;q12)、M4E0 的 inv(16)(p13;q22)、M5 的 t(9;11)(p21;q23)等。

目前资料表明,大约 90% 以上的 ALL 可检测出克隆性核型异常,其中 66% 为特异性染色体重排;采用改良的细胞培养方法和常规显带技术在 50%～80% 的 AML 病例可发现克隆性核型异常,而采用高分辨技术则核型异常检出率可达 93%。2%～6% 的儿童 ALL 中有 t(9;22)易位形成的 Ph 染色体,即 9 号染色体上的细胞原癌基因 abl 重组到 22 号染色体的断裂点丛集区 M-bcr,形成融合基因 bcr/abl,进而产生 P190、P210 和 P230 3 种融合蛋白,ALL 中主要存在 P190 蛋白。Ph(+)的儿童 ALL 预后不良。ALL 中染色体数>50 者,预后最好,认为是由于这些异常细胞容易被药物清除之故。假二倍体预后极差。Williams 发现,有染色体易位者 67% 治疗失败,仅 14% 病例完全缓解期达 3 年。无易位者只有 23% 失败。

ALL 中常见的结构异常有 B-ALL 的 t(1;19)、t(4;11)、t(11;14)、t(9;22);L3 的 t(8;14)、t(2;8)和 t(8;22);T-ALL 有 inv(14)、t(14;14)、t(10;14);有单核、B 淋巴细胞双表型的 MAL 有 t(9;11)。目前发现,ALL 的特殊染色体变化与免疫分型相关,而 AML 的染色体改变主要与 FAB 亚型相关,并已分出 10 个亚型。

在 ALL 中伴有 t(4;11)、t(8;14)及 t(9;22)易位者预后不好,Pre-B 伴 t(1;19)预后较差,在 AML 中,t(8;16)发生在 M5 中时则缓解率低。

根据 MIC 分类正确分型有助于制订化疗方案及判断预后:①ALL-L1 诱导缓解率 90% 以上,ALL-L2 75%,AML 中 M2、M3 及部分 M4 预后好,M5 预后较差;②免疫分型中早前 B 预后好,成熟 B 预后差,T-ALL 预后较差,混合型白血病预后差;③细胞遗传学表明,全部核型为整倍体预后好,部分整倍体其次;全部核型畸变预后差,超二倍体的 40% 死亡,假二倍体及亚二倍体的 80% 死亡。

单一核型畸变,较复杂核型畸变预后为好。用分子生物学方法观察伴 Y 丢失者预后差,

缓解后Y染色体出现,复发时Y丢失,此现象早于形态学改变。儿童慢粒Ph阴性预后不好,在急变时除Ph染色体畸变外,80%~90%出现超二倍体或8号染色体为三体,或额外Ph,这些细胞遗传学的改变常较临床早几个月甚至几年出现。

第五节 分子生物学检测

尽管白血病的分子生物学的机制尚未完全了解清楚,但可以肯定的是,它和其他恶性肿瘤一样,是因为体细胞的基因发生了突变而引起的基因病。人类基因现代的定义是:合成有功能的人体蛋白质多肽链或RNA所必需的全部DNA序列。常用的基因分析技术主要有核酸杂交技术、DNA体外扩增技术或PCR技术、PCR与核酸相结合的技术,必要时还可进行DNA序列测定。

一、分子杂交技术

1. 分子杂交技术的原理 核酸分子杂交技术是目前生物化学和分子生物学研究领域应用最广泛的技术之一,是定性或定量检测特异DNA或RNA序列片段的有力工具。它是利用核酸分子碱基互补原则发展起来的。碱性环境下,在加热或加入变性剂的条件下,双链DNA之间的轻链被破坏,双链解开成2条单链,这时加入异源的DNA或RNA单链,并在一定的离子强度下保温,若异源的DNA或RNA之间的某些区域有互补的碱基序列,则在复性时可形成杂交的核酸分子。

2. 荧光原位杂交技术(FISH) FISH技术是基于southern blot的原理,应用单链DNA具有与互补DNA退火形成新链的能力,通过不同荧光素或半抗原化学物质标记的DNA或RNA分子探针在合适的温度中与变性成DNA单链的样本杂交,形成一条含标记探针的DNA双链,以达检测的目的。FISH的技术种类很多,但基本方法都包括制片、变性、杂交、洗脱、复染、荧光检测和荧光显微镜观察等步骤。

二、PCR技术

聚合酶链反应(PCR)是20世纪80年代发展起来的体外核酸扩增技术,它具有特异性、敏感、产率高、简便、快捷、重复性好、易自动化等突出优点。

1. PCR的基本原理 PCR类似于DNA的天然复制过程,其特异性依赖于靶序列两端互补的寡核苷酸引物。PCR由变性-退火-延伸3个基本反应步骤构成。①模板DNA的变性:模板DNA经加热到93℃一定时间后,模板DNA双链或经扩增形成的双链DNA解离,成为单链;②模板DNA与引物的退火(复性):模板DNA经加热变性成单链后,温度降到55℃左右,引物与模板DNA单链的互补序列配对结合;③引物的延伸:DNA模板-引物结合物在TapDNA聚合酶的作用下,以dNTP为反应原料,靶序列为模板,按碱基配对与半保留复制原理,合成一条新的与模板DNA链互补的半保留复制链,重复循环变性-退火-延伸三过程,就可获得更多的"半保留复制链",这种新链又可成为下次循环的模板,每完成一个循环需要2~4分钟,2~3小时就能将待扩增的目的基因扩增放大几百万倍。

2. 改进的 PCR 技术　在经典的 PCR 基础上,许多学者在实际工作中充分发挥创造性思维能力,对 PCR 技术进行了大量的改进,开发了 PCR 技术的许多类型。

(1)反转录 PCR(RT-PCR)。

(2)不对称 PCR。

(3)反向 PCR。

(4)多重 PCR。

(5)原位 PCR。

(6)标记 PCR 和彩色 PCR。

(7)荧光定量 PCR。

第六节　骨髓活体组织检查

　　临床血液病诊断中,骨髓涂片和骨髓活检均能反映骨髓造血情况,与骨髓活检相比,涂片具有操作简单、出结果快、细胞形态清晰、能更好地发现病态造血状况等优点,对辨别细胞形态、确定型别起决定性作用。但是骨髓涂片不能完全反映骨髓造血全貌,无法展示骨髓网络内造血细胞及其前体细胞的空间定位,又难以反映恶性淋巴瘤或其他恶性肿瘤髓内侵犯的病变范围。而骨髓活组织检查(bone marrow biopsy,BMB)可以弥补这些不足,不仅能了解骨髓的全面增生度,还能观察骨小梁、脂肪和结缔组织间的解剖关系,从而通晓骨髓组织病理学全貌,还能明确骨髓干抽原因,在判断血液病预后方面有重要价值。

一、原理与方法

1. BMB 的适应证　凡具备以下情况之一者,即是选择进行骨髓针刺活检的指征:

(1)多次抽吸骨髓失败。

(2)为正确判定血细胞减少症患者骨髓增生程度及其病因。

(3)可疑罹患骨髓纤维化、真性红细胞增多症、原发性血小板增多症、骨髓增生异常综合征、恶性淋巴瘤、多发性骨髓瘤、淀粉样变性、肉芽肿病、转移瘤和再生障碍性贫血的患者。

(4)BMB 对 AML 的诊断以及化疗是否达到真正的完全缓解(CR)判断有意义。凡涂片已达 CR,但一步法双标本取材之切片内仍可检出白血病原始细胞簇,就应继续给予巩固性化疗,直至切片内此种异常定位的白血病原始细胞簇消失为止。

(5)在 AML 的缓解后化疗及长期无病生存期间,须定期做骨髓一步法双标本取材,倘若涂片细胞计数未达复发标准,而切片内出现了异常原始细胞簇,提示已进入早期再发,应及时做再诱导处理。可见切片在判定缓解与再发中,较之涂片更加敏感。

(6)CML 慢性期应常规做 BMB,赖以测定患者属何种组织学亚型。

(7)需正确判断骨髓铁储存,尤其疑为储铁降低或缺铁时,在 BMB 切片上做铁染色较涂片为优。

(8)对骨病本身和某些骨髓疾患,例如囊状纤维性骨炎、骨纤维发育异常症、变应性骨炎、骨软化症、骨质疏松症和骨髓腔真菌感染等的诊断,BMB 也能提供有意义的资料。

在实际临床中,除血友病外,BMB目前尚无绝对的禁忌证,即使在血小板减少和其他许多出血性疾患时,进行此项操作也比较安全。

2. BMB的操作过程

(1)准备工作:选择易于操作且又适用于各年龄组的不同型号之骨髓活检针,使取得的活组织块不仅更为完整,且骨髓组织结构保持良好;准备内装Bouin固定液3~4ml的玻璃瓶;准备洁净载玻片8~12片。

(2)操作:一般采用简易一步法抽吸一活检双标本取材术。即于穿刺点用2%利多卡因2ml局麻后,直接将套上针芯的活检针加压刺过皮肤,平稳地推进约1cm,抽出针芯,先做抽取物涂片,套上1号或2号活动套管,插回针芯,再把活检针推进2~3cm,针管沿顺时针及逆时针方向各旋转三五圈,使套管内的骨髓活组织与周围脱离。拔出活检针,可取得(2~2.5)mm×(8~15)mm之骨髓活组织块。

如果准备同时进行活检标本的酶组化染色和/或免疫组化染色,则活检块应纵向分割为二,一半置于Bouin固定液固定后作塑料包埋常规染色用;另一半置多聚甲醛、戊二醛和丙烯醛(PGA)复合醛固定剂或其他特殊固定剂内固定后做塑料包埋,供电镜、组化或免疫组化染色检查用。

(王 丽 张宝玺 马夫天)

第九章

小儿白血病诊断和鉴别诊断

第一节 小儿白血病诊断

无论患者有无临床表现，凡血常规发现贫血、血小板减少、白细胞数量增多、减少或正常，出现数量不等的原始细胞，即初步考虑白血病，再进一步做骨髓检查，原始细胞占非红系细胞中≥20%（WHO标准）或≥30%（FAB标准），即可诊断急性白血病。初步诊断为急性白血病后还要进行分型诊断，常有以下诊断方法：

一、MICM分型诊断

现代白血病分型多采用形态学（Morphology，M）、免疫学（Immunology，I）、细胞遗传学（Cytogenetics，C）和分子生物学（Molecular biology，M）即MICM综合分型。细胞形态学结合细胞化学可使急性白血病分型准确性达到89%，加上细胞免疫标志和细胞遗传学及分子生物学可提高至99%。

骨髓涂片根据细胞形态学和细胞化学表现是确定ALL及其亚型、AML及其亚型或CML的基础。必须注意到有部分ALL细胞缺乏特异的形态学和细胞化学特征。进一步用流式细胞术（FCM）等做免疫分型，以及染色体核型分析了解细胞遗传学改变，再结合分子水平检查做出MICM分型。

二、诊断要点

1. 对不同原因的贫血、出血、发热和不能以感染完全解释的发热，以及有多脏器浸润症状表现者应考虑本病诊断。

2. 对体格检查中发现有与出血程度不相符的贫血，肝、脾、淋巴结肿大者，尤其有腮腺、睾丸和软组织浸润肿大者，以及伴有骨、关节痛者应考虑本病的诊断。

3. 外周血发现白细胞计数明显增高并见有幼稚细胞者常易诊断本病，但外周血三系低下或二系低下者伴有不同程度的上述临床症状和/或体征表现者，应考虑诊断本病并进一步做骨髓涂片检查以确诊或排除之。

三、急性白血病诊断标准

单纯形态学对急性白血病分型受检测者主观影响较大,相互间的符合率有限。随着临床实践的发展,目前已发展到形态学与免疫学及细胞遗传学和分子生物学检查相结合,即白血病的 MICM 分型。但是必须指出,形态学是诊断的基础。与免疫学、遗传学和分子生物学相结合,取长补短,才能使分型更精确,更好地指导临床治疗。

骨髓中原始细胞加幼稚细胞总数≥30%时,可诊断白血病。但大多数患儿就诊时异常细胞常达 70%～90%以上,而外周血中幼稚细胞或有或无,外周血白细胞计数或正常或增高,血红蛋白一般皆低于正常水平,患儿常有中重度贫血,血小板常有不同程度下降。

第二节　小儿白血病鉴别诊断

儿童白血病在发病时容易误诊的疾病较多,容易导致白血病延误诊断,需注意以下情况:

一、排除类白血病反应

在诊断白血病之前,首先要与类白血病反应进行鉴别。后者是由不同病理因素刺激引起造血组织出现类似白血病血象甚至骨髓象的一种白细胞增生反应,主要特征为外周血出现幼稚白细胞,可伴有白细胞计数的显著增高(一般超过 $50\times10^9/L$)或减低;骨髓象呈明显增生或极度活跃,常以成熟细胞为主,可有核左移或成熟障碍。亦有不典型的类白血病患儿,其血象及骨髓象都酷似白血病,如杨军军等报道的 1 例初诊为急性白血病的 3 岁女性患儿,临床上有发热、咽充血及肝、脾肿大等表现,其周围血幼稚细胞达 0.30,骨髓中的原幼细胞达 0.63,其免疫表型为 CD33、HLA-DR、CD15、CD13 阳性,CD10、CD19、CD5、CD7 阴性,患儿尚有 CRP 及 $α_1$-酸性糖蛋白水平明显升高,给予抗感染治疗半个月后体温及上述实验室指标恢复正常。本例最后确诊为感染所致的类白血病反应。

类白血病反应一般是以原发病的临床表现为主,如急性感染、急性溶血、变态反应。当原发病控制后,类白血病反应则随之消失。故一般通过临床表现、骨髓象及临床转归可与白血病相鉴别。

二、注意临床表现及其相关检查结果的鉴别

1. 发热　发热常是白血病的早期表现,约半数以上的白血病患儿以发热为首发症状,其发热主要是由于其免疫功能低下导致的感染所致,少部分与白血病患儿的核酸代谢亢进及白血病细胞释放的致热原有关。未合并感染的白血病患儿的发热常为低度热或中度热,如其体温超过 38.5℃,则应注意是否合并感染。

白血病的发热常伴有贫血和/或出血,或伴有白血病细胞浸润的临床表现,对于长期原因不明发热(热程在 2 周以上)者,除根据上述临床表现注意白血病的诊断外,首先应注意排除单纯感染性疾病,因为感染亦可引起贫血,不少感染可伴有肝、脾、淋巴结肿大,如 EB 病毒所致的传染性单核细胞增多症,除有较长期的发热外,亦可有肝、脾、淋巴结肿大,周围血象可出现

第九章
小儿白血病诊断和鉴别诊断

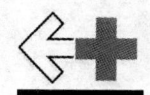

幼稚型异型淋巴细胞,有可能被误诊为白血病。通过骨髓细胞学检查这两者是不难鉴别的。另外,还可以通过抗感染治疗加以鉴别。

应注意将长期发热的白血病患儿与风湿性疾病鉴别,如 SLE,亦可有贫血和/或血小板减少,或有肝、脾、淋巴结肿大,但其肿大的程度不及白血病明显,更主要的是风湿性疾病还会出现自身抗体,或有皮肤、黏膜及关节的症状,另外,通过骨髓检查是不难鉴别的。

还应注意将白血病的发热与其他肿瘤引起的发热鉴别,如神经母细胞瘤最易与白血病混淆,神经母细胞瘤亦常侵犯骨髓,临床上也表现为骨痛、周围血象三系减少,骨髓中也常发现有类似原始血细胞的神经母细胞瘤细胞,造成诊断上的困难。临床上白血病比神经母细胞瘤多见,而神经母细胞瘤患儿尿中的苦杏仁酸水平增高,临床表现以骨破坏多见,广泛性的骨浸润及骨的 X 线改变有助于鉴别两者。此外,有学者在美国工作期间发现,血液及组织中的神经节苷酯是神经母细胞瘤的特征性标志物。目前,欧美各国已将神经节苷酯广泛用于该病的诊断。

由于白血病的临床表现多样,往往造成误诊或漏诊,根据一组 91 例急性白血病的统计,总误诊率达 58%,误诊病例大多数来自基层医院,值得引起重视。有学者提出,在白血病的发热、贫血及出血等 3 项指标中,凡具备 2 项者应警惕白血病,具备 3 项者可疑诊白血病,如同时合并肝、脾、淋巴结肿大,特别是淋巴结及脾肿大者,临床上多可拟诊白血病,应及时进行骨髓检查以明确诊断。

2. 贫血 白血病的贫血主要是由骨髓造血干细胞受到抑制所致,其次是由于血小板减少及溶血因素所致。多为中、重度正细胞正色素性贫血。临床表现为皮肤及黏膜苍白、易倦、活动后气促等,年长儿可诉有头晕、头痛、心悸、耳鸣等。

白血病的贫血往往合并白细胞数量和/或质量的改变,白细胞计数可多可少,亦可正常,除低增生性白血病(指骨髓增生程度低下的白血病,外周血可无幼稚细胞,骨髓增生度低下,临床上多数无肝、脾淋巴结肿大)外,周围血往往可发现幼稚白细胞及骨髓中的幼稚细胞增多,这是诊断白血病的主要根据。在鉴别诊断中,主要与再生障碍性贫血(再障)进行鉴别,两者都是慢性起病,均表现为面色苍白逐渐加重,可有发热及出血,周围血都可出现三系减少,这是两者的共同表现,不同点是白血病往往伴有肝、脾、淋巴结肿大,特别是急淋患儿,而再障则无肝、脾、淋巴结肿大。更准确地鉴别可行骨髓检查,两者的骨髓象完全不同,白血病可见骨髓细胞的增生度明显活跃,并可见显著增多的较一致的幼稚细胞,而再障的骨髓细胞增生度却明显低下。

3. 出血 白血病出血的主要原因为血小板减少,但亦涉及出、凝血机制受损,如白血病细胞瘀积及化学治疗药物的作用,破坏血管内皮,以及白血病细胞破坏释放的促凝物质,都可造成凝血异常,导致出血。其出血以皮肤、黏膜瘀点、瘀斑最多见,也可有其他部位的出血,如鼻出血、牙龈出血、消化道出血及血尿,甚至颅内出血等。白血病的出血应与特发性血小板减少性紫癜(ITP)鉴别,两者均有出血表现、周围血血小板计数减少,或肝、脾肿大,但 ITP 的肝、脾肿大不如白血病明显,特别是急淋,同样,骨髓检查是最方便、有效的鉴别方法,白血病的骨髓象已于上述,ITP 的骨髓中不会出现幼稚细胞增多,主要表现为巨核细胞增多及产血小板的巨核细胞减少。

三、其他需要鉴别的疾病

肝、脾、淋巴结肿大,发热与周围血三系减少不但是白血病的三联征,也是单核-巨噬细胞反应的三联征,因此需要与其鉴别的疾病较多,最常见的主要有以下几种:

1. 恶性组织细胞病(恶组) 是一种组织细胞恶性增生的疾病。本病多见于成人,但也可见于小儿,以男性较多见,预后不良。临床表现为高热、乏力、多汗,肝、脾、淋巴结肿大和周围血三系细胞减少等。主要病理改变为异常组织细胞呈斑片状浸润,有时也可形成粟粒、肉芽肿样或结节状改变,一般不形成肿块,也无所谓原发或转移病灶,与实体瘤有明显区别。目前已发现,其细胞大多数来源于淋巴细胞,真正来源于组织细胞的只是少数。通过骨髓检查是不难鉴别恶组和白血病的,前者呈局限性异常组织细胞增生,主要表现为骨髓组织细胞增多,出现各种异形的组织细胞及吞噬现象,特别是发现多核巨组织细胞及恶性组织细胞更具诊断价值;后者呈广泛性一致性的幼稚血细胞增生。

2. 噬血细胞综合征(HPS) 亦称噬血细胞性淋巴组织细胞增生症,以组织细胞增生及吞噬血细胞现象为特点。其特征是发热,肝、脾、淋巴结肿大,周围血三系细胞减少,其他还可有肺部浸润、皮疹等。多数患儿有转氨酶、胆红素、乳酸脱氢酶、血脂、铁蛋白及碱性磷酸酶增高,同时可伴有凝血功能异常和低纤维蛋白原血症,骨髓和淋巴结活检可见组织细胞吞噬红细胞、血小板及有核细胞。本综合征分为两大类:一类为原发性(家族性);另一类为继发性,后者可由感染或肿瘤所致。本病多见于有免疫缺陷的人,少数健康人也可得病,但病情较轻。原发性 HPS 为常染色体隐性遗传病,常无家族史,其发病和病情加剧均与感染有关。继发性 HPS 多数为感染相关性 HPS,由病毒引起者称病毒相关性 HPS,由肿瘤引起的称肿瘤相关性 HPS。可通过血生化检查及骨髓检查鉴别 HPS 与白血病。

3. 巨噬细胞活化综合征(MAS) 又称继发性或反应性噬血性淋巴组织细胞增生症,以发热,肝、脾、淋巴结肿大,周围血三系减少、严重肝损害、凝血障碍以及神经系统受累等多脏器病变为特征。常并发于感染、肿瘤和自身免疫性疾病,尤其多见于全身型幼年特发性关节炎(SOJIA)。其病死率极高,与 HPS 同属组织细胞增生症范围,临床表现和实验室检查也有许多类似之处,有学者认为 MAS 本质上就是 HPS。但是,由于 MAS 有其特殊性,如多并发于 SOJIA,其周围血三系以及血沉可处于正常范围,其血象较原来水平明显下降,而其血沉亦比原来水平增快,这种变化有利于早期诊断。对可疑 MAS 患儿行骨髓检查亦易于与白血病鉴别。

4. 自身免疫性淋巴组织增生综合征(ALPS) 是一种罕见的淋巴细胞失衡的疾病。其临床表现多种多样,特征性地包括自身免疫性血细胞减少,脏器肿大,淋巴结病,恶性肿瘤的机会增加。在有些 Evans 综合征(ES)患者中可见到与其相似的症状。其临床特征是:

(1)无种族、性别差异。

(2)可见于任何年龄,但多于 2 岁内出现症状。

(3)肝、脾、淋巴结肿大。

(4)周围血象三系减少,淋巴细胞绝对计数增高,嗜酸性粒细胞呈不同程度增多,中性粒细胞减少。

(5) 有自身免疫性疾病的表现,包括自身免疫性溶血性贫血、自身免疫性血小板减少症、自身免疫性中性粒细胞减少症、自身免疫性肝炎、吉兰-巴雷综合征、葡萄膜炎、虹膜睫状体炎等。

(6) 易并发恶性肿瘤,如淋巴瘤及甲状腺、乳腺、舌、肝脏等肿瘤。

(7) 免疫学改变:IgG、IgM、IgA 升高,Coomb 试验阳性,可测到抗中性粒细胞抗体、抗磷脂抗体、抗核抗体和 RF,T 细胞:CD3 细胞数大于 CD4、CD8 细胞数之和,CD57、HLA-DR、CD8 增多,CD25 减少。

(8) 细胞因子改变:白介素-4、白介素-10 水平升高,白介素-12、干扰素水平降低,其中白介素-10 水平的升高最有意义。

(9) 淋巴结活组织检查:病理学特征为副皮质区细胞 DNT 细胞(double negative T cell)浸润、淋巴滤泡增生、生发中心进行性转化及浆细胞增多。根据本病特殊的临床表现,不难与白血病鉴别。

(王　丽　张宝玺　马夫天)

【重点与难点】小儿白血病在诊断方面面临的问题及临床建议

一、完善目前的诊断方法

随着免疫学、细胞遗传学、分子生物学的飞速发展,目前小儿白血病的诊断不再单单依靠形态学表现,因为形态学的诊断准确率不足 90%,而结合免疫学、细胞遗传学、分子生物学的诊断不仅仅提高了白血病诊断的准确率,更是从细胞恶变的源头出发,更进一步认识了疾病的发生过程,对评判白血病的危险度意义重大,所以 MICM 分型很重要。但是由于医疗条件的限制,我国很多基层医院还不能开展白血病的免疫分型、骨髓染色体检查以及融合基因的检查,这样势必会因为诊断的不完整,分型的不准确而影响患者最终的治疗效果。建议成立区域性大的治疗协作组,有固定的检验中心负责协作组的白血病的实验室诊断,统一诊断标准及治疗方案,这样有利于患者的综合治疗效果,也有利于资料的汇总及统计。

二、基因芯片技术的应用

随着人类基因组计划的实施,使对白血病的研究也深入到基因水平,传统的分子生物学方法已显得不相适应,传统的分型方法往往需要在独立的高度专业化的实验室进行,而且往往受到主观因素的影响,使得组织病理学相似的恶性肿瘤治疗反应及预后又明显不同,因而不能进行精确的分型诊断。

急性白血病的准确分型是其治疗的关键,而白血病细胞的高度异质性为细胞形态学诊断带来困难。传统的肿瘤诊断、分级、分型方法是以肿瘤细胞的组织来源、细胞形态学、蛋白标志物和生物学行为等为标准,不能充分反应肿瘤的真实情况,无法解决肿瘤的异质性问题,临床上常见病理诊断相同的肿瘤患者却具有完全不同的疾病过程和预后,这说明肿瘤内部存在大量的错综复杂的分子机制是影响肿瘤生物学行为的主要因素。基因芯片技术的优越性是在基因表达水平对肿瘤进行更精确的分型分类,并为更好的预测肿瘤治疗效果和预后提供了有力工具。基因芯片技术对白血病的诊断具有简便、快速、准确、特异性高等优点，同时基因芯片技术在耐药相关基因检测和药物筛选中的应用，在白血病复发和预后相关基因检测中引起人们的重视，相信在不久的将来基因芯片技术在白血病的诊断、治疗、预后的判断方面将起到主要的作用。

三、针对性的靶向治疗

某些白血病的分子生物学已经了解的很清楚，如 AML-M3、CML 等，于是出现了针对性的靶向治疗药物，这对人类攻克这类白血病提供了强有力的武器。但是有些白血病的分子生物学病因还不十分清楚，还需要不断摸索，深入研究，为实现基因治疗而最终攻克所有血液系统恶性肿瘤提供理论依据。

白血病的发生、发展、治疗及预后与细胞凋亡有关，细胞凋亡受基因控制并受细胞因子调节，所以深入研究细胞因子对白血病细胞凋亡的影响，可以预测其在白血病防治中的价值。

白血病耐药基因是治疗成败的关键，也是目前研究的热点及难点，建议可将耐药基因列入白血病的常规检查项目及诊断中，以便在治疗中及早加入逆转方法，少走弯路。

（赵晓庆　王　丽　张宝玺）

第十章

小儿白血病的化疗药物

化学疗法是目前治疗白血病的主要方法。由于新药的不断出现,治疗概念和策略的进步,以及支持疗法的进步,使本病的化疗效果得到了很大的提高。30多年前,急性白血病几乎是不可治愈的疾病,中数生存期在诊断后2个月,大多数在6个月以后死亡,近些年来急性白血病已由不治之症成为可治愈的恶性疾病之一。

第一节 概 述

目前常用的治疗白血病的药物约有30多种,根据药物的来源和作用特点可分为烷化剂、抗代谢药、抗癌抗生素、植物生物碱、酶类、维生物A衍生物、杂类、激素等。

一、化疗药物的传统分类

1. 烷化剂 这类药物由烷基和功能基团结合而成,可与细胞中的多种有机物,如DNA、RNA或蛋白质的亲核基团(如核酸的磷酸根、羟基、氨基,蛋白质的羧酸根、巯基、氨基)结合,以烷基取代这些基团的氢原子,使这些对生命有重要意义的生化物质和核酸、酶等不能进行正常代谢。这类细胞毒性药物能与多种细胞成分起作用,增生快的细胞首先被杀伤,浓度足够大时可杀伤各种类型的细胞。其共同的缺点是选择性不强,对骨髓、消化道细胞和生殖细胞也有很强的杀伤作用。典型代表药物为氮芥和环磷酰胺等。

2. 抗代谢药 这一类药物的结构和人体正常生理代谢的结构类似,因而可以干扰正常代谢物的功能,在核酸合成的不同水平加以阻断而产生疗效。由于尚未发现正常细胞和肿瘤细胞蛋白代谢上的特异性差异,起效的机制在于利用了正常细胞和肿瘤细胞中碱基及酶系含量的差异,因而抗代谢药物的最大缺点是在抑制肿瘤细胞的同时对增生旺盛的正常细胞也有相当的毒性,且容易发生耐药。抗代谢药物的代表药有:叶酸抗代谢药物、嘌呤抗代谢药物和嘧啶抗代谢药物。

3. 抗癌抗生素 常用的有放线菌素、博来霉素、丝裂霉素、柔红霉素等。此类药物是一种生物来源的抗癌药,如同青霉素一样,通常是一些真菌的产物,对细菌也有抑制作用,只是毒性较大,不像青霉素那样普遍用来抗感染。临床常用的抗癌抗生素主要来源于放线菌属,毒性较大。这类药物的作用机制不尽相同,例如丝裂霉素主要是烷化作用,柔红霉素是 RNA 合成的抑制剂,选择性的作用于嘌呤核苷,类似抗代谢药。

4. 植物生物碱 此类药物由植物中提取,常用的有长春碱类、鬼臼碱类、三尖杉酯碱类等。主要作用于有丝分裂期,使细胞停止在 M 期。常用的长春新碱和长春花碱可抑制 RNA 的合成,特别是可与细胞微管蛋白结合,阻止微小管的蛋白装配,因而干扰纺锤体的合成,使细胞停止在分裂间期。

5. 酶类 此类药物通过水解血清中的门冬酰胺,使肿瘤细胞因缺乏门冬酰胺致使蛋白质合成发生障碍,肿瘤的生长受到抑制,导致肿瘤细胞死亡。因此,本品是一种对肿瘤细胞具有选择性抑制作用的药物。常用的有左旋门冬酰胺酶和培门冬酰胺酶。

6. 维生素 A 衍生物 本品是一种肿瘤细胞诱导分化剂,不仅能维持正常上皮细胞分化,而且可抑制白血病细胞的增殖,诱导白血病细胞分化为正常表型功能的白细胞。常用药有全反式维甲酸,对急性早幼粒细胞白血病的完全缓解率可达 90% 左右。

7. 激素类 包括性激素、黄体激素和肾上腺皮质激素。前两类药物可干扰体内肿瘤发生的激素状态。最常用的肾上腺皮质激素可干扰敏感的淋巴细胞的脂肪代谢,使淋巴细胞溶解、淋巴组织萎缩而发生疗效;另外,肾上腺皮质激素可改善毛细血管功能,促进药物进入肿瘤细胞,消除包围在肿瘤细胞周围的纤维组织,可杀伤增生的、非增生的淋巴细胞,抑制细胞由 G_1 期进入 S 期。

8. 杂类 主要是尚未分入或不能分入上述几类的所有药物,如三氧化二砷、羟基脲和亚硝脲类。

二、化疗药物的细胞增生动力学分类

1. 细胞周期非特异性药物(CCNSA) 可杀灭各增殖周期细胞,对细胞的杀伤作用与细胞所处的增生状态无关,即不管细胞是否处于增生状态,是否处于增殖周期中都能杀伤细胞,对 G_0 期的细胞也有作用。

2. 时相非特异性药物 可杀灭一代分裂周期(包括 G_1、S、G_2、M 期 4 个时期相),没有选择性。细胞群体对它的敏感性取决于处于增生状态的细胞数的多寡。此类药物对 G_0 期细胞无作用,如环磷酰胺、大多数烷化剂、氟尿嘧啶、放线菌素 D 属此类,不同于周期非特异性药物。

3. 细胞周期特异性药物(CCSA) 只杀伤一代分裂周期中的一部分处于特定阶段的细胞(如 S 期,或 M 期),可分为作用于有丝分裂期和作用于 DNA 合成期两类。

以上分类对临床合理用药有很大的指导意义,但较繁琐,为了方便起见,目前一般将细胞周期非特异性药物和时相非特异性药物两类药物,合称细胞周期非特异性药物,包括传统分类中的多数烷化剂及抗癌抗生素;而将第三类药物称为细胞周期特异性药物,包括传统分类中的大部分抗代谢和植物抗癌药。

目前,为了提高治疗白血病的疗效,临床采用:①大剂量间歇给药,较小剂量连续用药能死伤较多的白血病细胞,用药时间应长于白血病细胞增殖周期(即>5天),间歇时间应使正常造血细胞得到恢复而白血病细胞不致大量增殖为准(即1~2周);②细胞周期特异性与周期非特异性药物、不同细胞周期特异性药物的联合用药,对白血病细胞的杀伤远较单一药物为高;③设计化疗方案的原则是联合用药治疗,如 VP 方案、RAP 方案等,分诱导缓解、巩固治疗和维持治疗3个步骤,使白血病细胞不容易发生耐药性,再辅以支持治疗。

治疗白血病药物的主要不良反应:①骨髓抑制并出现白细胞、血小板显著性减少,有些病还可出现红细胞和血红蛋白下降;②消化系统反应,如食欲下降、恶心、呕吐、腹泻等;③口腔黏膜反应,如口炎、咽炎、溃疡等;④脱发;⑤神经系统毒性;⑥如局部注射给药可有刺激性,静脉注射给药可引起静脉炎或局部组织坏死。各种治疗白血病的药物的治疗作用和毒性反应均有差异。

第二节　烷化剂

一、环磷酰胺

环磷酰胺(Cyclophosphamide)又称癌得星、环磷氮芥、Endoxan、Cytoxan、CTX、CPA。

1. 作用机制　本品在体外无抗肿瘤活性,但进入体内后在肝微粒体酶作用下,生成醛磷酰胺,经血循环转运至癌细胞内,分解出磷酰胺氮芥,与 DNA 发生交叉联结等共价结合,破坏 DNA 的结构和功能,从而抑制肿瘤细胞生长繁殖,导致肿瘤细胞死亡。属细胞周期非特异性药,主要杀灭 G_2 期细胞。本品也是较强的免疫抑制剂,其免疫抑制作用是由于抑制了细胞的增殖,非特异性地杀伤抗原敏感小细胞,限制其转化为免疫母细胞。对体液免疫和细胞免疫均有抑制作用,用于器官移植及自身免疫性疾病。

2. 临床应用　适用于各种急性淋巴细胞性白血病,对恶性淋巴瘤疗效显著,有效率可达50%~70%。可用于实体瘤,如神经母细胞瘤、视网膜母细胞瘤、横纹肌肉瘤、其他软组织肉瘤。用于治疗朗格罕细胞组织细胞增生症,作为免疫抑制药可用于治疗严重类风湿性关节炎、系统性红斑狼疮、肾病综合征、重症肌无力、重型格林-巴利综合征、特发性血小板减少症、溃疡性结肠炎等。

3. 用法用量　静脉注射:600~1000mg/(m²·次),置于0.9%氯化钠100ml,快速静滴。

4. 不良反应　急性毒性(大剂量)可引起恶心、呕吐。慢性毒性反应为骨髓抑制,常在第9~14天出现,但容易恢复。还可引起出血性膀胱炎,脱发,偶致黄疸、凝血酶原减少。如在青春期后使用,可致精子减少症。

5. 注意事项　①本品水溶液不稳定,宜在3~4小时使用,静脉滴注液现配、现用,不宜存放;②服药期间应鼓励患者多饮水,多排尿,以防止药物在尿中过度浓缩而引起出血性膀胱炎,同时用硫乙磺酸钠可预防出血性膀胱炎;③本品不应作为动脉插管及胸腹腔、鞘内或肿瘤内注射,因为本品须经肝微粒体酶催化而活化,否则无效;④本品可增强胰岛素的低血糖作用。同用苯巴比妥或皮质激素可增强毒性。阿霉素与本品合用时,可增强心脏毒性及出血性膀胱炎的危险。嘌醇、氯霉素与本品合用可增强对骨髓的抑制。本品可升高血清尿酸水平,合用抗痛风药时应注意;⑤定期检查血象,如白细胞$<3×10^9/L$时,应停药,白血病患者除外;⑥本品应避免日光照射和高温,宜在室温以下保存。

6. 制剂规格 针剂:100mg/支、200mg/支、500mg/支。

二、异环磷酰胺

异环磷酰胺(Iphosfamide,Holoxan,IFO)。

1. 作用机制 本品为氮芥类烷化剂环磷酰胺的同分异构体,也是一种前体药物,是第二代磷酰胺类抗肿瘤药。本品代谢前无烷化剂活性,亦无抗肿瘤作用,对组织也无直接损害,需要在体内经肝细胞微粒体系中的细胞色素P450氧化成4-羟基CTX,开环后才显出活性。其毒性较CTX为低,半数致死量是后者的二倍,化疗指数较CTX高,且对CTX有耐受性者,加大本品剂量仍有一定疗效。本品有一氯乙烯基转移到环上的N原子上,因而较CTX水溶性增高。但本品与肝酶亲和力小,活化速度较慢,血浆药物高峰浓度低,因此剂量可为CTX的3~4倍。一次大剂量静注给药($3.8~5.0g/m^2$)的半衰期为16小时,而分次小剂量($1.6~2.4g/m^2$)的血浆半衰期为6.9小时,与CTX相似。其剂量的60%~80%以原形或代谢物从尿中排出。与CTX一样,肝功能受损的患者本品的活化减少。

2. 临床应用 本品与CTX的抗瘤谱不尽相同,对软组织肿瘤、睾丸肿瘤等有肯定的疗效,对肺癌包括非小细胞型肺癌、恶性淋巴瘤、卵巢癌、乳腺癌、子宫颈癌、胰腺癌及儿童肿瘤白血病等亦有疗效。但本品对食管癌、胃癌等均无疗效。

3. 用法用量 常用量:$1200mg/m^2$静脉滴注,滴注时间不<2小时,连用4~5日为1个疗程,每3~4周重复1个疗程。

4. 不良反应 主要毒性反应为骨髓抑制,白细胞及血小板降至最低时间分别为第14日及第8日,恢复至正常时间需1~2周。大部分病例有消化道反应,如恶心、呕吐及脱发。大剂量时($>2.2g/m^2$)尿路刺激较重,可引起出血性膀胱炎。本品与美斯钠(Mes)联用可发生中枢神经系统不良反应,表现为倦睡甚至严重脑病,停药后很快缓解。

5. 注意事项 ①对本品过敏、有骨髓抑制者禁用;②溶解后应在24小时内应用;③肝、肾功能不良者禁用,一侧肾切除、脑转移者应慎用;④为确保无泌尿道阻塞,应给予充分的水化,同时用硫乙磺酸钠可预防出血性膀胱炎;⑤以往应用化疗曾引起骨髓明显抑制的病例应适当减量;⑥不宜与红霉素、四环素、氨茶碱等配伍使用。

6. 制剂规格 针剂:100mg/支、200mg/支、1.0g/支、2.0g/支。

三、马法兰

马法兰(Melphalan、美法仑、苯丙氨酸氮芥、Phenylalanine Mustard、Alkeran)。

1. 作用机制 本品为细胞周期特异性药物,其结构是在氮芥上接一个生理上起重要作用的氨基酸(苯丙氨酸),便于进入肿瘤细胞而起作用。马法兰为左旋体,比右旋体、消旋体(溶肉瘤素)活泼。

本品口服吸收良好,均匀分布于体内各脏器,肝、肾浓度较高,48小时后从尿中排出。

2. 临床应用 临床试验证明本品为多发性骨髓瘤的首选药物。70%~80%患者在0.5~

2年期间内获得主观症状改善;33%~50%患者获得缓解,即使未缓解,亦能延长生命。对精原细胞瘤、非霍奇金病、慢性淋巴细胞白血病和粒细胞白血病、卵巢癌、乳腺癌等。体外循环给药对肢体黑色素瘤有效。

3. 用法用量 口服:一般成人为2mg/次,每日1次。日剂量不得超过10mg,总剂量达到100mg应停药。

4. 不良反应 主要有骨髓抑制,可导致白细胞和血小板下降,严重贫血;也有胃肠道反应,如恶心、呕吐;剂量大时可出现皮疹瘙痒等症状。

5. 注意事项 ①妊娠和哺乳期妇女禁用;②合并感染或伴尿毒症者慎用;③本品可使血中尿酸升高,故应监测血象和血中尿酸水平,合用抗痛风药时应注意;④近期内用过化疗或放疗者不宜用药。

6. 制剂规格 片剂:2mg/片。

四、马利兰(Busulfan)

马利兰(Busulfan、白消安、白血福恩、Myleran、BUS)。

1. 作用机制 本品属甲烷磺酸酯类烃化剂,但具有类似的细胞毒作用,亦起烷化作用,破坏DNA结构。低剂量对粒细胞的生成有明显的选择抑制作用,仅在大剂量下才对红细胞和淋巴细胞有抑制作用。本品为细胞周期非特性药物,主要作用于G_1期及M期。

口服吸收良好,广泛与蛋白结合,表观分布容积(0.99 ± 0.23)L/kg,半衰期(2.6 ± 0.5)小时。全部药物在代谢后经肾排出(原形尿排泄1%),24小时的排出量<50%,反复用药时有蓄积作用。

2. 临床应用 由于它的选择性作用,对慢性粒细胞性白血病(慢粒)有显著疗效,缓解率可达80%~90%,与放射治疗效果相似,对放射疗法呈抗性的患者亦可得到缓解。也可用于治疗原发性血小板增多症、真性红细胞增多症等慢性骨髓增殖性疾病。对慢粒发生急性病变后,不能应用本品。也不宜用于慢性淋巴细胞白血病、急性白血病及恶性淋巴瘤等。

3. 用法用量 口服:成人剂量每日2~8mg或每日0.1~0.2mg/kg,分1~3次服。用3~6周,至白细胞降至1×10^9/L时停药,或改为维持量0.5~2mg/次,每天1次或每周2次。儿童剂量0.05mg/(kg·次),分1~3次,用法同上,维持量0.01mg/(kg·次),每天1次或每周2次。

4. 不良反应 ①用量过大或给药时间过长,可导致骨髓抑制,继发性再生障碍性贫血;②有轻微恶心、食欲减退等胃肠道反应;③脱发、闭经、色素沉着、胎儿发育迟缓、睾丸萎缩、男性乳腺发育、肾上腺皮质功能不足等内分泌变化;④长期服用可导致肺纤维化;⑤其他有皮疹、消瘦及白内障等。

5. 注意事项 ①慢粒发生急性变时应停药;②急性白血病和再生障碍性贫血或其他出血性疾病患者忌用。肾上腺皮质功能不全者慎用;③用药期间应严格检查血象。

6. 制剂规格 片剂:0.5mg/片、2mg/片。

第三节 抗代谢药

一、甲氨蝶呤(Methotrexate)

甲氨蝶呤(Methotrexate、氨甲蝶呤、氨甲叶酸、Amethopterin、MTX)。

1. 作用机制 本品属抗叶酸类代谢抗肿瘤药。通过对二氢叶酸还原酶(对叶酸还原酶也有些作用)的抑制而发生作用。此种抑制作用强而且持久。由于阻断该酶的功能,使叶酸不能转变为生理活性的四氢叶酸而发挥辅酶作用,因而使脱氧尿苷酸不能转变为脱氧胸腺苷酸,DNA 生物合成受阻。此作用可被甲酰四氢叶酸钙(CF)所对抗,临床常用 CF 为解毒剂。本品对增殖期细胞敏感,为细胞周期特异性药物,主要作用在 S 期,对 G_1 期也有作用,对 G_1/S 边界有延缓作用。在大剂量时对非增殖细胞特别是干细胞也有直接毒性。口服吸收良好,口服后 30~60 分钟达血药浓度最高峰,肌注后血药浓度维持较久,鞘内注射消失缓慢,脑脊液中的浓度可维持 6 天左右。

2. 临床应用 主要用于儿童急性淋巴细胞性白血病,大剂量 MTX 加甲酰四氢叶酸钙(CF)疗法对中枢神经系统白血病的防治有较好的效果。对各种淋巴瘤、某些实体瘤,如恶性畸胎瘤、神经母细胞瘤等、朗格罕细胞组织细胞增生症也有一定疗效。

3. 用法用量 可口服、肌内注射、静脉注射或鞘内注射。常用量:每日口服:$3.2mg/(m^2 \cdot d)$;间歇口服:$15~20mg/m^2$,每周 2 次;或 $20~30mg/m^2$,每周 1 次。肌内注射:$20~30mg/m^2$,每周 1 次。静脉间歇注射:$90~120mg/m^2$,每 3~4 周 1 次;大剂量 MTX 疗法 $3~5g/m^2$,冲击量(总量 1/10)于 30 分钟内快速静脉输注,其余量于 23.5 小时匀速静脉点滴,36 小时后开始 CF 解救,每次 $15mg/m^2$,每 6 小时 1 次,共 6~8 次,肌内注射。鞘内注射:$10~12.5mg/(m^2 \cdot 次)$,常与 Ara-C、Dex 联合应用,溶于 6~8ml 生理盐水中。

4. 不良反应 ①胃肠道反应主要有口腔炎、口腔溃疡、胃炎、腹泻,严重时有便血;②骨髓抑制有白细胞及血小板减少,皮肤或内脏出血、贫血,严重时可有全血象下降;③长期用药对肝功能均有损害;④其他还有脱发、瘙痒、皮疹、色素沉着、头痛、发热、药物性肺炎等;⑤剂量过大可引起抽搐,青春期后使用可引起月经迟缓及生殖功能减退。

5. 注意事项 ①心肺肝肾功能不全,白细胞 $<3\times10^9/L$,血小板 $<50\times10^9/L$ 者不宜用;②用药期间应严格检查血象;③不宜与具有肝毒性的药物合用;④大剂量 MTX 疗法应在用药的前 3 天及后 3 天口服碳酸氢钠 1.0g,每日 3 次,并在治疗当天给 5% 碳酸氢钠 5ml/kg,保持尿 pH 值≥7;在使用大剂量 MTX 当天及后 3 天需水化治疗($3000~4000ml/m^2$)。

6. 制剂规格 片剂:2.5mg/片,粉针:5mg/支、50mg/支、100mg/支、1000mg/支。

二、6-巯嘌呤

6-巯嘌呤(Mercaptopurine)(乐疾宁、Purinethol、6-MP)。

1. 作用机制 本品为次黄嘌呤类似物,为嘌呤类抗代谢物,在体内先转变为相应的核苷酸,抑制肌苷酸转变为黄嘌呤核苷酸及腺嘌呤核苷酸,也干扰嘌呤合成的早期阶段,因而阻止

DNA 与 RNA 的合成,抑制细胞分裂繁殖。本药属细胞周期特异性药物,对增殖细胞 S 期作用较明显,对 G_1 期也有延缓作用。本品易产生耐药性,故常与泼尼松、甲氨蝶呤、长春新碱等合用以提高疗效。与常用抗肿瘤药不产生交叉耐药性,但与 6-硫鸟嘌呤和 8-氮杂鸟嘌呤产生交叉耐药性。口服吸收快,并广泛分布于各种体液中,但通过血脑屏障的量较少,故不用于治疗中枢神经系统白血病。

2. 临床应用 临床用于急性白血病,对儿童淋巴细胞性白血病效果优于粒细胞性和单核细胞性白血病,半数以上患者可得到缓解。对慢性粒细胞性白血病、绒毛膜上皮癌、恶性葡萄胎、恶性淋巴瘤等也有一定的疗效。

3. 用法用量 口服:50～75mg/(m^2·d),睡前顿服,根据血象调整剂量,维持白细胞在 $3.0×10^9$ 左右。

4. 不良反应 ①骨髓抑制:主要为白细胞、血小板减少,并伴有出血倾向。严重者全血细胞下降;②胃肠道反应:可有食欲减退、恶心、呕吐、腹泻、口腔炎、口腔溃疡等;③其他可见肝功能损伤、黄疸、血尿酸过高、尿酸结晶、肾功能障碍。

5. 注意事项 ①肝肾功能不良、骨髓抑制,合并感染者慎用;②用药期间应严格检查血象及肝肾功能;③治疗过程中遇到骨髓抑制及免疫功能下降时,应采用输新鲜血、血液成分、抗生素应用等支持疗法。

6. 制剂规格 片剂:25mg/片、50mg/片。

三、硫鸟嘌呤(Thioguanine)

硫鸟嘌呤(6-硫代鸟嘌呤、Tioguanine、6-TG)。

1. 作用机制 本品作用原理类似 6-MP,亦为嘌呤类代谢抑制剂,能阻止嘌呤核苷酸相互转变,在体内能以脱氧核糖核苷酸掺入细胞 DNA 中,或以核糖核苷酸掺入 RNA 中。本品与 6-MP 有交叉耐药性,是细胞周期 S 特异性药物,对 G_1/S 边界有延缓作用。

2. 临床应用 急性淋巴细胞白血病及急性非淋巴白血病的诱导缓解期及继续治疗期;慢性粒细胞白血病的慢性期及急变期。

3. 用法用量 口服:50～75mg/(m^2·d),睡前顿服。

4. 不良反应 ①对骨髓有一定的抑制作用,可使白细胞、血小板减少,偶见全血细胞降低;②胃肠道反应不多见。大剂量应用时会出现恶心、呕吐和口腔炎;③对肝、肾亦有损害,偶见有黄疸;④皮炎偶有发生。

5. 注意事项 ①肝肾功能不良、骨髓抑制、痛风患者等慎用;②用药期间应严格检查血象。

6. 制剂规格 片剂:25mg/片、50mg/片。

四、阿糖胞苷

阿糖胞苷(Cytosine Arabinoside、Ara-C)。

1. 作用机制 本品为嘧啶类抗代谢物,主要通过与三磷酸脱氧胞苷竞争,而显著地抑制 DNA 聚合酶的活性,阻止 DNA 合成,但对 RNA 和蛋白质合成无显著作用。主要影响细胞增殖S期,并对G_1/S及S/G_2边界有延缓作用。口服容易被胃肠道黏膜和肝中胞嘧啶核苷脱氨酶作用而失活,故不宜口服。一次大剂量静脉注射后,大部分在15分钟内血中浓度就下降至极微以至测不出,故须静脉滴注或分次静脉注射方能发挥最大疗效。容易透过血脑屏障,浓度可达血浆浓度的40%左右。

2. 临床应用 主要用于各类急性白血病,为治疗急性非淋巴细胞白血病的首选药,儿童完全缓解率为56%,对急性淋巴细胞白血病也有效。对恶性淋巴瘤有效,可用于中枢神经系统白血病的防治。

3. 用法用量 静脉注射、皮下注射或鞘内注射。①小剂量阿糖胞苷:剂量为1次按体表面积10mg/m²,皮下注射,每12小时1次,以14~21日为1个疗程,如不缓解而患者情况容许,可于2~3周重复1个疗程。本方案主要用于治疗原始细胞增多或骨髓增生异常综合征患者,亦可治疗低增生性急性白血病等;②中剂量阿糖胞苷:中剂量阿糖胞苷的剂量为1次按体表面积0.5~1.0g/m²的方案,一般需静滴1~3小时,每12小时1次,以2~6日为1个疗程;大剂量阿糖胞苷的剂量为按体表面积为1~3g/m²的方案,静滴及疗程同中剂量方案。由于阿糖胞苷的不良反应随着剂量增大而加重,有时反而限制了其疗效,故现多偏向用中剂量方案。中剂量或大剂量阿糖胞苷主要用于治疗难治性或复发性急性白血病,亦可用于急性白血病的缓解后,延长其缓解期。由于不良反应较多,故疗程中必须由有丰富经验的医生指导,并要有充分及时的支持疗法保证方可进行;③鞘内注射:阿糖胞苷为鞘内注射防治脑膜白血病的第二线药物,剂量为1次为25~35mg,联用地塞米松3~5mg,用2ml 0.9%氯化钠注射液溶解,鞘内注射,每周1~2次,至脑脊液正常。如为预防性则每8周1次。

4. 不良反应 ①消化道反应:恶心、呕吐、腹泻、结肠炎、胃肠道出血,当静注较快时可能出现口腔炎;②骨髓抑制:白细胞、血小板下降,严重时可发生再生障碍性贫血;③影响肝肾功能:转氨酶升高(停药后可恢复)、高尿酸血症;④其他:可有头痛、发热、脱发、皮疹、皮炎、局部血栓性静脉炎等。

5. 注意事项 ①肝肾功能不良者、有胆道疾患、白细胞及血小板明显低下者、有痛风病史者,以及近期接受过放疗或其他抗肿瘤药物者,均应慎用;②用药期间应严格检查血象;③使用本品期间应适当增加患者的水分摄入量,并使尿液保持碱性;④加用别嘌醇有助于防止高尿酸血症的发生。

6. 制剂规格 粉针:50mg/支、100mg/支。

五、氟达拉滨(Fludarabine)

1. 作用机制 本品为阿糖腺苷的氟化核苷酸衍生物,某些药理作用与阿糖胞苷相似。阿糖腺苷很快被腺苷脱氨酶作用而失活,而本品却不被这种酶灭活。口服后,加磷酸化成为活性代谢物2-氟-阿糖腺苷二、三磷酸盐,可抑制DNA合成。

2. 临床应用 本品对B-细胞慢性淋巴细胞白血病(CLL)疗效显著,特别是对常规治疗方案失效的患者有效。

3. 用法用量 推荐剂量为25mg/m²,在约30分钟内静脉输注,每天1次,每月连续给药5天,间隔28天为1个疗程,至少使用3个疗程。除非不能耐受毒性或疾病发展。本品最适合用药时间尚不清楚,建议在取得最佳疗效后用 3 个疗程,然后停药。

4. 不良反应 主要为骨髓抑制。

5. 注意事项 ①配制后 8 小时内使用,配制时应戴乳胶手套并用安全杯以免药瓶破损或其他意外溢出;②给药期间应慎重进行血液监测。

6. 制剂规格 粉针:50mg/支。

第四节 抗癌抗生素

一、柔红霉素

柔红霉素(Daunorubicin)(柔毛霉素、红比霉素、正定霉素、Dauno-mycin、Rubidomycin、DRB、DNR)。

1. 作用机制 本品属于细胞周期非特异性药物,对细胞 G_2 期作用明显。作用机制是通过与 DNA 结合,使 DNA 模板发生变化,抑制 DNA 和 RNA 聚合酶,从而抑制 DNA 和 RNA 合成,对 RNA 的影响尤为明显,选择性作用于嘌呤核苷。本品口服无效,应做静脉注射或滴注。静脉注射后迅速分布于各组织中,特别是脾脏、淋巴结和骨髓,但不通过血脑屏障。

2. 临床应用 为治疗各型急性非淋巴细胞白血病和急性淋巴细胞白血病首选药物,对小儿急性淋巴细胞白血病的疗效较好,对常用抗肿瘤药产生耐药的急性淋巴细胞白血病有疗效。此外,本品对神经母细胞瘤及横纹肌肉瘤有良疗效,对淋巴瘤、绒癌、骨肉瘤及纤维肉瘤等有一定疗效。

3. 用法用量 静脉注射:$30\sim40mg/m^2$,5% 葡萄糖液稀释,连用 $1\sim3$ 日,总剂量婴儿不超过 $300mg/m^2$,其他儿童不超过 $360mg/m^2$。

4. 不良反应 主要有骨髓抑制,较严重且发生率高,可引起白细胞、血小板减少及贫血;心脏毒性表现为心电图改变、心律失常和心力衰竭,用量过大或滴注过快容易出现;其他有胃肠道反应,如恶心、呕吐、腹痛、口腔溃疡等,脱发、皮肤色素沉着、肝功能损害等。

5. 注意事项 ①本品不宜与酸或碱性药物配伍使用,防止失效;②本品有心脏毒性,多见于用药时间长、剂量较大或滴注过快者,联用其他潜在心脏毒性的药物会增强本品的心脏毒性。本品的累积总量与心力衰竭危险性相关,若在 20mg/kg 的限量以下,很少发生,但累积量过高则发生率相应增加;累积量很高时心力衰竭可随时发生。现认为 QRS 波低电压是心脏毒性较为特异的表现,一旦发生应权衡利弊,及时停药;③只能静脉给药,静脉注射时须防止药液外漏引起局部刺激反应,注射完毕可冲洗静脉,并经常变更静脉注射部位以防静脉硬化症;④本品有较严重的骨髓抑制作用,应经常注意此毒性反应,可在必要时予以抗生素、输血等对症支持疗法,若出现口腔溃疡(骨髓抑制的先兆)应立即停药;⑤本品主要通过肝脏消除,应在治疗开始及治疗期评估患者肝功能,根据肝功能校正用药量以避免蓄积中毒。⑥与泼尼松、阿糖胞苷、长春新碱或高三尖杉酯碱等抗肿瘤药物合用,可提高疗效,但应注意毒性反应;⑦有严重感染者可加强本品的心脏毒性,宜慎用;⑧注射本品 $1\sim3$ 日后,尿液可呈橘红色;⑨本品冻干粉剂及药液须避光保存。

6. 制剂规格　粉针:10mg/支、20mg/支。

二、阿霉素

阿霉素(Doxorubicin、14-羟正定霉素、Adriamycin、ADR、ADM)。

1. 作用机制　本品结构和作用机制与柔红霉素相似,直接作用于 DNA 分子,抑制 DNA 及 RNA 合成,阻止细胞分裂,属于细胞周期非特异性药物,对 S 期(早)及 M 期作用最明显,对 G_1 及 G_2 期也有作用。其抗瘤谱广,治疗指数高于柔红霉素,而毒性略低。

2. 临床应用　对急性淋巴细胞白血病、急性粒细胞白血病均有效,主要作为二线药物使用。对霍奇金淋巴瘤和非霍奇金淋巴瘤、乳腺瘤、骨肉瘤、软组织肉瘤、神经母细胞瘤、睾丸癌、甲状腺癌、膀胱癌、肝癌、肾母细胞瘤有较好疗效。另外,对肺癌、胃癌、前列腺癌、宫颈癌、头颈部肿瘤、多发性骨髓瘤、胰腺癌、食管癌及绒毛膜癌、慢性淋巴细胞白血病也有一定疗效。

3. 用法用量　静脉注射或滴注,以生理盐水或5％葡萄糖注射液溶解,浓度<5mg/ml,一般采用间断疗法。常用剂量每次 $60\sim75mg/m^2$,3 周 1 次,或每次 $20\sim25mg/(m^2 \cdot d)$,连用 3 日,间隔 3 周再给药,亦可 $20\sim35mg/(m^2 \cdot d)$,每周 1 次,连用 3 周。总剂量不宜超过 $300mg/m^2$,以防止发生严重心脏毒性反应。

4. 不良反应　①心脏毒性:可有一过性室上性心动过速,室性期外收缩、ST 段改变、传导阻滞、心力衰竭等,心脏毒性与总给药量有相关性,特别是心力衰竭,当累积总量$\geqslant 300mg/m^2$,发生率明显增加,多出现在停药后 $1\sim 6$ 个月,可致死;②骨髓抑制:60％～80％的患者可发生白细胞和血小板减少。白细胞在用药 10～14 天可降至最低点,以后可能逐渐上升;③消化道反应:恶心、呕吐、腹痛、口腔溃疡、食管炎、胃炎等;④脱发:患者用药后均有不同程度脱发,停药后可恢复生长;⑤其他反应:少数患者可有发热、静脉炎、皮肤色素沉着、肝功能损害等反应。

5. 注意事项　①对本品有严重过敏史者禁用;②本品有心脏毒性,故心脏病患者禁用;③肝功能不全者消除减慢,宜减量使用,以免毒性增加;④本品溶解后应尽快使用,避免和其他药物混合使用;⑤本品不能皮下或肌内注射给药,静注时药液溢出可致组织溃疡及坏死,须注意防止药液外溢;⑥使用本品后,尿液可呈红色;⑦治疗中,可因白血病和淋巴肉瘤细胞大量破坏引起高尿酸血症,出现关节疼痛和肾损害,应注意补充水分;⑧联用阿糖胞苷、长春新碱、环磷酰胺可提高疗效,但毒性亦增加,应适当减少本品剂量。

6. 制剂规格　粉针:10mg/支、20mg/支。

三、阿克拉霉素

阿克拉霉素(阿柔比星、安乐霉素、AclacinomycinA、ACM-A)。

1. 作用机制　本品的基本结构类似阿霉素,但亲脂性强,容易渗入细胞并维持较高浓度。通过与 DNA 结合而起抗肿瘤作用,抑制 DNA 及特别是 RNA 的合成而抑制细胞生长,属于细胞周期非特异性药物,对 $G_1\sim S$ 进界期及 G_1 期作用最明显。抗瘤活性与柔红霉素相似,但弱于阿霉素,而心脏毒性较柔红霉素和阿霉素为轻,蓄积毒性较低,无明显骨髓抑制作用,研究表明本品与两者之间没有交叉耐药性,且不受多药耐药基因影响。

2. 临床应用　本品对急性白血病疗效显著,对淋巴瘤有较高疗效,亦可用于胃癌、卵巢癌、乳腺癌、肺癌、子宫颈癌等。

3. 用法用量　静脉给药:以生理盐水或5%葡萄糖注射液稀释后备用。常用剂量20～40mg/(m^2·d),连用3日,儿童剂量约为成人一半。

4. 不良反应　①心脏毒性:较阿霉素为轻,累积剂量超过600mg时容易发生,常见心动过速、心律失常、传导阻滞甚至心力衰竭。应小心观察,必要时停药,停药后可恢复;②骨髓抑制:主要是白细胞减少,亦可有血小板减少、贫血等,尤其是使用柔红霉素、阿霉素后再用本品容易发生,应检查血象变化,根据血象调整剂量;③消化道反应:常见有恶心、呕吐、腹泻、口腔炎、食欲减退、消化道出血(应停药)等,停药24小时后可消退;④其他反应:偶见可逆性肝肾功能损害、皮疹、脱发、色素沉着、发热、倦怠、头痛等。

5. 注意事项　①本品具有心脏毒性,心功能不全及有心脏病史者禁用;②对本品过敏者、水痘患者及小儿慎用;③本品不能与碱性药物配伍,可产生浑浊;④本品有局部刺激性,不能皮下或肌内注射,静脉给药要防止药液外漏;⑤使用本品期间,应定期作心、肝、肾功能检查及血常规化验。发现异常及时停药处理。尤其对已用过柔红霉素或阿霉素者,再使用本品时应注意加强临床观察其心脏毒性。

6. 制剂规格　粉针:20mg/支。

四、表阿霉素

表阿霉素(表柔比星、Epidoxorubicin、Pharmoru-bicin、EPR)。

1. 作用机制　本品为阿霉素的同分异构体。主要作用机制是直接插入DNA分子碱基对之间,干扰转录过程,阻止mRNA的合成而起抗肿瘤作用,对细胞周期各期均有作用,属于细胞周期非特异性药物。与阿霉素相比,疗效相似或略高。

2. 临床应用　主要用于治疗乳腺癌、恶性淋巴瘤、卵巢癌、消化道癌、白血病、肺癌、软组织肉瘤、头颈部肿瘤及恶性黑色素瘤等。

根据国外学者报道,单用本品治疗非霍奇金淋巴瘤18例,总有效率可达78%,其中15例为初治患者,另3例曾接受蒽环类药物治疗者,2例获得缓解。

3. 用法用量　静脉注射或滴注。静脉注射:75～90mg/m^2,每3周1次;或40～50mg/m^2,连续2天,每3周后重复。

4. 不良反应　与阿霉素相似,但心脏毒性与骨髓抑制较阿霉素为轻,本品产生心脏毒性的累积剂量约为阿霉素2倍,骨髓抑制是本品的主要急性毒性和限制剂量提高的因素。另外,脱发较常见,70%的患者可出现。其他有消化道反应、色素沉着等。

5. 注意事项　①对有心肌损伤者禁用,当累积量超过450mg/m^2时,应监测其心脏毒性;②肝功能不全或肿瘤肝转移者宜降低剂量,避免药物蓄积;③本品具有较强刺激性,不能肌注或鞘内给药,静脉注射时避免药液外渗漏至皮下引起局部组织炎症或坏死,可在输液过程中经莫菲管给药。

6. 制剂规格　粉针:10mg/支、50mg/支。

五、吡喃阿霉素

吡喃阿霉素(Pirarubicin)(吡柔比星、THP-阿霉素、THP)。

1. 作用机制 本品为阿霉素的衍生物,作用机制与阿霉素相似,直接嵌入 DNA 分子,抑制 DNA 聚合酶,从而阻碍 DNA 的复制与转录,对 G_2 期作用最强,属于细胞周期非特异性药物。其抗瘤谱广,抗瘤活性相当或优于阿霉素,但心脏毒性较阿霉素为轻。对阿霉素耐药的癌细胞仍有效,两者间交叉耐受性不明显。

2. 临床应用 本品对急性白血病、恶性淋巴瘤有良效,对头颈部肿瘤、卵巢癌、子宫癌、泌尿道上皮癌、乳癌等有显著疗效,还可用于肺癌、消化道癌等。因心脏毒性低,适合用于儿童急性淋巴细胞白血病和非霍奇金病的长期系统化疗。

3. 用法用量 静脉注射,儿童用量每次 $20\sim30mg/m^2$,每天 1 次,连用 3 天。

4. 不良反应 ①骨髓抑制:约 80% 的患者可出现白细胞下降,是限制剂量提高的主要因素,还可有血小板减少、贫血,偶有出血倾向;②心脏毒性:可有心电图异常,心律失常,甚至心力衰竭,尤其是用过其他蒽环类药物者容易发生;③消化道反应:比较常见,主要有恶心、呕吐、腹泻、食欲不振、口腔炎等;④其他反应:可有肝、肾功能损害,脱发、色素沉着、疲乏、头晕、皮疹、发热等。

5. 注意事项 ①本品具有一定心脏毒性,心脏病患者应慎用,对曾用过其他蒽环类药物者,使用本品时应加强观察,监测心功能,出现异常应及时停药;②应定期检查肝、肾功能及周围血象,有异常时要及时减量或停药;③本品可导致局部刺激反应,静脉给药时应避免药液外溢;④本品不能用生理盐水稀释,应用 5% 葡萄糖溶液或注射用水 10ml 溶解。不能做皮下及肌内注射,只能静脉输注。

6. 制剂规格 粉针:10mg/支、20mg/支。

六、去甲氧柔红霉素

去甲氧柔红霉素(ldarubicin)(4-去甲基氧柔红霉素、伊达比星、IDA)。

1. 作用机制 本品为柔红霉素的衍生物,与柔红霉素相比,具有疗效高,心脏毒性低,而且可口服等优点。与其他蒽环类药无交叉耐药性。体内试验证实本品是柔红霉素抗肿瘤活性的 4~8 倍。作用机制类似其他蒽环类药物,直接嵌入 DNA 碱基对之间,抑制 DNA 异构酶 Ⅱ 的活性及产生自由基,促使细胞死亡。另外,本品亲脂性强,肿瘤细胞摄取率增加,可提高细胞毒作用,不受多药耐药基因影响,且可通过血脑屏障。

2. 临床应用 主要用于急性非淋巴细胞白血病、急性淋巴细胞白血病、慢性粒细胞白血病,特别是对难治及复发性急性白血病有较好疗效。

3. 用法用量 静脉注射:儿童用量 $8\sim10mg/(m^2\cdot d)$,3 天为 1 个疗程。

4. 不良反应 ①骨髓抑制:是本品最常见的毒性反应,与剂量呈正相关,最早发生于化疗后第 5 天。表现为白细胞减少,血小板减少,其恢复时间比柔红霉素稍长或相似;②心脏毒性:与柔红霉素相比发生率低,常见心电图异常、胸闷、心律失常,甚至心衰等;③消化道反应:主要是恶心、呕吐、腹泻、口腔溃疡等;④其他反应:可有可逆性肝肾功能损害、脱发、皮疹、神经毒性等。

5. 注意事项 ①本品具有骨髓毒性、心脏毒性,既往有心脏病史者慎用,有骨髓抑制者及对本品过敏者禁用;②用药期间,定期检查肝肾功能及外周血象,发生异常及时减量或停药。

6. 制剂规格 粉针:5mg/支、10mg/支。

七、米托蒽醌

米托蒽醌(Mitoxantrone)(二羟蒽二酮、Navatrone、MIT、NVT)。

1. 作用机制 本品为人工合成的蒽环类药物,其作用机制是通过与DNA分子结合,抑制DNA依赖和RNA聚合酶反应,从而使DNA和RNA的合成受阻并导致细胞死亡,属于细胞周期非特异性药物,对G_2期作用最明显,其抗肿瘤活性相近或略高于阿霉素,明显高于环磷酰胺、长春新碱、甲氨蝶呤、氟尿嘧啶及阿糖胞苷,且抗瘤谱广。本品与多种抗肿瘤药,如阿糖胞苷、环磷酰胺、顺铂等有协同作用,和蒽环类药物只有部分交叉耐受性。

2. 临床应用 主要用于恶性淋巴瘤、急性非淋巴细胞白血病、乳腺癌,疗效较好,尤其对其他治疗药物耐药的白血病。对膀胱癌、前列腺癌、卵巢癌、肝癌、肺癌、头颈部癌及多发性骨髓瘤也有疗效。

3. 用法用量 静脉滴注:儿童单次剂量最高可达24mg/m²,联合化疗剂量可酌减到8～10mg/m²,每天1次,连用3天。

4. 不良反应 ①骨髓抑制:表现为白细胞和血小板减少,用药10天后血细胞明显降低,但可逐渐恢复;②心脏毒性:较阿霉素为低,但曾用过阿霉素者容易发生,可有心悸、早搏、心电图异常、心力衰竭等,均为可逆性;③消化道反应:较常见,可有恶心、呕吐、食欲减退、腹泻等;④其他反应:可见无力、脱发、口腔炎、发热、烦躁、呼吸困难、肝肾功能损害等。

5. 注意事项 ①对本品过敏者禁用;②本品有骨髓毒性和肝功能损害,且主要经肠道排泄,故有骨髓抑制或肝功能不全者禁用。用药期间,应定期检查血象;③本品具有心脏毒性,心脏患者慎用,对曾用过蒽环类药物的患者应注意心脏毒性的发生;④静脉注射时药物外溢可导致局部严重刺激反应;应避免药液外溢,亦勿与皮肤接触;⑤本品不宜与其他药物混合注射;⑥使用本品后,尿液可呈蓝绿色。

6. 制剂规格 粉针:4mg/支、10mg/支。

第五节 植物生物碱

一、长春新碱

长春新碱(Vincristine)(醛基长春碱、Leurocristine、VCR)。

1. 作用机制 长春新碱系由长春花中提取的一种生物碱。药理作用与长春碱相似,主要作用于M期,为周期特异性药物。本品能与微小管蛋白结合,阻止微管装配,抑制纺锤丝的形成。使细胞分裂同步停止于M期,从而有利于其他抗癌药物发挥作用。此外,对嘌呤、RNA或DNA的合成有抑制作用。

2. 临床应用 本品可作为缓解诱导剂治疗急性白血病,对各种类型急性白血病均有疗效,尤其对急性淋巴细胞白血病疗效突出;还可用于恶性淋巴瘤,对霍奇金病不如长春碱;也可用于治疗乳腺癌、支气管肺癌、软组织肉瘤及神经母细胞瘤等。

3. 用法用量 儿童静脉给药每次 $1.5mg/m^2$(1 次最大量不超过 2mg),每周给药 1 次,用 0.9%生理盐水 20ml 静脉注射。

4. 不良反应 ①本品骨髓抑制轻微,对外周神经毒性较大,表现为四肢麻木、腱反射减弱或消失、麻痹性肠梗阻等。多在用药后 6～8 周出现,其发生与每次剂量及总剂量密切相关,延续很久;②局部刺激作用:可导致静脉炎,漏出血管外可造成局部组织坏死,持续性疼痛;③大剂量或长期给药常引起脱发、口炎、便秘等。

5. 注意事项 ①本品可阻止甲氨蝶呤由细胞外渗,先用本品,再用甲氨蝶呤,可提高药物在细胞内的毒性;②与门冬酰胺酶、异烟肼、脊髓放疗同用,可加重神经系统毒性;③2 岁以下儿童慎用本品;④不能用于鞘内注射。

6. 制剂规格 粉针:1mg/支。

二、长春酰胺(Vindesine)

长春酰胺(Vindesine)(长春地辛、癌的散、去乙酰长春花碱酰胺、Desacetylvinblastine Amide、ELDISINE、VDS)。

1. 作用机制 本品为半合成的长春碱衍生物,是一种细胞周期特异性药物,抑制细胞内微管蛋白的聚合,阻止增殖细胞有丝分裂中纺锤体的形成,使细胞分裂停于有丝分裂中期(M期)。较低剂量的作用为长春新碱的 3 倍,为长春碱的 10 倍;高剂量作用强度与长春新碱相等,为长春碱的 3 倍。长期用药可产生抗药性,但与长春新碱之间无交叉耐药性,对人体免疫反应不仅没有抑制作用,相反有轻度兴奋作用。

2. 临床应用 对急性淋巴细胞白血病及慢性粒细胞白血病急性变有较明显疗效;对小细胞及非小细胞肺癌有较好疗效;对恶性黑色素瘤、食管癌、结肠癌、直肠癌、恶性淋巴瘤亦有一定疗效。

3. 用法用量 儿童每次 $3～4mg/m^2$,一般每 7～10 天用药 1 次,生理盐水注射液溶解后由莫非管冲入。

4. 不良反应 ①本品的毒性介于长春碱和长春新碱之间。神经毒性与剂量有关,停药后可逐渐恢复。主要表现为感觉异常、深腱反射消失或降低、肌肉疼痛或肌无力。还可表现为麻痹性肠梗阻、便秘等,这是由于自主神经系统功能紊乱所致;②骨髓抑制较长春碱轻,但较长春新碱强。常引起血细胞减少,但严重的白细胞减少并不多见。对血小板影响不明显;③其他反应尚有贫血、发热、静脉炎等。

5. 注意事项 ①本品应在有肿瘤化疗经验的医师指导下应用,如使用中白细胞降低到 $3×10^9/L$ 及血小板降至到 $50×10^9/L$ 应停药;②近期用过长春碱类或鬼臼类药物可增加神经系统的毒性;③静脉输注时防止药物外漏,否则可致疼痛、坏死、溃疡等,一旦出现应立即冷敷,并用 0.5%普鲁卡因封闭;④药物溶解后应在 6 小时内使用;⑤肝肾功能不全者应慎用,骨髓功能低下及严重感染者禁用。

6. 制剂规格　粉针剂：1mg/支、4mg/支。

三、三尖杉酯碱

三尖杉酯碱(Harringtonine(哈林通碱、粗榧碱、H)。

1. 作用机制　本品系从三尖杉(粗榧)科植物三尖杉的枝叶和树皮中提取的有效成分。能够使核糖体解聚,蛋白质合成停止。也对DNA合成起抑制作用,对白血病L_{1210}杀伤动力学研究表明,三尖杉酯碱为周期非特异性药物,但对S期作用更显著,对G_0期有一定影响。三尖杉酯碱还有免疫抑制作用,包括明显抑制细胞免疫及体液免疫功能。本品对多种肿瘤有抑制作用,与烷化剂及嘌呤类无交叉耐药性。

2. 临床应用　本品用于急性非淋巴细胞白血病、恶性淋巴瘤、真性红细胞增多症、慢性粒细胞性白血病等。

3. 用法用量　静脉滴注：3mg/(m^2·d),7天为1个疗程,加入5%或10%葡萄糖注射液中缓慢滴注(2～3小时滴完)。

4. 不良反应　①骨髓抑制：可有白细胞数下降,多数患者可恢复;②胃肠道反应：主要表现为恶心、呕吐、厌食、口干等;③心脏毒性：有心房扑动,如出现应立即停药。部分患者可见心肌损害、心衰等。

5. 注意事项　一次大剂量静脉注射可因呼吸抑制而致死,严禁静脉推注法给药。

6. 制剂规格　水针：1mg/(1ml·支)。

四、足叶乙苷

足叶乙苷(Etoposide)(鬼臼乙叉苷、VEPESID、VP-16)。

1. 作用机制　本品为鬼臼毒素的半合成衍生物,体外实验对多种肿瘤细胞有明显的细胞毒作用,体内对多种移植性肿瘤有明显的抗肿瘤作用。它可抑制瘤细胞,并可抑制拓扑导构酶Ⅱ的活力导致DNA链的断裂,阻止DNA的合成。研究表明它很可能主要不是作用于分裂中期,而对S及G_2期有较大杀伤作用,为细胞周期特异性药物。

2. 临床应用　主要用于治疗急性非淋巴细胞性白血病,尤其是单核细胞性者,也可用于治疗小细胞未分化型肺癌、淋巴瘤、睾丸肿瘤,对卵巢癌、乳腺癌及神经母细胞瘤、恶性组织细胞病、骨髓增生异常综合征亦有疗效。

3. 用法用量　静脉滴注：将本品需用量用氯化钠注射液稀释,浓度每毫升不超过0.25mg,静脉滴注时间3～4小时。儿童常用量：100～150mg/(m^2·d),连用3日。

4. 不良反应　①骨髓抑制是其剂量的限制性毒性,主要为白细胞减少,血小板减少较少见。约有半数患者出现贫血,停药后即可恢复;②常见的不良反应还有食欲减退、恶心、呕吐、头晕、心悸、体位性低血压(快速滴注时)等;③少数患者可产生过敏反应、轻度神经炎及不全性脱发,偶可引起中毒性肝炎。

5. 注意事项　①有严重骨髓抑制及对本品有严重过敏既往史的患者应禁用;②本品不可做胸腔、腹腔、鞘内注射。本品刺激性强,容易引起静脉炎,不可漏出血管外;③静脉滴注宜慢,至少半小时,速度过快可引起低血压;④本品在5%葡萄糖中不稳定,可形成微细沉淀。宜用氯化钠注射液做稀释溶液。

6. 制剂规格 注射:50mg/支、100mg/支。

五、威猛

威猛(Teniposide)(鬼臼噻吩苷、替尼泊苷、Vumon、VM-26)。

1. 作用机制 本品为半合成的鬼臼毒素的糖基衍生物,为周期特异性细胞毒药物,抑制拓扑异构酶Ⅱ,引起 DNA 断裂,阻断有丝分裂于细胞周期 S 期和 G_2 期。对实验性鼠肿瘤,替尼泊苷在其体内具有较广谱的抗肿瘤活性。体外和体内研究显示与依托泊苷具有完全交叉耐药性。VM-26 的抗瘤谱与 VP-16 相似,但作用强度为 VP-16 的 5~10 倍。

2. 临床应用 主要用于霍奇金淋巴瘤和非霍奇金淋巴瘤有明显效应,对儿童淋巴细胞性白血病也有作用,尤其对婴儿急性单核细胞白血病有显著疗效。

3. 用法用量 静脉注射:60mg/(m^2·次),连用 3 天为 1 个疗程或 2 次/周。一般在使用前用 5%葡萄糖或生理盐水注射液配成 0.5~1.0mg/ml 溶液,静脉注射 3~4 小时。

4. 不良反应 ①骨髓抑制:用药 7~14 天后常见白细胞和血小板降低;②胃肠道反应:恶心、呕吐是最常见的消化道不良反应,但通常是轻度和中度的;③脱发也较常见;④低血压:快速输注时会发生一过性的低血压;⑤过敏反应:可发生急性过敏反应:寒战、发热、心动过速、支气管痉挛、呼吸困难、低血压、潮红、出汗、水肿、高血压和荨麻疹;⑥其他:口腔炎、头痛和精神障碍罕见。

5. 注意事项 ①肝肾功能异常或肿瘤侵犯骨髓者慎用;②应定期检查血象,如白细胞<$3.5×10^9$/L 或血小板<$75×10^9$/L 时,应推迟使用,直到骨髓功能恢复正常;③应注意保证输注本品进入静脉,以免输注于静脉外造成组织坏死和血栓性静脉炎;④本品应缓慢静滴,最初 30~60 分钟,应仔细监测生命特征,以免发生低血压情况。

6. 制剂规格 水针:50mg/支。

第六节 酶 类

一、门冬酰胺酶(Asparaginase)

门冬酰胺酶(Asparaginase)(左旋门冬酰胺酶、L-Asparaginase、ASP)。

1. 作用机制 肿瘤细胞不能自己合成对其生长必需的氨基酸-门冬酰胺,必须依赖宿主供给。本品通过水解血清中的门冬酰胺,使肿瘤细胞因缺乏门冬酰胺致使蛋白质合成发生障碍,肿瘤细胞的生长受到抑制,导致肿瘤细胞死亡。因此,本品是一种对肿瘤细胞具有选择性抑制作用的药物。另外,本品尚有免疫抑制作用,可用于自身免疫性疾病。本品在动物实验中对白血病、实体瘤均有疗效,且与常用的巯嘌呤、甲氨蝶呤、长春新碱、阿糖胞苷等无交叉耐药现象。

2. 临床应用 对儿童急淋的诱导缓解期疗效最好,有时对部分常用化疗药物缓解后复发的患者也可能有效,但单独应用时缓解期较短,而且容易产生耐药性,故多与其他化疗药物组成联合方案应用,以提高疗效。对急性非淋巴细胞白血病和急性单核细胞白血病有一定疗效。对恶性淋巴瘤也有较好的疗效。

3. 用法用量 可用于静注、静滴、肌注。根据不同病种,不同的治疗方案,本品的用量有较大差异。以急淋的诱导缓解方案为例:剂量可根据体表面积计,日剂量 6000～10 000IU/m², 隔日1次,以6～10次为1个疗程。

4. 不良反应 ①本品可致过敏反应,故用药前须先做皮肤过敏试验,一般用10～50IU/0.1ml 做皮内注射。过敏反应的主要表现为突然发作的呼吸困难、关节肿痛、皮疹、皮肤瘙痒、面部水肿,严重者可发生呼吸窘迫、休克甚至致死。在用肌注给药的晚期儿童白血病,虽其轻度过敏反应的发生率较高,但有报道认为其严重过敏反应的发生率较静注给药低。过敏反应一般在多次反复注射者容易发生,但曾有在皮内敏感试验阴性的患者发生。另有某些过敏体质者,即使注射做皮试剂量的门冬酰胺酶时,偶然也会产生过敏反应。有过敏史的患者应慎用或不用;②大肠杆菌门冬酰胺酶含有内毒素,故可引起发热现象。来源于埃希大肠杆菌与欧文菌族(Erwinia carotora)的门冬酰胺酶间偶有交叉敏感反应;③由于门冬酰胺酶能够抑制蛋白质的合成而引起血中白蛋白低下,血氨升高,血胆固醇下降,水肿及凝血Ⅶ、Ⅷ、Ⅸ、Ⅹ因子、凝血酶、纤维蛋白原下降,但不引起严重出血;④其他不良反应,有厌食、恶心、呕吐等消化道反应及肝、肾、胰功能损害,患者如感觉剧烈的上腹痛并伴有恶心、呕吐,应疑有急性胰腺炎,其中暴发型胰腺炎很危重,甚至可能致命。少数患者可出现白细胞及血小板减少,偶见幻觉、夜游、行为异常等精神症状。

5. 注意事项 ①使用前应做皮试,阳性反应者慎用或不用;②肝肾功能严重损害者、有胰腺炎史者忌用;③本品溶解后,不宜长时间放置,久置将失去活力。

6. 制剂包装 粉针:5000IU/支、10 000IU/支。

二、培门冬酰胺酶

培门冬酰胺酶(Oncaspar)(pegaspargase、PEG+L-门冬酰胺酶)。

1. 作用机制 本品是L-天门冬酰胺酶的修型(来自大肠杆菌)是由单甲氧基聚乙烯乙二醇(PEG)的共价结合单位产生的酶,分子量约5000,抗原性比天然 L-天门冬酰胺酶低,血浆半衰期比天然型显著延长。作用机制与左旋门冬酰胺酶相同。

2. 临床应用 本品适用于急性淋巴细胞白血病(ALL),对天然 L-天门冬酰胺酶十分严重过敏反应的患者,也能耐受本品,一般与其他化疗药物并用。

3. 用法用量 肌内注射或静脉滴注:以肌内注射的过敏性或其他不良反应发生率较低,每14日1次,2500IU/m²。肌注:单次给药容量应限于2ml,如果>2ml,应使用多处部位注射。静脉给药时,本品应以100ml生理盐水或5%葡萄糖液稀释后连续滴注1～2小时。

4. 不良反应 ①肌内注射时,过敏反应发生率为天然 L-天门冬酰胺酶过敏者的30%,而对天然 L-天门冬酰胺酶不过敏的患者为11%;②约1%的患者发生胰腺炎,有时胰腺炎暴发是致命的;③肝功能损害:恶心、呕吐、发热不适、接触性刺激、肿瘤溶解综合征,约4%的患者可发生血栓形成,可发生轻度到重度高血糖。

5. 注意事项 ①使用本品后,必须严格密切观察1小时,并做好处理过敏反应的各种急救药品;②应避免使用可能增加出血危险的药物,如肝素、潘生丁、阿司匹林、非甾体抗炎药等;③在治疗期间,应经常检查血清淀粉酶、血糖,以尽早发现胰腺炎与高血糖症,及时处理。

6. 制剂规格 水针:5ml/支(含本品 3750IU)。

第七节　维生素 A 衍生物

全反式维甲酸 Tretinoin、全反式维 A 酸、All-trans RetinoicAcid、ATRA。

1. 作用机制 本品是一种肿瘤细胞诱导分化剂,不仅能维持正常上皮细胞分化,而且可抑制白血病细胞的增殖,诱导白血病细胞分化为正常表型功能的白细胞,对急性早幼粒白血病(M3 型)的完全缓解率可达 90% 左右。体外实验可抑制多种癌细胞的增殖。

2. 临床应用 为治疗急性早幼粒细胞白血病的首选药物。还可治疗银屑病、鱼鳞病、痤疮及其他角化异常性皮肤病。

3. 用法用量 口服:20～30mg/(m^2·d),分 2～3 次,4～6 周为 1 个疗程,完全缓解后与其他药物交替治疗。

4. 不良反应 可出现皮肤黏膜干燥、消化道反应、头晕、头痛及关节痛,停药后消失。亦有脑水肿、白细胞增高以及肝、肾损害等。

5. 注意事项 ①服本品后需监测肝功、血脂;②本品不能与四环素、维生素 A 等同时使用;③遮光、密闭,在阴凉处保存。

6. 制剂规格 胶囊:10mg/粒,片剂:10mg/片。

第八节　其他化疗药物

一、羟基脲(Hydroxyurea, Hydrea, HU)

1. 作用机制 本品是一种核苷酸还原酶抑制剂,通过抑制核苷二磷酸还原酶而阻止核苷酸变成脱氧核苷酸,并能抑制胸腺嘧啶脱氧核苷插入 DNA,选择性抑制 DNA 的合成,而对 RNA 及蛋白质合成无抑制作用。本品主要作用于增殖细胞的 S 期,并使细胞周期的其他细胞停留在 G_1/S 边界,而导致癌细胞部分同步化,由于 G_1 期细胞对放射治疗高度敏感,本品联合放射治疗可起增敏作用。

2. 临床应用 对慢性粒细胞性白血病有确切疗效,对于白消安和巯嘌呤已耐药的顽固病例仍有疗效。对急性粒细胞性白血病疗效不佳,但可应用。其他药物缓解后作维持药应用。对黑色素瘤、胃肠道肿瘤、乳腺癌及晚期卵巢癌、恶性淋巴瘤等有一定疗效,与放疗合并治疗鼻咽癌等头颈部肿瘤可以增效。

3. 用法用量 ①每日 20～40mg/kg,分 2 次口服,直到出现骨髓抑制时;②每次 60～80mg/kg,每周 2 次,以 6～7 周为 1 个疗程;③大剂量间歇疗法,每次 60mg/kg,每 8 小时 1 次或每次 100mg/kg,每 6 小时 1 次,24 小时为 1 个疗程。间隔 4～7 天重复应用。

4. 不良反应 ①不良反应:主要为骨髓抑制,出现白细胞或血小板减少,及巨幼红细胞贫血等,造血抑制为时短暂,停药数天即可恢复;②消化道反应:主要有恶心、呕吐、腹泻、便秘或口腔炎等;③其他反应:眩晕、脱发、睾丸萎缩、定向力丧失、皮疹及致畸胎等。

5. 注意事项 对有显著肾功能不全,有明显骨髓抑制或消化道反应的患儿慎用,用药期间应定期检查血象。

6. 制剂规格 胶囊:400mg/粒,片剂:500mg/片。

二、三氧化二砷(ArsenicTrioxide)

1. 作用机制 本品对急性早幼粒细胞白血病(APL)有一定疗效,其作用机制尚不明确。目前的研究显示,染色体 t(15;17)易位是急性早幼粒细胞性白血病的重要细胞遗传学特征,该易位导致早幼粒细胞白血病基因 PML 和维甲酸受体 α(RARα)基因融合,表达 PML-RARα 蛋白,这种融合蛋白的过度表达是 APL 发病的主要机制之一,过度表达的 PML-RARα 可抑制细胞的分化凋亡。实验发现,三氧化二砷通过调节 NB4 细胞内 PML-RARα 的水平,使细胞重又纳入程序化死亡的正常轨道。

2. 临床应用 适用于急性早幼粒细胞性白血病。与全反式维甲酸等药物无交叉耐药。

3. 用法用量 每次 0.15～0.2mg/kg,用 5%葡萄糖注射液或 0.9%氯化钠注射液 500ml 稀释后静脉滴注,1 次/日,4～6 周为 1 个疗程。

4. 不良反应 主要不良反应为皮肤干燥、丘疹、红斑或色素沉着、恶心、胃肠胀满、指尖麻木、血清转氨酶升高。

5. 注意事项 有肝、肾功能损害者慎用。使用过程中如出现肝、肾功能损害应即停药,并进行对症治疗,待恢复后再继续使用。如肝功能异常是因白血病细胞浸润所致者,应同时并用保肝治疗。

6. 制剂规格 10mg/(10ml·支)。

三、格列卫

格列卫(glivec)(甲磺酸伊马替尼、Imatinib Mesylate Tablets)。

1. 作用机制 甲磺酸伊马替尼在体内外均可在细胞水平上抑制 Bcr-Abl 酪氨酸激酶,能选择性抑制 Bcr-Abl 阳性细胞系细胞、Ph 染色体阳性的慢性粒细胞白血病和急性淋巴细胞白血病患者的新鲜细胞的增殖及诱导其凋亡。此外,甲磺酸伊马替尼还可抑制血小板衍化生长因子(PDGF)受体、干细胞因子(SCF)、c-Kit 受体的酪氨酸激酶,从而抑制由 PDGF 和干细胞因子介导的细胞行为。

2. 临床应用 用于治疗慢性粒细胞白血病(CML)急变期、加速期或 α-干扰素治疗失败后的慢性期患者;不能手术切除或发生转移的恶性胃肠道间质肿瘤(GIST)患者。

3. 用法用量 开始剂量:对慢性粒细胞白血病急变期和加速期患者,甲磺酸伊马替尼的推荐剂量为 600mg/d;对干扰素治疗失败的慢性期患者,以及不能手术切除或发生转移的恶性胃肠道间质肿瘤(GIST)患者,推荐剂量为 400mg/d,均为每日 1 次口服,宜在进餐时服药,并饮一大杯水,只要有疗效,就应持续服用。

4. 不良反应 有轻度恶心、呕吐、腹泻、肌痛及肌痉挛、浮肿和水潴留等,与所用剂量有关系。

5. 注意事项 ①应由对慢性粒细胞白血病有治疗经验的医师进行；②建议定期监测体重，如用药过程中体重出乎意料地快速增加，应做详细检查，必要时采取适当支持治疗和处理措施；③有肝功损害者慎用本药。

6. 制剂规格 100mg/粒。

第九节　肾上腺皮质激素

一、作用机制

肾上腺皮质激素的作用是多方面的，能够抑制放射性胸腺嘧啶核苷掺入到淋巴细胞的 DNA 中，从而影响 RNA 的转录、RNA 多聚酶活性以及信使 RNA 的翻译，阻止细胞进入 S 期，使淋巴细胞溶解。肾上腺皮质激素还可抑制葡萄糖和氨基酸的运转，心血管系统、肾、骨骼肌、神经系统及免疫系统的功能也受其影响。此外，还有抗应激作用。

临床常用的为醋酸泼尼松(Prednisone)，剂量 40~60mg/(m^2·d)，口服吸收良好，血浆衰减呈双相性，在肝脏内转化成泼尼松龙而发挥其抗肿瘤活性。生物 $t_{1/2}$ 为 60 分钟。

醋酸地塞米松片，剂量 6~8mg/(m^2·d)，能通过血脑屏障，抗炎和抗过敏作用比泼尼松和泼尼松龙更强。而对水钠潴留和促进排钾作用很轻，对垂体-肾上腺抑制作用较强。本品极易自消化道吸收，其血浆 $t_{1/2}$ 为 190 分钟，组织 $t_{1/2}$ 为 3 天。血浆蛋白结合率较其他皮质激素类药物为低。

二、毒副反应

常见毒副反应为水钠潴留、高血压、高血糖、Cushing 综合征及骨质疏松等。

第十节　白血病治疗药物新进展

白血病的化学治疗一直是医学和药学研究的重点领域。随着细胞学、分子生物学、免疫学等学科的发展以及精确的白血病分类和各亚型白血病发病机制的探明，愈来愈多的特异性强的白血病的化疗药物被开发出来。

一、急性淋巴细胞白血病(ALL)的化疗药物进展

利用目前的治疗手段，80% 的急性淋巴细胞白血病(ALL)患儿均能得到治愈，但治疗的不良反应也带来了急性或远期的严重并发症。此外，成人 ALL 患者的生存率依然<40%。因此，一些新的药物仍在研制和临床试验之中。

1. 常规化疗药物的新剂型　化疗药物的脂质体剂型是将药物包裹在一种小的、天然无毒磷脂及胆固醇制成的球形囊泡中，是目前应用越来越多的一种方法，可以提高常规抗白血病药物的治疗指数。所谓非免疫性脂质体指进一步改进油脂从而使其表面亲水性更强，在血流中

循环次数也更多。

(1)PEG-门冬酰胺酶：聚乙二醇门冬酰胺酶(PEG-门冬酰胺酶)是由大肠埃希杆菌门冬酰胺酶与单甲氧基-PEG共价结合形成。与天然门冬酰胺酶相比，PEG-门冬酰胺酶具有免疫原性低和半衰期长(5倍)的优点，可以减少注射次数，而且疗效还能得到保证。最初PEG-门冬酰胺酶仅被授权用于对天然门冬酰胺酶存在超敏反应的患者，最近美国食品药品管理局(FDA)正式批准可用于ALL新病例的治疗。目前的临床试验表明，和天然门冬酰胺酶治疗相比，PEG-门冬酰胺酶可使骨髓中幼稚淋巴细胞的清除更快，血清中酶活性更持久，门冬酰胺酶高滴度抗体产生更少。对天然门冬酰胺酶治疗过的首次复发的患儿再诱导缓解治疗时，PEG-门冬酰胺酶仍然有效。由于各种门冬酰胺酶的短缺是一个长期未能解决的问题。在欧洲，一种利用基因重组技术生产的埃希大肠杆菌门冬酰胺酶已进入了早期的临床试验。

(2)脂质体阿糖胞苷：脂质体阿糖胞苷是阿糖胞苷的一种缓释制剂，经鞘内用药后，阿糖胞苷的持续释放使得药物能够在脑脊液中维持细胞毒性水平超过14天。临床试验被应用于其他治疗无效的中枢系统白血病。脂质体阿糖胞苷目前推荐剂量儿童是35mg，成人50mg，不良反应包括头痛、恶心、呕吐等剂量限制性毒性反应。可同时应用地塞米松以预防蛛网膜炎，值得注意的是，当它与能通过血-脑屏障的全身化疗药物，如大剂量的阿糖胞苷和甲氨蝶呤一起应用时会增加神经毒性。

(3)脂质体和聚乙二醇蒽环类抗生素：为了降低毒性和提高有效性，人们一直在研发蒽环类抗生素的脂质体剂型，以期可大剂量用于临床。脂质体柔红霉素仅用于难治性或复发性ALL白血病的Ⅰ期临床研究，但获准在老年患者中与标准化疗方案联合使用。脂质体柔红霉素或聚乙二醇多柔比星是否有益于ALL的治疗、其最佳治疗剂量是多少等问题还需要深入研究。

(4)脂质体长春新碱：长春新碱是一种细胞周期特异性药物，循环时间越长、组织中局部药物浓度越高，效果就越强。游离长春新碱半衰期仅10分钟，而经神经鞘磷脂酶-胆固醇脂质体包装后半衰期可延至8小时。予长春新碱不同剂量梯度给药使肿瘤细胞暴露于药物的时间延长，可增强其抗肿瘤效应。在Ⅰ期试验中，脂质体长春新碱的便秘、疼痛、周围神经病的程度都较轻。但剂量>2.4mg/m^{2}时上述毒性加重。Ⅱ期试验中，用脂质体型长春新碱治疗(2mg/m^2，每14天1次)16名难治性或复发型ALL患者，仅2例患者有疗效。人们正试验每周用脂质体型长春新碱+地塞米松加强治疗难治或复发型患者以期获得肯定的临床疗效。

(5)叶酸抗代谢物：氨基蝶呤和甲氨蝶呤，是第一批用于ALL诱导缓解治疗的叶酸拮抗剂，可抑制二氢叶酸还原酶活性，从而减少胸苷酸和嘌呤生物合成所必需的叶酸来杀伤细胞。其中甲氨蝶呤作用较为安全，在ALL的治疗中始终占据中心地位。目前，新一代抗叶酸制剂的研究主要在实体瘤治疗方面，不但其膜转运的能力得到提高，而且不会因破坏多聚谷氨酸盐和体内的还原叶酸消耗而产生耐药。对临床有较大意义的新的抗叶酸制剂，包括DHFR抑制剂、胸腺嘧啶核苷酸合成酶及嘌呤合成酶抑制剂，以及其他靶点的抑制剂，它们在淋巴瘤和实体瘤的临床试验正在进行之中。

2. 核苷新衍生物 两种腺苷衍生物克拉屈滨(cladribine)及氟达拉滨(fludarabine)因其治疗谱较窄，故在临床应用中受限。一项针对儿童的Ⅰ期临床研究显示克拉屈滨在AML治疗方面有疗效,但有 13 名 ALL 患儿未能得到完全缓解。在成人研究中,克拉屈滨诱导完全缓解所需的剂量与稍后发生的以轴索变性及继发脱髓鞘为特征的周围神经病变相关。大剂量的氟达拉滨也存在神经毒性,故常将小剂量氟达拉滨与阿糖胞苷联合应用(FLAG 方案),但可能形成 ara-CTP(阿糖呋喃胞苷三磷酸)蓄积。所以,人们发明出一系列核苷衍生物以改进疗效,减轻原有的毒性作用。

(1)克罗他滨(Clofarabine):与克拉屈滨及氟达拉滨结构类似,由氢替代嘌呤环第 2 位的卤素原子合成,故其不容易脱氨基。阿糖呋喃环第 2 位碳上结合的氟基团可增进克罗他滨在酸性环境下的稳定性,且阻止其糖苷键在细菌嘌呤核苷磷酸化酶糖苷键作用下断裂。这些改进提高了药物的生物利用度,避免了由惰性复合物卤代腺嘌呤的释放引起的神经毒性作用。它能抑制 DNA 多聚酶及核苷酸还原酶,从而抑制 DNA 合成和修复。另外,它可通过直接作用于线粒体而诱导细胞凋亡,引起细胞凋亡因子释放。经Ⅰ期和Ⅱ期临床观察,药物对各种细胞遗传学异常的 T 细胞或 B 细胞前体型 ALL 患儿均有疗效。治疗中可能出现恶心、呕吐、骨髓抑制、发热、皮疹、手-足综合征(掌跖红,有麻木感)、肝酶一过性升高、焦虑、毛细血管漏出性出血,但未发现神经毒性反应。在这些研究的基础上,克罗他滨在美国和欧洲很快批准用于治疗复发或难治性 ALL 患儿。因克罗他滨对细胞内 ara-CTP 的调节作用及其单独应用时的活性,人们正在尝试将其与阿糖胞苷合用,并在临床试验中研究该方案潜在的优势。克罗他滨与足叶乙苷(etoposide)、环磷酰胺联合使用是否能干扰后两种药物造成的 DNA 损伤修复,以进一步增强疗效,其可能性正待进一步试验明确。

(2)奈拉滨(Nelarabine):是一种 ara-G 水溶性药物前体,可用当代先进的酶学技术合成,在体内可快速被腺苷脱氨酶去甲基化为 ara-G。ara-G 作为嘌呤核苷磷酸化酶(PNP)的底物类似物,无法被 PNP 裂解,导致细胞内脱氧核苷三磷酸衍生物的蓄积,这种蓄积可抑制核苷酸还原酶及 DNA 合成,进而导致继发性细胞死亡。对 B 细胞而言,T 细胞的固有脱氧鸟苷磷酸化率更高,所以未成熟的 T 淋巴细胞及 T 淋巴母细胞在体外试验中对脱氧鸟苷的细胞毒性更加敏感。在Ⅰ期试验中,奈拉滨显示出神经系统毒性,表现为瞌睡、震颤、肌无力、共济失调和惊厥发作。Ⅱ期临床试验的数据显示无 CNS 受累的 T 细胞性患者完全缓解率 35%。第一次复发的 39 例患者完全缓解率 46%,第二次复发的 40 例患者为 25%,28 例有 CNS 疾病的患者中,完全缓解率仅 21%。值得注意的是,22 例脑白复发的患者中在接受常规鞘注治疗之前,第 7 天 8 例脑脊液中肿瘤细胞已被清除。由于上述试验依据,FDA 批准奈拉滨为治疗 T 细胞白血病或淋巴瘤的三线药物。美国儿童癌症研究组正在新诊断的高危 T 细胞性 ALL 患者中检测其在联合化疗及颅脑放疗中的疗效及安全性。

(3)氯法拉滨(clofarabine)是第二代嘌呤核苷类衍生物,由美国 Genzyme 公司研发,2004 年 12 月 FDA 快速审批,于 2005 年 1 月首次在美国上市(商品名 Clolar),2006 年 5 月欧盟委员会也批准其上市。氯法拉滨结合了氟达拉滨和克拉屈滨的优点,既抑制 DNA 聚合酶,又抑制核糖核酸还原酶,是目前惟一适合用于治疗儿童白血病的药物,本品适应征为治疗 1~21 岁,特别是对其他疗法已经没有响应的顽固性或复发性急性白血病患者,氯法拉滨的治疗有效率非常高,两次常规化疗无应答的患者,对该药的总反应率为 31%,患者耐受性好,无不可预知的不良反应,既可以静脉给药,也可以口服,非常方便儿童用药。美国 FDA 是经"快速通道"批准该药的,其依据是一项有49例复治的复发性或抵抗性ALL患儿参加的核心Ⅱ期临床试验的结果。该试验中,患儿连续5天每天静脉滴注1~2小时氯法拉滨($52mg/m^2$),依据缓解情况,接受2~6周期治疗,每周期28天。结果发现,总缓解率为30%,其中20%达到完全缓解或髓相完全缓解(除血小板未恢复),10%达部分缓解。14%的患儿在氯法拉滨治疗后,接受了骨髓或干细胞移植。

(4) Forodesine:一种PNP的过渡态衍生物,属于PNP抑制剂。它针对PNP的微微克分子效价、化学稳定性及对T细胞的选择性毒性,结合其在动物试验中的活性,为其用于治疗T细胞性恶性肿瘤提供了理论依据。Ⅰ期试验表明,其抗肿瘤活性与受治患者细胞内三磷酸脱氧鸟苷的蓄积有肯定关系。因加大剂量并未使细内三磷酸脱氧鸟苷蓄积进一步增加,故建议延长每日用药时间,该项临床Ⅱ期试验正在进行。由于Forodesine肠道吸收的生物利用度很高,其口服剂型的临床Ⅰ期试验也在进行。初步数据显示Forodesine治疗T细胞性恶性肿瘤的疗效与奈拉滨疗效类似,且神经毒性较小,但尚缺乏数据表明两者中哪种药物效果更佳。

3. 单克隆抗体 白血病细胞表达的家系相关性抗原正日益成为单克隆抗体治疗的靶点,单克隆抗体可以非结合方式用药,也可与抗白血病药物、免疫毒素或放射性分子结合后用药。单克隆抗体已被成功地单独及联合使用。但靶抗原并不单纯由白血病幼稚细胞表达,也可由正常造血细胞表达,从而降低了单克隆抗体细胞毒性的选择性。

利妥昔单抗(Rituximab)(B细胞单克隆抗体,美罗华)是一种抗人CD20抗体,是第一种被应用于临床的单克隆抗体。CD20表达于几乎所有正常和恶性的B细胞表面以及40%~50%的B细胞前体型ALL肿瘤细胞表面。美罗华已有多种可供选择的使用方法,其中最常用的剂量为$375mg/m^2$,每周1次,静脉输注4~6周。美罗华与高分次剂量CVAD(环磷酰胺、长春新碱、阿霉素及地塞米松)化疗方案被联合应用于CD20阳性ALL患者,取得较好的疗效。在ALL的儿童患者中,CD20的表达没有任何预后意义,故美罗华在该年龄组中的使用目前只限于成熟B细胞恶性疾病或CD20阳性的B细胞前体型ALL复发病例。

二、急性髓性白血病的化疗药物新进展

20年前尚处于临床试用阶段的新药,如DNR、MIT、VP-16、VM26、ADR、IDA等,如今都已成了白血病治疗领域内的主干药物,并且使白血病的疗效大大提高。

1. FLT3受体抑制剂 最近根据格列卫抑制酪氨酸蛋白激酶的原理,Millenium制药公司又筛选出了两种化合物CT53518和midostaurin(PKC412)用于治疗急性髓性白血病(AML)。这些特异的酪氨酸蛋白激酶FLT3受体抑制剂,能够纠正AML患者由FLT3基因突变引起的细胞成熟和细胞分化障碍,目前正处在临床阶段。

2. Mylotarg 它是由细胞毒抗肿瘤抗生素Calicheamcin与人重组单克隆抗体耦联而成的单抗药物,2000年上市了用于急性髓性白血病(AML)复发治疗的gemtuzumab ozogamicin(Mylotarg)。该药适用于60岁以上CD33抗原阳性的急性髓性白血病,首次复发且不适用于细胞毒药物治疗的患者。

3. DNA拓扑异构酶Ⅰ抑制剂 topotecan单药疗效与Ara-C相类似,单用或与Ara-C、拓扑异构酶Ⅱ抑制剂联用可提高标准诱导化疗的疗效。现有人正将之与VP-16、Ara-C或CTX

联合,试用于 AML、MDS 的 RAEB 和 RAEB-t 及 CMML 尤其是伴染色体 25、27 预后不良核型者的一线治疗。

4. 碳铂(CBDCA) 作为二线新药,与其他药物联合治疗难治、复发或高危 ANLL 亦时有报道。有报道采用 CBDCA 与 IDA/Ara-C 联合治疗 31 例高危 AML,其中难治者 20 例、继发性者 11 例(MDS 转化 4 例,放/化疗所致 5 例,再生障碍性贫血转化和 CML 急变各 1 例),碳铂剂量为每天 $300mg/m^2$,共 5 天连续静滴,Ara-C 剂量为每天 $500mg/m^2$,共 3 天快速静滴,结果 CR 率 29%,包括难治者 4 例、继发性者 5 例,他们的中数 DFS 时间为 4 个月,提示 CBD2CA 对于预后不良的 AML 和 MDS 的治疗可能很有前途。

5. 酪氨酸激酶抑制剂 通过阻断细胞内信号传导途径而达到抗白血病细胞增殖的酪氨酸激酶抑制剂(如 CGP57148B)在 Ph 染色体阳性 AML 中的治疗价值亦正在探索中。

此外,正在研制的 AML 治疗新药还有:①单克隆抗体,如抗 CD33 单抗 Gemtuzumab ozogamicin;②多药耐药抑制剂,如 PSC-388;③法尼基转移酶抑制剂,如 Zarnestra 等;④组胺酸去乙酰化酶抑制剂;⑤抗血管新生剂,如 SU5416;⑥凋亡抑制剂,如 bcl-2 反义寡核苷酸。

三、化疗增效药物

本身可能无抗白血病作用,但与白血病治疗药物合用可增强化疗效果,该类药物主要包括耐药性调节剂、bcl-2 反义 RNA、蛋白酶体抑制剂和细胞生长因子等。

1. P-糖蛋白阻断剂 某些白血病患者出现对多种化疗药物的耐药现象,被称为多药耐药,常常和一些耐药基因的表达有关,如最常见的糖蛋白 P170,是一种能量依赖性的外排泵,多项研究致力于寻找新的药物来阻断这一作用。但第一代或第二代 P-糖蛋白阻断剂,如环孢素及其类似物等。无论单用或联合治疗都没有显示出明显的疗效优势,有的甚至因毒性过大而终止研究。第三代新的可作为多药耐药性逆转剂的 P-糖蛋白阻断剂具有高度特异性,对药物清除率影响很轻微,这些药物包括 zosuquidar、laniquidar 和 ONT-093 目前正在进行的 Ⅰ/Ⅱ期临床研究初步提示有应用前景。

2. bcl-2 反义核酸 某些难治白血病患者预后不良和抗凋亡基因 bcl-2 的过度表达有关。临床前试验提示,化疗与反义 18mer-寡核苷酸具有协同作用。

3. 蛋白酶体抑制剂 bortezomid 体外试验发现 bortezomid 与化疗药物具有协同抗白血病作用,Ⅰ期临床研究表明,对部分复发性难治性患者有效,主要不良反应有体位性低血压、恶心、腹泻和体液潴留。

4. 造血生长因子 G-CSF 和 GM-CSF 或可明显缩短化疗后粒细胞缺乏的时间,是重要的支持治疗手段。更重要的是,在化疗前或化疗期间应用造血生长因子可以增加白血病细胞进入 S 期的比例,因而具有化疗增敏作用,可以提高和疾病无进展生存率。

5. 促分化药物 从造血干细胞分化为具有功能的成熟血细胞必须经历一系列生化变化,包括 DNA 碱基的去甲基化及 DNA 组蛋白的乙酰化等。这些过程将改变 DNA 的构象,使某些基因转录。一项Ⅲ期随机临床对照研究表明,DNA 去甲基化药物阿扎胞苷(azacitidine)能显著改善骨髓增生异常综合征患者的生活质量,延长生存期,延缓其向白血病的发展,最近获美国批准用于骨髓增生异常综合征的各个亚型的治疗。临床前试验表明,阿扎胞苷和组蛋白去乙酰化酶抑制剂曲古抑菌素（trichostatin）和 depsipeptide，具有协同抑制白血病细胞系生长的作用，两者联用治疗对化疗耐药的 AML 的疗效尚有待进一步临床研究加以评估。

第十一节　白血病的靶向治疗

　　现今不断涌现的新的化疗药物、多药联合的强烈化疗及造血干细胞移植的开展已使急性白血病的预后获得很大改善，但难治性和复发性病例仍缺乏有效的治疗方法，而且治疗过程中出现的不良反应也是一个亟待解决的问题。近年来，针对白血病细胞增殖、生存复杂过程某些环节中的靶向治疗成为治疗研究中的一个重要领域。以伊马替尼和美罗华为代表的靶向治疗药物分别在慢性粒细胞性白血病（CML）和非霍奇金淋巴瘤（NHL）的治疗中展现出令人振奋的疗效。靶向治疗药物被认为是未来治疗 AL 中最具前景的手段。

一、单克隆抗体的靶向治疗

　　1. 抗 CD20 单抗的靶向治疗　　美罗华又称 Rituximab 或利妥昔单抗，是 1997 年被美国 FDA 批准用于治疗肿瘤的第一个单抗药物，是一种非结合型人鼠嵌和型抗 CD20 的单抗，其作用靶点是 CD20 抗原，在前 B 细胞和成熟 B 细胞以及 95％以上的非霍奇金淋巴瘤（NHL）细胞上均有表达。CD20 结合抗体后，不引起内化作用，一般认为 CD20 是通过调节细胞膜上的钙泵来调节细胞的生长与凋亡，美罗华最先主要用于 NHL 的治疗，单药治疗 166 例复发或难治的 NHL 患者的总有效率为 48％，完全缓解率 6％，部分缓解率为 42％；美罗华与 CHOP 方案联合治疗后，总有效率可达 95％，完全缓解率 55％。而且无意外的不良反应。Press 等对 54 例弥散性 NHL 连续 8 周注射美罗华，总有效率为 31％，其中 6 例患者完全缓解，中位生存期 246 天，同时用美罗华治疗边缘带淋巴瘤的总有效率达 34％，14％的患者完全缓解。CD20 表达于 35％成人急性淋巴细胞白血病（ALL）及 55％ Ph 阳性的 ALL 和 100％的成熟 B 系 ALL，因此美国 Anderson 癌症研究中心应用美罗华＋改良的 ALL 化疗（Hyper CVAD）方案治疗 CD20 的 ALL，完全缓解率达 100％，1 年的无病生存率为 98％，高于单用 Hyper CVAD 治疗的 85％；Thomas 等应用上述方案治疗 ALL 及 Burkitt 淋巴瘤，CR 率为 89％，1 年无病生存率达到了 86％。此外，由于美罗华能快速清除 B 淋巴细胞，因而也被用于如慢性淋巴细胞白血病（CLL）、毛细胞白血病、移植后淋巴细胞增殖性等 B 淋巴细胞性疾病，可见美罗华是治疗 CD20 的淋巴系统疾病的有效治疗药物。

　　2. 抗 CD33 单抗的靶向治疗
　　（1）HuM195：是人源化鼠抗 CD33 抗体，其进入体内后能迅速与白血病细胞表面的 CD33 结合并发生内化，介导补体依赖性细胞毒作用。Feldman 等运用 HuM195 治疗复发难治性 50 例 AML 患者中初发者 24 例，再次或多次复发者 26 例，中位年龄为 62 岁，按使用剂量分为 $12mg/m^2$、$36mg/m^2$。在可评价的 49 例中，20 例患者骨髓原始细胞比例为 5％～30％，其余患者骨髓原始细胞均超过 30％，经过 HuM195 治疗后 2 例获得完全缓解，1 例获得部分缓解，且 3 名患者骨髓原始细胞比例均降至 30％以下，另外 9 名患者骨髓原始细胞比例较前下降了 30％～74％。治疗过程中除发热及寒战外，HuM195 显示出良好的耐受性，研究结果提示

HuM195适用于微小残留白血病的治疗或是与其他化疗药物联合治疗。

(2)Mylotarg:是人源化鼠抗CD33抗体和抗肿瘤抗生素加利车霉素(Calicheamicin)的半合成衍生物的共价耦联物,主要用于治疗60岁以上、第一次复发的CD33阳性AML患者。Sievers等报道了142例第一次复发的CD33阳性AML患者Mylotarg治疗的Ⅱ期临床试验的研究结果,完全缓解率可达30%。Larson等用同样的给药方案治疗101例AML患者,完全缓解率为28%,中位生存期为14.5个月。Piccaluga等运用Mylotarg治疗24例复发难治AMI患者(其中5例伴骨髓瘤),完全缓解率达21%,中位生存期为6个月。5例骨髓瘤伴发者中的4例获得了瘤负荷的减轻,其中2例获得了骨髓瘤细胞的清除。以上的数据表明运用Mylotarg单药对分子学复发及疾病早期阶段的APL患者具有较好的治疗效果,但由于Mylotarg能产生,如骨髓抑制、发热和低血压等的一些毒副反应,临床疗效仍在进一步观察中。

3. 抗CD52单抗的靶向治疗 Campath-1H是一种作用靶点为CD52的人源化的ISG型的单抗,在正常的B淋巴和T淋巴细胞表面及多数淋巴恶性肿瘤细胞表面均表达CD52,在红细胞、血小板和干细胞表面则检测不到CD52的表达。Campath-1H主要是通过抗体依赖的细胞毒作用及补体固定作用导致细胞溶解,而达到定向杀伤表达CD52的细胞的作用。72例难治性或复发性慢性淋巴细胞白血病(CLL)患者在用Campath-1H 12周后,总有效率达33%,完全缓解5%,部分缓解28%,97%的患者外周血中CLL细胞被清除。Campath-1H对常规治疗产生耐受的T幼淋巴细胞白血病的总有效率达76%,完全缓解的患者达60%,Campath-1H对移植物抗宿主反应(GVHD)也有较好的治疗效果。

二、融合基因的靶向治疗

1. BCR/ABL融合基因的靶向治疗

(1)STI571(imatinib,Gleevec):是小分子酪氨酸激酶抑制剂,对一些酪氨酸激酶(Abl,c-Kit,PDGF-p)具有高度的选择抑制性。P210必须与三磷腺苷(ATP)结合才能激活,而STI571通过抑制P210结合ATP发挥作用。Ⅱ期临床试验1000多病例中,CML的慢性期(400mg/d),急性期(600mg/d),急变期(600mg/d)的血液学缓解率与遗传学缓解率分别达91%/36%,53%/17%,26%/7%,惊人效果使其成为CML治疗的里程碑式的药物。2001年5月,美国食品与药物管理局(FDA)批准STI571作为用于治疗干扰素(IFN)治疗失败的CML慢性期、危象期及加速期的药物上市。然而,临床应用中,已发现不少耐药及复发病例,多发生在CML进展期,原因可能是P210的STI571结合位点突变,使STI571不能与P210有效结合,导致其信号传导通路的重新活化。

(2)新开发的Src/Abl激酶抑制剂:BMS354825和AP23464是目前CML实验性治疗研究的最大亮点。研究表明,两药均能够显著抑制K562细胞及人工转入了bcr/abl基因的Ba/F3细胞增殖,其抑制活性比STI571更高,STI571的IC50为350nmol/L,而AP23464的IC50仅为14nmol/L,BMS354825的效能则比STI571大2个对数级。BMS354825和AP23464保留了STI571高度靶向性的特性,不影响大多数正常细胞,且对STI571耐药的15种突变中的14种突变仍旧敏感,如P-loop区变的Q252H、Y253F、E255K,C端环区突变的M35IT,活化环区突变的H396P,但是对T315Ⅰ型突变均无效。Neil等报道,BMS354825能使对STI571

耐药的 CML 小鼠肿瘤缩小，生命延长。经处理的大约 80 对 STI571 耐药小鼠在癌症恶化后 1 个月仍存活，而未经药物处理的小鼠则在 2 周内全部死亡；无论患者是否对 STI571 产生了抗性耐药，BMS354825 都能使培养的 CML 患者的骨髓细胞的增殖变慢。BMS354825 目前已进入Ⅱ期临床试验。

2. PML-RAR 融合基因的靶向治疗 在 APL 患者中，90%以上有特征性的 t(15;17)(q22;q21)易位，易位形成的 PML-RARα 融合基因，使得粒细胞系发育分化阻滞在早幼粒细胞阶段，成为 APL 的致病基因。ATRA 与 PML-RARα 结合后可降低 PML-RARα 活性，改变其构型与定位，启动早幼粒白血病细胞分化成熟，现已成为治疗 APL 的一线药物。三氧化二砷（As_2O_3）也可将 PML-RARα 作为靶点，降解外周血单核白细胞，现今主要将其用于复发性 APL 的治疗。有关 ATRA 与 As_2O_3 的靶向研究已经进行多年，在此不再赘述。

3. 其他 目前普遍认为肿瘤的发病与基因的异常有着不可割舍的联系，白血病也不例外，如能在各型白血病中找到致病基因，将广泛存在于细菌和真核细胞的核酶中的 M1-RNA 按需要设计一段与肿瘤的目标基因特异互补的碱基互补序列(GS)，它就可以特异性地识别靶基因。国内学者已有将带有导引序列的 M1-RNA 构建到带有 17 启动因子的抗 bcr/abl 核酶的真核表达的载体(PAVGS4)，并进行细胞外转录，设计一段模拟底物序列后行细胞外切割试验，结果显示它可有效地、特异地切割靶序列，提示 PAVGS4 对于细胞内的靶基因有良好的切割活性，它将为今后白血病的治疗研究提供新的思路和途径。

三、凋亡调节因子的靶向治疗

对于凋亡机制研究较多的主要为 bcl-2 凋亡调节家族和 bax、bad、box 等促凋亡因子及近年来发现的凋亡抑制蛋白(IAP)抗凋亡蛋白家族，抗凋亡/促凋亡成员的比值决定了细胞的命运。

1. bcl-2 的靶向治疗 bcl-2 的反义寡核苷酸 G3139 可特异性地抗 bcl-2；细胞渗透性 bcl-2 结合肽可选择性杀伤高表达的 bcl-2 的恶性细胞；全反式维甲酸可降低 bcl-2；长春新碱可靶向细胞的微管系统，使 bcl-2 磷酸化而灭活等。

2. 线粒体-caspase 活化途径的靶向治疗 三氧化二砷可直接作用于线粒体释放细胞色素 C，激活 caspase-9 转而激活 caspase-3 引起凋亡，此外它还可阻滞过氧化物的降解，通过游离基形成氧化应激，加强细胞的凋亡；核因子(NF)的抑制剂 SNS0 可降低抗凋亡因子，提高促凋亡因子 bax，促进线粒体释放细胞色素 C，激活 caspase-9、caspase-3，增强化疗药的敏感性，促进细胞凋亡。

3. IAP 家族的靶向治疗 全反式维甲酸能降低 M3 型白血病表达 IAP 家族的成员生存素；血管内皮细胞因子可提高内皮细胞表达生存素和 XIAP，寡核苷酸 4003 可抑制 70%生存素 mRNA 的表达。

四、STAT 信号转导途径的靶向治疗

转录信号转导和激活因子(STAT)为胞质转导信号转录因子家族，异常的 STAT 信号特别是 STAT3 和 STAT5 对肿瘤的发生扩散都有重要作用。许多细胞因子可通过酪氨酸磷酸

化来激活 STAT,用小分子抑制剂阻滞酪氨酸信号。抑制细胞生长介导凋亡。最经典的例子为 STI571 阻断 BCR-ABL 融合基因的 PTK 的活性来调节信号转导途径。

五、DNA 甲基化靶向治疗

DNA 甲基化与白血病的进展和耐药相关,胞苷类似物 AzA 能通过抑制 DNA 甲基转移酶诱导去甲基化作用,现已广泛用于临床,可治疗 AML、CML 患者。Decitabine 治疗 CML 急变的有效率为 25%,治疗 CML 加速期的有效率为 50%,目前正进行着 Decitabine 联合化疗的研究。

六、细胞因子

受体介导的靶向治疗利用细胞因子与其受体的特异性结合来导向传递外毒素融合蛋白、放射性同位素或细胞毒药物,以达到有的放矢杀伤高表达细胞因子受体的白血病细胞,是新一代靶向治疗的策略,它是继抗原-抗体结合导向治疗后的第二代靶向治疗的最新研究进展,目前国内外学者已经对 IL-3/IL-3R、IL-4/IL-4R、GM-CSF/GM-CSFR 等系统的靶向杀伤策略进行了一些详尽及深入的阐述。该导向具有特异性强、杀伤力高、稳定性好、毒副反应小、不易产生耐药的特点。从理论上讲,这种治疗既可以靶向杀伤肿瘤细胞,还不会导致继发性肿瘤。综上所述,白血病的靶向治疗已成为国内外学者研究的热点,以上只能代表其中之一部分。因白血病发病机制复杂,目前尚未找到一种彻底而有效的根治方法,靶向治疗对于全面揭露白血病细胞的生物学特性而最终起到治疗作用,有着不可替代的优势和意义。

(吴晓莉 赵晓庆 马夫天)

第十一章

小儿白血病治疗总论

一、治疗现状

现代儿童急性白血病的治疗理念是根据个体患儿的不同特点,综合现代化治疗手段,不仅仅是为了使患儿达到完全缓解(CR),更重要的是要减少死亡率,降低复发率并最终能够长期无病存活至治愈。近10年来,随着临床经验与化疗的方案不断改进,儿童急性白血病治疗进展很快,尤其是儿童急性淋巴细胞白血病(ALL),治疗水平取得了巨大进步,一些国际和国内先进治疗中心报道长期无事件生存率已达75%~80%。近年来,随着儿童ALL临床危险度分型与个体化治疗的开展,更关注患儿的近远期化疗毒副反应及生活质量,治疗理念已开始从追求生存向追求治愈后的生存质量转变,部分儿童急性白血病已成为可以完全治愈的疾病。

二、治疗进展

1. 危险度评估指导治疗方案的应用 过去ALL的分组仅有标危和高危2组,随着对白血病研究的深入,危险度因素评估因素也在不断改进,近10多年来,国内外一些儿童肿瘤的治疗中心在确定治疗方案时,考虑年龄、初诊时白细胞数量、淋巴细胞的免疫表现型、t(9;22)或BCR/ABL融合基因、(4;11)或MLL/AF4融合基因、T-ALL、泼尼松预治疗第8天白血病细胞数及诱导治疗第33天骨髓缓解情况等危险因素,将ALL分为标危、中危和高危3组,采用不同的化疗强度,避免了过去标危组中一些患儿化疗过度化疗,而高危组一些患儿化疗强度又不够的弱点,使化疗方案更合理。

2. 新型抗白血病药物不断出现 新的更有效的抗白血病药物,包括L-asp、MIT、VP-16、Z-CDA和fludarubine等,他们的出现,不但使儿童白血病的CR率有了新的提高,更提高了难治复发的疗效。尤其是L-asp由于对白血病细胞作用的特异性,已成为治疗儿童ALL中最有效、不可替代的药物。Z-CDA和fludarubine目前正被国际BFM研究组用于复发的AML儿童治疗中。

3. 白血病抗体靶向治疗 虽然儿童白血病的治疗效果已经取得了令人鼓舞的提高,但还有相当数量的白血病患儿难免复发死亡,尤其是急性髓系白血病(AML)的疗效远不如 ALL,迫切需要寻找新的治疗方法。分子靶向治疗是近年来白血病治疗的重要进展。尤其是单克隆抗体靶向治疗白血病越来越受到重视,其优势是所用单抗具有良好的靶向性和白血病细胞选择性,而对正常重要组织器官的影响极小或无影响,因此与传统意义上的非特异性联合化疗具有本质的区别。已投入临床应用的抗体有 CD20、CD32、CD33 等,尚有许多抗体正在研究或临床试验中。相信在不远的将来像联合应用抗生素治疗细菌感染一样联合单抗治疗白血病患儿将不是梦想。

4. 生物反应调节剂治疗用于临床 随着免疫学和基因技术的发展,多种造血刺激细胞因子:GM-CSF、G-CSF、EPO、干扰素等用于临床,对化疗后或骨髓移植后患儿,可明显缩短骨髓和血象抑制期,减少并发症发生,降低了死亡率。

5. 生存质量研究 由于儿童白血病治愈率不断提高,癌症儿童的生存质量越来越受到重视,癌症儿童的生存质量是治疗中及治疗后追求的总目标。一是疼痛控制:疼痛是造成患儿身体痛苦和心理恐惧的重要原因,儿童癌症疼痛的治疗已成为癌症治疗的重要组成部分。通过采用国际上对儿童癌症疼痛的评分量表和对有创检查及治疗的无痛干预,减轻患儿的痛苦,减少疼痛给患儿带来的极大的恐惧和伤害;二是心理干预:北京儿童医院随访资料表明治愈的白血病患儿由于本身的心理障碍、社会的偏见以及家长的过度呵护等原因,他们的生活质量并不乐观。对白血病患儿不仅要进行药物治疗,还要开展心理关怀和干预,对患儿家庭开展科普宣传,树立"白血病不可怕"的思想,为白血病患儿和家长进行系统的心理讲座、交流和干预,使他们获得积极向上的心理健康,提高白血病患儿治愈后的生存质量。

三、小儿白血病的治疗

白血病的治疗原则是改善患者一般状况,防治并发症,为抗白血病治疗创造条件;消灭白血病细胞群体和控制白血病细胞的大量增生,促进正常造血功能的恢复,解除因白血病细胞浸润而引起的各种临床表现。目前,儿童白血病治疗的主要手段仍为化疗,化疗是最重要和最基本的治疗手段,并且是其他治疗的基础。虽然儿童急性白血病的化疗有了许多进展,但早期、足量、联合和个体化是白血病化疗的重要原则。早期有效的化疗及尽早 CR 是决定患儿中数 CR 期和生存期的关键因素。大量研究表明,化疗剂量和强度的增加是白血病患儿 CR 率及长期存活率提高的主要因素之一。联合化疗是指将作用于细胞周期不同时相或者不同作用的数种药物同时应用,从多个靶点攻击白血病细胞,使杀瘤效果叠加或协同而毒性或不良反应并不增加的疗法。事实上现在临床治疗中使用的各种方案就是联合化疗的具体体现,一次强有力的诱导治疗方案完成,可使体内白血病细胞杀灭 2~4 个对数级。临床达到完全缓解,而毒副反应机体可以耐受。

1. 诱导缓解治疗 白血病患者的临床表现与体内存在大量白血病细胞($>10^{11}\sim10^{12}$)并抑制正常造血功能和浸润体内器官有关。诱导治疗的目的是使白血病细胞下降到不能被检出的水平,从而恢复正常的骨髓增生。除了急性早幼粒细胞性白血病,其他类型均需使用足量化疗药物以尽可能在短时间内最大限度地杀灭白血病细胞,争取 1 个疗程 CR,可以提高疗效。一般来说,除了有内生性耐药的患者以外,初治患者白血病细胞对化疗药物较为敏感,使用足

第十一章 小儿白血病治疗总论

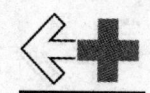

量化疗药物容易诱导缓解,而且初治患者的造血功能与免疫功能强于复治与复发患者,易于从强烈化疗后的抑制状态中恢复。因此,要抓住初治阶段的有利时机,在加强支持治疗及无菌隔离等措施基础上,进行强烈的骨髓抑制性诱导缓解治疗,争取 1 个疗程 CR 率的提高。临床观察证明,与≥3 个疗程才 CR 者相比,1 个疗程 CR 者体内残存的耐药白血病克隆率低,因而持续 CR(CCR)时间长,无事件生存率(DFS)高,复发率低,即使复发,也易于重新获得 CR。儿童 ALL 的诱导期方案一般采用 4～7 种药物联合即糖皮质激素、长春新碱、柔红霉素、左旋门冬酰胺酶等。儿童 AML 主要采用阿糖胞苷联合蒽环类药物治疗。

诱导化疗结束后 1 周左右骨髓抑制最明显,故外周血三系细胞都明显低下,应加强支持治疗,其后 1 周,骨髓逐渐恢复正常造血。根据造血细胞分化发育成熟所需天数不一,一般缓解者以外周血血小板计数最先升高,继而白细胞,此时行骨髓检查,以明确疗效,决定下一步化疗的药物、剂量和时间。

2. 缓解后治疗 缓解后治疗的目的是消除残留的白血病细胞,包括巩固治疗、强化治疗和维持治疗。缓解后治疗应在诱导缓解后即开始,宜早不宜迟,药物剂量宜大不宜小,因为缓解后的骨髓有较多的正常细胞克隆生长对较大剂量化疗的耐受性好。在药物种类上,宜以多种药物组成几组方案,序贯应用,可使耐药几率降低,使患者取得长期无病生存。

3. 髓外白血病的治疗 髓外白血病尤其是中枢神经系统白血病(CNSL)是指白血病细胞浸润脑膜、脑实质、脊髓等神经系统并产生临床症状和体征。近年来的研究表明,几乎所有的白血病在确诊时已有不同程度的白血病细胞脑膜浸润,但大多数临床无症状。由于化疗药物不易透过血-脑屏障,中枢神经系统成为白血病细胞的"庇护所"。随着 AL 的完全缓解率提高、生存期延长,中枢神经系统白血病(CNSL)成为一个比较突出的问题。CNSL 可发生在病程的任何阶段,但一般多发生在缓解期,在缓解期发病者可发生在血象和骨髓象复发之前。近年来统计,CNSL 的发病率为 14.8%～75%。急性白血病(AL)的发病率远较慢性白血病高,AL 中又以急性淋巴细胞白血病(ALL)为最高,为 20%～80%,儿童尤甚;其次为急性髓细胞白血病(AML),国外报道其发病率为 2%～8%,以 M4、M5 发生率较高,尤其伴高白细胞血症者。最后是 M2,而 M3 少见。慢性粒细胞白血病(CML)并发 CNSL 较为少见,为 0.56%～0.6%。由于 CNSL 发生后治疗效果远不如预防性治疗,且预后差,所以预防性治疗已作为 AL 常规治疗的一部分。一般主张预防性治疗在完全缓解(CR)巩固治疗后开始。在全身用药的同时,进行 CNSL 的预防性治疗是白血病患者能够长期生存的重要步骤。目前多采用鞘内注射、全身化疗、头颅放疗 3 种治疗方法,可单独或联合应用。方法有以下几种:

(1)全身用药:由于血-脑屏障的存在,常用的白血病化疗药物,如 DNR、Ara-C、L-asp、CTX 等不容易透过血脑屏障,无法发挥预防和治疗 CNSL 的作用。故应使用容易透过血-脑屏障的药物,目前最常用的是 HDMTX+CF 全身用药。

(2)鞘内注射:甲氨蝶呤(MTX)是目前最常用、效果最肯定的鞘内注射用药。常用 MTX、Ara-C、Dex 联合(三联)鞘内注射。

(3)颅脑放疗:头颅的放疗的作用目前尚有争议。它可能会产生神经系统不良作用,包括惊厥、痴呆、智力障碍、儿童生长停滞以及其他并发症,白血病患儿因头颅放疗可并发第二肿瘤,故放疗仅用于 4 岁以上的患儿。凡诊断时 WBC 计数>$100×10^9$/L 的 T-ALL,诊断时有

CNSL，因种种原因不宜做 HDMTX 治疗者也可做颅脑放疗。

4. 睾丸白血病治疗 药物对睾丸白血病疗效不佳，必须放射治疗（总剂量约 2000cGy），即使一侧睾丸肿大，也须采用两侧放射。卵巢白血病治疗在可能情况下以手术切除为主或全身化疗再配合局部放疗。

5. 骨髓移植（BMT）的开展 近年来，由于 BMT 技术和方法不断改进，移植成功率随之提高，为白血病的治疗开辟了一条新的途径。由于联合化疗方案的改进，儿童急性白血病长期存活率大大提高，故不先采用 BMT 治疗，但对于部分高危、复发和难治的病例，尤其是有 HLA 相匹配的同胞高危患儿，有条件者，应争取进行异基因或自身骨髓移植。

另外，积极控制各种感染必要时进行成分输血治疗以及应用细胞因子治疗，防治高尿酸血症。

（赵　丽　张宝玺　马夫天）

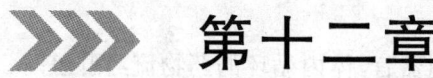

第十二章

小儿白血病的治疗方法

第一节 小儿白血病化学药物疗法

化学药物疗法简称化疗,是用化学药物进行的恶性血液病和肿瘤的治疗。化疗是不同于手术、放疗的一种全身治疗,其优势在于可以治疗手术和放疗无能为力的造血系统肿瘤、全身扩散的转移性肿瘤、手术及放疗难以彻底消灭的亚临床肿瘤,不受仪器设备等的限制。尤其是小儿急性白血病最主要的治疗方案,且疗效显著。

化疗药物阻滞细胞生长的每个环节,抑制或者直接杀死肿瘤细胞。这种阻滞作用大都是作用在控制细胞生长的染色体上,细胞的染色体受到影响而无法继续分裂导致细胞死亡。化疗时通常同时使用数种药物,以提高化疗效果。这种联合化疗已是目前化疗上最常采用的治疗方式。

一、化疗药物的代谢动力学

药代动力学主要是研究药物的给药途径及其在人体内的吸收、分布、代谢和排泄等问题。

1. 给药途径与吸收 抗肿瘤药物的给药途径有血管外给药和血管内给药,前者包括口服、肌内注射,后者包括静脉注射和动脉给药。血管外给药是最常见的给药方式,但其生物利用度较低,同时药物进入血液循环的时间有不同程度的延迟。口服给药时,部分药物可在胃肠道或吸收入肝后被转化为无活性的代谢物。为获得预期的血浆药物浓度,常需快速静脉注射,这种途径没有药物的延迟吸收和生物利用度问题。理论上通过动脉给药可选择性地把药物直接导入肿瘤组织内,其所得血液药物浓度应高于同剂量静脉给药的浓度,从而产生抗肿瘤效应,减少毒副反应,然而动脉内注射的危险性也相对增大。近年来,严格选择部分肝癌和胃癌等实质器官肿瘤患者,进行局部动脉插管灌注化疗,取得了满意的疗效。从国外资料看,肝动脉插管化疗的缓解率较系统化疗为高,但这种给药途径与我们小儿白血病治疗关系不大。

2. 化疗药物的分布 抗肿瘤药物吸收进入血液循环系统后,再分布到人体各组织中。除局部给药以外,到达肿瘤区域的药物剂量很低。所以,加大化疗分量会加重骨髓及其他多脏器损伤。目前,正在探索对实体瘤地导向治疗,就是提高肿瘤局部药物浓度的有效方法。化疗药物和与瘤细胞有亲和性的药物载体结合成复合物,通过载体将药物高度特异而且十分准确地导向靶目标瘤细胞,可以增强化学药物对瘤细胞的杀灭作用,这类载体有脂质体、单克隆抗体、某些高分子物质等。虽然,导向治疗在理论上和实践中均取得了突破性进展,但在临床上常常由于抗体的专一性不强或体内存在交叉抗原的影响而出现非特异性导向,目前,尚需要进一步研究完善。

3. 化疗药物的代谢与排泄　肝脏是药物的主要代谢器官,体内循环的药物流经肝脏时,药物经肝细胞的各种功能酶催化,大多数转变为无活性的代谢物,但是也有少部分药物在体内转化为活性更强的特质。一些非化疗药物,如巴比妥类还可以诱导肝微粒体酶的产生,增强其功能,加速环磷酰胺变成磷酰胺氮芥,其抗癌效果更强。经肝脏解毒而生成的药物代谢物的主要排泄器官是肾脏,其次是通过胆汁从粪便排出。一些药物对肝脏和肾脏都有不同程度的损害作用,如甲氨蝶呤可以引起中毒性肝炎、胆汁瘀积和肝纤维化,顺铂引起局灶性肾小管坏死。由于肾脏功能与药物的代谢密切相关,因此,在应用化疗药前和化疗过程中详细询问病史与及时检查肝脏、肾脏功能是保证用药安全的前提。当肝肾有疾病时,肝脏对药物解毒功能下降,其代谢物排泄也发生障碍,一旦药物蓄积,可发生毒性反应。同时药物又加重肝脏损害,在这种情况下应慎重考虑用药的剂量。

二、化疗药物的分类和作用机制

化疗药物通过不同方式导致白血病细胞死亡。有些药物是从自然生长植物中提取出来的物质,有些是人工合成的化合物。各类化疗药物以其在分子水平的作用机制,可以分为以下几类:

1. 抗代谢药物　在结构上与机体代谢物相似,但它们不能作为机体的建造材料。在细胞内,抗代谢药物被误认为是自身的代谢物,在细胞内以正常化合物的方式进行加工处理。由于存在着抗代谢药物这样的诱饵,因而阻碍了细胞重要功能的发挥,使细胞不能生长和生存。许多治疗肿瘤的抗代谢药物是通过影响核酸、RNA 和 DNA 的合成而起作用的。如果不能合成新的 DNA,细胞就不能分裂。抗代谢药物有不同的细胞作用靶位。一些常见抗代谢药物的类型如下:

(1)叶酸拮抗剂:也叫抗叶酸剂,能够抑制二氢叶酸还原酶,其为一种参与核苷酸合成的酶。当这种酶被阻断时,核苷酸就不能合成,从而破坏 DNA 和细胞分裂。甲氨蝶呤是化疗药物中的一种主要叶酸拮抗剂,可以单独使用,也可与其他抗肿瘤药物联合使用。

(2)嘌呤拮抗剂:嘌呤(包括腺嘌呤与鸟嘌呤)是一类碱基,用于建造 DNA 和 RNA 的核苷酸。在细胞分裂前,DNA 必须先被复制,从而使每一个子细胞都具有完整的相同的基因信息。这样的复制过程就像组装产品的流水作业线,在这个过程中,核苷酸依次连接起来形成新的 DNA 分子。磷酸基与糖分子连接起来构成染色体中的 DNA 长链。若与嘌呤拮抗剂结合,则可阻止 DNA 的继续增长,从而阻止细胞分裂。嘌呤拮抗剂通过以下两种不同途径抑制 DNA 合成:

1)嘌呤拮抗剂抑制含有核苷酸的嘌呤(如腺嘌呤与鸟嘌呤)生成。如果细胞没有足够嘌呤,DNA 合成则中止,细胞则不能分裂。

2）嘌呤拮抗剂在 DNA 合成过程中，被整合到 DNA 分子中，以干扰进一步的细胞分裂。嘌呤拮抗剂包括 6-巯基嘌呤、甲氨咪胺、氟达拉滨。

（3）嘧啶拮抗剂：嘧啶是另一类碱基，在 DNA 内的是胸腺嘧啶和胞嘧啶，而在 RNA 内的是胞嘧啶与尿嘧啶。

嘧啶拮抗剂阻断含有嘧啶的核苷酸的合成，用于阻断核苷酸合成的嘧啶拮抗剂具有与天然嘧啶相似的结构。通过它们的"诱饵"作用，这类拮抗剂能够阻止核苷酸的生产。这类拮抗剂可影响该过程中的不同环节，可直接抑制这一过程中起关键作用的酶，也可整合进入正在成长的 DNA 链，从而导致该过程的中止。肿瘤细胞常常具有较快的分裂速度，使 DNA 合成加快。RNA 合成对蛋白质合成也是必要的。嘧啶拮抗剂则可抑制正常 DNA 和/或 RNA 合成。一些常用的抗肿瘤嘧啶拮抗剂，包括 5-氟尿嘧啶、阿糖胞苷、卡培他滨、吉西他滨等。阿糖胞苷是小儿白血病非常重要的化疗药之一。

2. 基因毒性药物 是指影响核酸并可改变其功能的化学治疗药物。这类药物可以直接与 DNA 结合或通过影响参与 DNA 复制的酶，间接地导致 DNA 损伤。由于快速分裂的细胞在积极合成新的 DNA，所以它们对基因毒性药物特别敏感。如果细胞的 DNA 受损太重，就会导致细胞凋亡，即细胞"自杀"。基因毒性药物对肿瘤细胞和正常细胞都有影响。药物选择可根据快速分裂细胞（如肿瘤细胞）对导致 DNA 损伤药物的敏感性。该类药物作用方式可解释许多不良作用的产生，快速分裂细胞（如肠黏膜细胞、骨髓干细胞）常与肿瘤细胞一起被杀死。这类药物除了具有细胞毒性外，还具有突变源性和致癌性，治疗可能导致继发性肿瘤。此类药物可治疗多种实体性肿瘤和血液系统的恶性疾病，常与其他药物联合使用。常见的基因毒性药物如下：

（1）烷化剂：这类药物是最先使用的基因毒性药物。这类药物可改变 DNA 的碱基，干扰 DNA 复制和转录，导致突变发生。该类药物，包括氮芥、白消安、卡莫司汀、苯丁酸氮芥、环磷酰胺、异环磷酰胺、洛莫司汀、美法仑等。

（2）嵌入剂：这类药物能将自身嵌入到 DNA 双螺旋结构的核苷酸之间的空隙里。因此，它们能干扰转录、复制，并诱导突变的出现。该类药物，包括柔红霉素、阿霉素、表阿霉素、放线菌素 D、丝裂霉素、米托蒽醌、去甲氧基柔红霉素、顺铂、卡铂等。

（3）酶抑制剂：这类药物能够抑制参与 DNA 复制的某些关键酶（如拓扑异构酶），导致 DNA 的损伤。该类药物，包括依托泊苷、替尼泊苷、伊立替康、托泊替康等。

3. 纺锤体抑制剂 纺锤体抑制剂包括几种不同的化学治疗药物。与上面提到的药物不同，这些药物并不改变 DNA 的结构和功能。这些药物是干扰细胞分裂的过程。在有丝分裂过程中，细胞内的 DNA 被复制，然后被分配到两个新的细胞中。这种将复制的染色体分配到两个新细胞中的过程，会涉及纺锤丝的功能。纺锤丝是由微管组成，纺锤体的微管附着于复制的染色体，将复制的染色体分别拖向新形成的两个细胞。如果没有正常的纺锤丝或纺锤体，细胞就不能分裂，最终死去。抗肿瘤植物药，如长春碱类和秋水仙碱能与微管蛋白结合，阻止微管蛋白聚合，使纺锤丝形成障碍，导致有丝分裂早期的细胞分裂停止。

4. 其他化疗药物 许多学者致力于开发不同作用机制的新药，取得了可喜的成果，相继提出了一些新的抗癌理论，其中包括：①抑制肿瘤血管生长；②促使癌细胞逆转；③抗肿瘤转移性作用,如双二酰胺类,其作用是可以促使肿瘤包膜的形成,防止瘤细胞扩散;④作用于细胞结构成分,如细胞膜、细胞器或细胞生物大分子等,直接破坏肿瘤细胞或者影响细胞的生长分化。目前尚未应用于小儿白血病的治疗中。

三、联合化疗

1. 联合化疗的理论基础

(1)生物化学基础:利用能够产生不同生物化学损害的药物,以分别阻断或抑制生物合成过程的某些部位或某些阶段,达到干扰、破坏肿瘤细胞的活性的目的,从而导致肿瘤细胞死亡。这些药物通常作用于:①嘌呤核苷酸及嘧啶核苷酸的合成;②由核苷酸还原为脱氧核苷酸;③核苷酸聚合化形成核酸;④与DNA结合或插入DNA分子中,并影响DNA之复制、修补,干扰DNA向RNA转录,从而影响蛋白质的合成;⑤影响细胞的分裂合成。临床上根据各个抗肿瘤药物作用于肿瘤细胞代谢不同阶段的特点,分别设计出了化疗药物联合应用的不同模式,如序贯抑制、同时抑制、集中抑制、互补抑制等给药方法。

(2)药理学基础

1)毒性不同的药物合并应用:抗肿瘤药物对肿瘤细胞只有相对选择性,在干扰、破坏肿瘤细胞的同时也破坏正常细胞,产生种种毒副反应。由于一般情况下毒性不同的药物合并应用时毒性不增加,个别抗肿瘤药物还可以降低另一种抗肿瘤药物的毒性,所以可根据各个抗肿瘤药物的药理和毒性特性,合理选择相互配伍,使疗效提高,毒性不增加或降低毒性。

2)抗代谢药物与代谢药物合用(即抗肿瘤药物与解毒药合用):如抗叶酸化合物甲氨蝶呤大剂量应用时,其后36~72小时给予甲酰四氢叶酸钙解毒。

3)烷化剂与巯基化合物合并应用:巯基化合物可降低烷化剂的毒性,如给烷化剂前或后即给予半胱氨酸,可降低毒性。

4)抗肿瘤药物与代谢抑制剂合用:在体内消失较快的抗肿瘤药物与代谢抑制剂合用,可防止药物在体内迅速灭活从而提高其疗效。

5)抗肿瘤药物与能量抑制剂合用。

2. 联合化疗的临床应用

(1)联合化疗用药的原则

1)选用的药物一般应为单药应用有效的药物。只有在已知有增效作用,并且不增加毒性的情况下,方可选用单用无效的药物。

2)各种药物之间的作用机制及作用与细胞周期时相各异。

3)各种药物之间有或可能有互相增效作用。

4)毒性作用的靶器官不同,或者虽然作用于同一靶器官,但是作用的时间不同。

5)各种药物之间无交叉耐药性。

(2)联合化疗的应用方法

1)序贯性化疗:临床上根据肿瘤生长快、慢的不同,序贯应用细胞周期非特异性药物和细胞周期特异性药物,以期杀死处于细胞各时相的细胞。对增殖较慢的肿瘤(G_0期细胞较多),化疗效果较差,可先用大剂量细胞周期非特异性药物冲击,以杀灭大量的增殖细胞和G_0期细胞,剩余的 G_0 期细胞可部分地进入增殖周期,接着再用周期特异性药物予以杀伤。而对增殖较快的肿瘤可先用细胞周期特异性的药物杀灭剩余之 G_0 期细胞及其他各期细胞。

2)同步化治疗:在肿瘤组织中有处于增殖周期中各个时相的瘤细胞,也有处于非增殖期时相的瘤细胞。细胞周期特异性药物除能杀灭特定的某一期增殖细胞外,有的药物还能延缓周期时相的过程,使细胞堆积于某一时相,当该药作用解除,细胞将同时进入下一时相。这种现象称为同步化作用。在细胞同步化作用以后,选择对细胞积聚的时相或其下一时相的特异性药物,使抗癌药物更多、更有效地杀灭瘤细胞,提高化学治疗的疗效。常用的同步于 S 期的药物有阿糖胞苷、羟基脲、甲氨蝶呤及硫鸟嘌呤;使细胞同步于 M 期的药物有长春新碱、秋水仙碱、鬼白毒素及表鬼白毒素;使细胞同步于 G_2 期的药物有博莱霉素。其中长春新碱无明显骨髓毒性,是急性淋巴细胞性白血病和淋巴瘤常选用的同步化药物。

3)给药顺序:在同步化化疗时要注意第二次给药时间,如第二次给药的时间不当,如提前或错后,都会错过瘤细胞积聚的高峰时间而影响疗效。此外,在瘤细胞同步化的同时,正常的骨髓细胞也会发生同步化,如第二次给药时间不当,也会过多地杀伤正常的骨髓细胞,增加化疗毒性。这一点可利用正常骨髓细胞周期较短,而在同步化阻滞作用消失后,先进入 S 期,当瘤细胞进入 S 期时,骨髓细胞已经完成 DNA 合成,此时使用 S 期特异性药物,即可消灭瘤细胞并能减少对正常骨髓细胞的损害。另外,同步化疗只适用于生长较慢的肿瘤,有时需多次同步化,才能取得满意的疗效。

除同步化治疗以外,其他抗癌药物给药顺序也很重要。由于给药顺序不同,出现的疗效也有显著的差异。如长春新碱与环磷酰胺合用时,以给长春新碱后 6～24 小时后再给环磷酰胺,增效尤以 12 小时后给环磷酰胺疗效最佳,如先用环磷酰胺后再用长春新碱则明显减效;长春新碱与甲氨蝶呤合用,给长春新碱后 8 小时再给甲氨蝶呤可见增效。

(3)合并用药的药物选择:在决定联合化疗方案的药物种类时,应注意选择药物应分别作用于细胞增殖的不同时期,故一个联合用药的化疗方案应包含 3～5 种药。一个相对合理的化疗方案应包括细胞周期非特异性药物、作用于 S 期药物、作用于 M 期药物和激素。如治疗霍奇金淋巴瘤的 MOPP 方案,方案中的 4 种药物均为单用有效,分别属于 4 种不同的化学类型,毒性也不完全相同。

四、化疗毒副反应及防治

目前,临床使用的抗肿瘤化学治疗药物均有不同程度的毒副反应,有些严重的毒副反应是限制药物剂量或使用的直接原因。它们在杀伤肿瘤细胞的同时,又杀伤正常组织的细胞,尤其是杀伤人体中生长发育旺盛的血液、淋巴组织细胞等,造成严重后果。在临床应用时,应恰当掌握并密切观察。

1. 近期毒性反应

(1)局部反应:一些刺激性较强的化疗药物(如氮芥、卡氮芥、柔红霉素、阿霉素、长春新碱、长春酰胺、鬼白噻吩苷、鬼白乙叉苷),当静脉注射时可引起严重的局部反应。

1)静脉炎:表现为所用静脉部位疼痛、发红,有时可见静脉栓塞和沿静脉皮肤色素沉着等。预防方法是:将药物稀释到一定的浓度,静脉穿刺部位避开关节和肌腱;保证用药静脉通畅;注

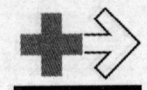 小儿白血病

射药物前后均以生理盐水冲洗;观察用药部位有无发红及肿胀现象。目前,小儿白血病治疗中广泛应用PICC管及静脉输液港有效地避免了静脉炎的发生。

2)局部组织坏死:当刺激性强的药物漏入皮下时可造成局部组织化学性炎症,红肿疼痛甚至组织坏死和溃疡,经久不愈。因此,药物一经溢出血管外,应立即用生理盐水或普鲁卡因溶液注射于局部皮下组织中加以稀释,并用冰袋冷敷。对坏死形成者,将坏死组织切除,越早切除越好。

(2)全身性反应

1)骨髓抑制:大多数化疗药物均有不同程度的骨髓抑制,而骨髓抑制又常为抗肿瘤药物的剂量限制性毒性。骨髓抑制在早期可表现为白细胞尤其是中性粒细胞减少,严重时血小板、红细胞、血红蛋白均可降低。不同的药物对骨髓作用的强弱、快慢和长短不同,所以反应程度也不同。粒细胞下降多在停药5~7天后出现,达最低值后维持2~3天开始回升。骨髓抑制严重者,粒细胞下降快、低、早,而恢复却慢而难。血小板下降稍晚于白细胞,下降速度快,但恢复较快,有时还有反跳现象。骨髓抑制时,患儿可有疲乏无力、抵抗力下降、易感染、发热、出血等表现。预防造血系统毒性反应的措施是:严格掌握适应证;治疗过程中给予支持治疗;出现骨髓抑制后可使用升血药、细胞因子等;重度骨髓抑制时采取输血、抗生素预防感染、维生素K等防止出血、预防性隔离等措施。

2)消化道反应:大多数化疗药物可引起胃肠道反应,表现为口干、食欲不振、恶心、呕吐,有时可出现口腔黏膜炎或溃疡。麻痹性肠梗阻、腹泻、胃肠出血及腹痛也可见到。防治方法:化疗前给予口服或注射中枢性止吐药(如胃复安、枢复灵、恩丹西酮等);严重反应者应及时停药;做好口腔护理;需要时给予补液、静脉营养、纠正酸碱和水电解质平衡。

3)肝功能损伤:化疗药物引起的肝脏反应可以是急性而短暂的肝损害,包括转坏死、炎症。也可以由于长期用药引起肝慢性损伤,如纤维化、脂肪性变、肉芽肿形成、嗜酸粒细胞浸润等。临床可表现为肝功能检查异常、肝区疼痛、肝肿大、黄疸等。应用化疗药物前应检测肝功能,且需正常。停止化疗后7~10天复查肝功。对已患肝病、肝功能损害患者应慎用对肝脏毒性大的药物,化疗同时应给予大剂量维生素、还原性谷胱甘肽等预防和治疗肝功能损害。

4)泌尿系统毒性:部分化疗药物可引起肾脏损伤(主要表现为肾小管上皮细胞急性坏死、变性、间质水肿、肾小管扩张,严重时出现肾功衰竭)和出血性膀胱炎。患儿可出现腰痛、血尿、水肿、小便化验异常、肾功能异常等。肾功能不全者忌用对肾脏毒性明显的药物,化疗开始前要注意水化、碱化尿。大剂量使用环磷酰胺和异环磷酰胺时,应用保护剂美斯钠。

5)心脏毒性:许多化疗药物对心肌有毒性,尤以柔红霉素类抗肿瘤药物的心脏毒性为突出。临床可表现为心律失常、心力衰竭、心肌病综合征(患者表现为无力、活动性呼吸困难、发作性夜间呼吸困难、心力衰竭时可有脉快、呼吸快、肝肿大、心脏扩大、肺水肿、浮肿和胸水等),心电图出现异常。应用抗肿瘤药物时应注意减少阿霉素类药物的累计剂量,应与阻断自由基介导的心脏毒性的制剂(如维生素C、维生素E、辅酶Q_{10})联合使用。

6)肺毒性:许多化疗药物可引起肺毒性,表现为肺间质性炎症和肺纤维化。临床可表现为发热、干咳、气急,多急性起病,伴有粒细胞增多。环磷酰胺、甲氨蝶呤、阿糖胞苷等易引起肺损害,有肺部疾患者应慎用。已发生肺纤维变者可用糖皮质激素等治疗,并对症处理。

7)神经毒性:部分化疗药物可引起周围神经炎,表现为指(趾)麻木、腱反射消失、感觉异常,有时还可发生便秘或麻痹性肠梗阻。有些药物可产生中枢神经毒性,主要表现为感觉异常、振动感减弱、肢体麻木、刺痛、步态失调、共济失调、嗜睡、精神异常等。临床以长春新碱引起的多见。

8)免疫抑制:化疗药物一般多是免疫抑制药,对机体的免疫功能有不同程度的抑制作用,机体免疫系统在消灭体内残存肿瘤细胞上起着很重要的作用,当免疫功能低下时,肿瘤不容易被控制,反而加快复发或转移进程。

9)脱发:有些化疗药物可引起不同程度的脱发,有时其他毛发也可受影响,这是化疗药物损伤毛囊的结果。脱发的程度通常与药物的浓度和剂量有关,停药后会再生。

10)其他:如听力减退、皮疹、面部或皮肤潮红、色素沉着、内分泌紊乱等也可由部分化疗药物引起。

2. 远期毒性反应 随着肿瘤化疗疗效的提高,一部分肿瘤患儿已可在治疗后长期生存或达到治愈。尤其小儿低危急淋和急性早幼粒细胞白血病长期无病生存可达80%,在这些幸存的患儿中,现已观察到了某些与抗肿瘤药物使用有关的远期毒性反应。如女性化、男性化、骨质疏松、库兴综合征、肺纤维化、心肌损害、高频耳聋、白内障、精神障碍、不育症、致畸胎作用、致癌作用等。

对于这些远期毒性反应,已开展了一些研究。上述晚期毒副反应大多是不可逆的。目前,尚无预防的方法,仅为对症处理。

由抗癌药引起的远期发生的第二个原发的恶性肿瘤已受到重视。对于肿瘤有治愈可能或长期生存的儿童患者,选用化疗时应作斟酌,需避免选用致癌可能较大的药物。因此,低、中危急淋患儿已不再使用 VP-16 化疗。

第二节 小儿白血病的护理和感染的预防

现代白血病化疗的观点是要尽快尽可能多地减少白血病细胞的负荷,从而减少残留白血病细胞,以求达到根治,这是治疗成功的必经之途,当外周血中性粒细胞<0.5×10^9/L时,细菌感染特别是革兰阴性杆菌败血症已成为死亡的主要原因之一,因此控制感染这一关在现代白血病治疗中至关重要。

有经验的医师都有这样的体会,有效地预防可以达到事半功倍之效力。预防感染是白血病治疗的前提环节,主要包括以下内容:

一、小儿白血病的护理

(一)护理评估

1. 健康史
(1)过去史:如感染史、住院史、手术史等。
(2)接触史:放射线、辐射、重金属等接触史。

(3) 家族史：家族中有无肿瘤患者，其类型、治疗及疗效等。

(4) 现病史：本次发病时间、主要症状及体征等。

2. 测量 患儿的生命体征，注意有无发热；观察贫血及其程度，注意有无紫癜、鼻衄等出血倾向，肝、脾、淋巴结肿大情况，及有无骨痛、关节痛等。了解血常规检查、骨髓检查结果等。

3. 心理社会情况 评估患儿及家长的心理状态，对突发事件的应付能力，对病情的认识程度及对护理的要求；评估家庭经济情况及其支持系统。

(二) 常见护理诊断问题

1. 体温过高 与大量白细胞浸润、坏死和/或感染有关。

2. 活动无耐力 与贫血致组织缺氧有关。

3. 营养失调 低于机体需要量与疾病过程中消耗增加，抗肿瘤治疗致恶心、呕吐、食欲下降、摄入不足有关。

4. 疼痛 与白血病细胞浸润有关。

5. 恐惧 与病情重，侵入性治疗、护理技术操作多，预后不良等有关。

6. 预感性悲哀(anticipatory grieving) 与白血病久治不愈有关。

(三) 护理措施

1. 维持正常体温 监测体温，观察热型及热度；遵医嘱给降温药，高热时给予物理降温，如冷敷、温水擦浴等。禁用安乃近和酒精擦浴，以免降低白细胞和增加出血倾向。患儿需卧床休息，但一般不需绝对卧床。

2. 皮肤黏膜的护理 如口、鼻、外耳道、会阴部、皮肤穿刺部位等，一般的常规是：每日3次用1∶2000洗必泰溶液漱口和喷咽部，每日2次用高锰酸钾溶液坐浴，每日用1∶1000洗必泰油膏涂抹鼻前庭，头发指甲要剪短，食物需连同器皿一起加热蒸透或用微波炉加热消毒后食用，水果食前必须用洗必泰溶液浸洗并去皮。

3. 饮食 给予高热量、高蛋白、富含维生素、易消化的饮食，少量多餐；有出血倾向的患儿不宜进食过硬食物，以免造成牙龈出血；使用左旋门冬酰胺酶治疗开始的前1～2天起至治疗停止2～3天后应保持非高脂非高蛋白的平衡饮食，以防饮食突然改变使胰腺不能适应而发病；食物应清洁、卫生，食具应消毒。

4. 防治出血 出血是白血病患儿死亡的又一主要原因。血小板$<5\times10^9$/L时，应实施预防出血的措施。

(1) 观察皮肤瘀点瘀斑变化，对血小板低者应严密观察有无出血情况的发生。

(2) 监测生命体征：观察呼吸、神志、脉搏、血压，若患儿烦躁、嗜睡、视物不清、呕吐，甚至惊厥、昏迷、颈项强直等提示可能有颅内出血；若呼吸变慢或不规则，双瞳孔不等大，光反射迟钝或消失提示可能合并脑疝。如有消化道出血常伴腹痛、便血；肾出血伴血尿、腰痛等。

(3) 避免损伤：提供安全环境，避免外伤；尽量避免或减少侵入性治疗，如静脉、肌内、皮下注射和深静脉采血，必要时应选择较细针头，延长压迫时间，并观察局部的渗血情况以免形成血肿；禁食坚硬、多刺的食物，防止损伤口腔黏膜及牙龈出血；保持大便通畅，防止用力大便时

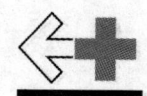

腹压增高而诱发颅内出血。避免患儿烦躁、哭闹、挣扎及紧张情绪。

(4) 控制出血:鼻出血时应取坐位,上身前倾,用浸有1%麻黄素或0.1%肾上腺素盐水的棉球局部压迫止血。也可进行鼻部冷敷,如仍无效时应及时请耳鼻喉科医生会诊,以油纱条进行后鼻孔填塞止血,2～3天后更换。齿龈出血可冷盐水漱口,贴敷有凝血酶或云南白药的纱条或明胶海绵压迫止血。遵医嘱输止血药、同型血小板。

5. 应用化疗药物的护理

(1) 熟悉各种化疗药物的药理作用和特性,了解化疗方案和给药途径,正确给药:①化疗药物多为静脉给药,且有较强的刺激性;药物渗漏可导致局部疼痛、红肿甚至坏死(如长春新碱和柔红霉素)。建议使用经外周中心静脉导管(PICC)或输液港(PORT-A),如经外周静脉给药,在注射前应确认静脉通畅,输液中应密切观察,发现渗漏,立即停止输液,并做局部处理;②某些药物(如门冬酰胺酶)可致过敏反应,用药前应询问用药史及过敏史,用药过程中要观察有无过敏反应;③光照可使某些药物(依托泊苷、替尼泊苷、甲氨蝶呤等)分解,静脉注射时应避光;④鞘内注射时,浓度不宜过大,缓慢推入,术后平卧4～6小时;⑤配置和使用化疗药过程中护士要注意自我防护和环境保护。

(2) 观察及处理药物不良反应:①绝大多数化疗药物均可致骨髓抑制,应监测血象,及时防止感染;观察有无出血倾向和贫血表现;②恶心、呕吐严重者,用药前半小时给止吐药;③加强口腔护理:有溃疡者,宜给清淡、容易消化的流质或半流质饮食;疼痛明显者,进食前可给局麻药或敷以溃疡膜、溃疡糊剂;④环磷酰胺可致出血性膀胱炎,应保证液量摄入;⑤可能导致脱发者应先告知家长及年长儿,脱发后可戴假发、帽子或围巾;⑥糖皮质激素应用可出现满月脸及情绪改变,应告知家长及年长儿停药后会消失,应多关心患儿,勿嘲笑或讥讽患儿;糖皮质激素可导致食欲增加,应适当控制饮食,进食平衡膳食。

(3) 因化疗可杀灭大量白细胞,使血液和尿中的尿酸浓度增高,故在用药期间要嘱患儿多饮水或静脉注射大量液体,以增加尿量。按医嘱给予碱性药物以碱化尿液,并观察尿量及有无血尿。

6. 减轻疼痛

(1) 提高诊疗技术,尽量减少因治疗、护理而带来的痛苦。

(2) 运用适当的非药物性止疼技术或遵医嘱用止痛药物,以减少疼痛。关节疼痛的患儿在移动和翻身时动作轻柔,以免加剧疼痛。使用止痛药物时,观察药物反应,以使及时调节剂量或改变药物种类达到有效控制疼痛的目的。指导患儿使用放松技术,如缓慢的深呼吸、全身肌肉放松、看电视等。

(3) 监测患儿生命体征,注意有无烦躁、易激惹等症状,及时发现镇痛需要及评价止痛效果。

7. 输血护理

(1) 采集血标本和输血前后,都要严格查对制度。

(2) 输注血液和血液制品一律使用一次性带过滤装置的输血器。同一输血器在连续使用5小时以上,需更换新的输血器。

(3) 输血前后用静脉注射生理盐水冲洗输血管;用不同供血者的血液时,前一袋血输尽后,

小儿白血病

用静脉注射生理盐水冲洗输血管后,再接下一袋血继续输注。同时输多品种的血液时,应首先输注成分血(尤其是浓缩血小板),其次是新鲜血,最后是库存时间长的血。

(4)血液由血库取出后,在室温下放置10~20分钟即可输入,不宜超过30分钟。常温下1IU全血(200ml)应在4小时内输完,血小板分离后应6小时内输完,不得超过24小时,故领取后应立即输注,越快越好,速度以患者能耐受为准。血小板因故未能及时输注,血小板应由血库置22℃,放振荡器上保存,时间不超过12小时。防止血液变质或被污染。

(5)血液内避免加入其他药物或其他溶液相混合。给有冷凝集现象的患者输血时,血液制品需复温至接近体温(36℃左右)。血袋及输血皮管不能随意直接加温。

(6)输血过程中宜先慢后快,再根据病情和年龄调整输血速度,并观察受血者有无输血不良反应,如出现不良反应及时处理。输血结束后,输血袋至少保存1天。

8. 提供情感支持和心理疏导,消除心理障碍

(1)向家长及年长儿介绍本病治疗进展,树立战胜疾病的信心。

(2)进行各项诊疗、护理操作前,告知家长和年长儿其意义,操作过程、如何配合及可能出现的不适,以减少和消除其恐惧心理。介绍化疗方案,让家长了解所用化疗方案、药物剂量、不良反应及可能出现的不良反应。明确定期化验血象、骨髓、肝肾功能、脑脊液等检查的必要性及患儿所处的治疗阶段,记录每次治疗情况,使治疗方案具有连续性。

9. 健康宣教

(1)向家长及年长儿讲解疾病知识,所用化疗药的作用和毒副反应,让其明确坚持定期化疗的重要性。化疗期间可以酌情参加学校学习,以利其生长发育。

(2)教会家长如何预防感染和观察感染出血征象,出现异常,如发热、心率呼吸加快、鼻衄或其他出血征象时,及时就诊。

二、感染的预防

感染是白血病患儿最常见、最危险的合并症,这主要是由于白血病本身以及白血病治疗过程中引起的免疫功能下降,包括:①白细胞减少;②细胞和体液免疫缺损;③皮肤黏膜屏障的破坏;④营养状况下降。由于免疫功能的明显下降,许多条件致病菌、真菌等也成为白血病患者的病原,而一旦发生感染很容易形成败血症甚至危及生命。应采取以下措施预防感染:

1. 保护性隔离 与感染性疾病患儿分室居住,防止交叉感染。粒细胞极低和免疫功能明显低下者应该住单间房,有条件者住空气层流室或无菌单人层流床。房间每日消毒。限制探视者人数和探视次数,感染者禁止探视。接触患者前认真洗手,必要时以消毒液洗手。

2. 注意个人卫生 教会家长和年长儿正确的洗手方法;皮肤黏膜的护理,如口、鼻、外耳道、会阴部、皮肤穿刺部位等,一般的常规是:每日3次用1:2000洗必泰溶液漱口和喷咽部,每日2次用高锰酸钾溶液坐浴,每日用1:1000洗必泰油膏涂抹鼻前庭,头发、指甲要剪短,食物需连同器皿一起加热蒸透或用微波炉加热消毒后食用,水果食前必须用洗必泰溶液浸洗并去皮。

保持口腔清洁,进食前后以温开水或漱口液漱口;宜用软毛牙刷和海绵,以免损伤口腔黏膜和牙龈,导致出血和继发感染;有黏膜真菌感染者,可用制霉菌素、氟康唑或依曲氟康唑涂擦患处。更换衣裤,每日沐浴,利于汗液排泄,减少皮肤感染。保持大便通畅,便后用温开水或盐水清洁肛周,以防肛周脓肿;肛周溃烂者,每日用0.1%高锰酸钾溶液坐浴。

3. 严格执行无菌技术操作,遵守操作规程。

4. 避免预防接种 免疫功能低下者,避免用麻疹、风疹、水痘、流行性腮腺炎等减毒活疫苗和脊髓灰质炎糖丸预防接种,以防发病。

5. 观察感染早期征象 监测生命体征,观察有无牙龈肿痛,咽红、咽痛,皮肤有无破损、红肿,肛周外阴有无异。发现感染先兆及时处理,遵医嘱应用抗生素。监测血象结果,中性粒细胞很低者,皮下注射集落刺激因子,使中性粒细胞合成增加,增强机体抵抗力。

第三节 小儿白血病感染的治疗

现代白血病化疗的观点是要尽快尽可能多地减少白血病细胞的负荷,从而减少残留白血病细胞,以求达到根治,这是治疗成功的必经之途,但强烈化疗后患者持续性中性粒细胞减少、黏膜屏障作用的减弱,以及免疫抑制剂、糖皮质激素、强力广谱抗生素的应用,患者经常处于严重感染的高危状态。当外周血中性粒细胞$<0.5\times10^9/L$时,细菌感染特别是革兰阴性杆菌败血症已成为死亡的主要原因之一,因此控制感染这一关在现代白血病治疗中至关重要。了解感染病原微生物变迁,掌握现代抗感染治疗是血液科医师必须具备的基本素质。

在白血病患者发生感染的主要原因为白细胞数量减少和功能异常,其中以中性粒细胞减少最为重要和常见。一旦发生感染,需要推测可能的致病微生物,并尽早施以经验性静脉抗生素治疗,继而根据治疗反应及微生物学检测结果调整治疗方案。

一、感染的诊断

(一)感染的确立

除其他非感染性因素引起的体温升高外,粒细胞缺乏患者体温≥38.3℃持续至少1小时,或12小时内二次测试体温≥38℃,称为发热。发热是提示严重免疫损伤患者感染最可靠的证据,也是提示感染存在的惟一证据。有时发生感染的严重免疫损伤患者并不出现发热反应,如严重营养不良的患者,其发热反应非常迟钝,正在进行糖皮质激素治疗者甚至可以掩盖发热症状及炎症反应。还有一些患者以其他感染症状为首发症状,如肠道G⁻杆菌感染,由于细菌内毒素吸收,患者首先表现寒战,寒战的发生较败血症和发热反应早出现24~48小时。

对于发热的患者,除考虑可能发生感染外,尚需考虑其他非感染性致热原因。

国际免疫缺陷宿主学会和美国感染性疾病学会将粒细胞缺乏患者的感染根据取得临床证据的等级不同分为:

1. 不明原因发热(FUO) 是指仅有新发发热症状,无任何原因可查,体温≥38.3℃持续至少1小时,或12小时内二次测试体温≥38℃,无感染的临床和微生物学证据。

2. 临床确定感染(CDI) 是指发热患者同时有确定的、临床定位明确的感染部位,如肺炎或皮肤/组织感染患者,此时尚未进行微生物学检查,或病原体不能或尚未确定。

3. 微生物学确定感染(MDI)　是指感染部位明确,并且具有适时取材获得的可信的微生物学检查阳性证据;或者虽感染部位未明,但血液培养已确定致病病原微生物的感染。

详细询问症状、仔细查体和进行必要的辅助检查有助于早期确诊。一些患者在发热症状出现的同时即可确定感染部位,而多数粒细胞缺乏患者的感染不能局限,临床难以诊断。

(二)感染部位的确定

一经确定存在感染,应尽可能查找感染病灶、明确致病微生物。在粒细胞缺乏患者,发热本身对于感染病灶和感染病原体并无特殊的意义,但发热伴随的其他临床症状以及既往感染病史有助于感染部位的确定,如咽痛、咳嗽、咯痰、胸痛提示支气管肺感染;鼻塞、头痛提示副鼻窦感染;牙痛、齿龈肿胀、黏膜溃疡提示口腔感染;腹痛、腹泻、黄疸,提示消化道和胆系感染;排便疼痛提示肛周感染等。既往曾有结核病,或慢性肾盂肾炎等慢性病史者,需注意是否存在原感染复发。

仔细全面查体尤应注意以下部位的感染发生:皮肤黏膜感染;中心和外周静脉插管的出口部位感染;穿刺位点感染;上、下呼吸道感染;泌尿生殖道感染;腹部及肛周感染。如经抗生素治疗,患者发热仍持续不退,而感染病灶未明,则上述部位的检查就应每天进行,并且还需监测脉搏、血压和呼吸频率变化,胸部X线检查和其他与症状、体征出现相关的组织、器官影像检查,如副鼻窦CT或核磁共振检查等。

(三)微生物学检查

微生物学检查尤其重要,可明确感染病因,并指导针对性抗生素治疗。患者体温升高后和使用抗生素治疗之前,应分别至少两次采集外周静脉血标本,进行需氧和厌氧培养。如患者仍在使用静脉插管,应至少两次经插管取血进行培养。如症状、体征和影像学检查能明确感染组织和器官,则应尽可能地进行相应的标本采集、培养:①尿培养;②腹泻和疑诊肠炎或小肠结肠炎者,进行大便培养,包括难辨梭状杆菌;③伤口刷检(鼻咽部,肛周区);④积液培养(细菌、真菌);⑤穿刺、针吸标本培养。如微生物培养阳性,还应尽可能再取标本培养,以提高感染微生物诊断的可信性并监测抗生素治疗后微生物数量的增减。对培养出的潜在致病微生物均应进行药物敏感性检测。

(四)其他辅助检查

感染部位明确者尚应对感染标本进行显微镜检查,包括革兰染色(用于初步确定和鉴别病原微生物)和某些特殊染色,如PAS染色和抗酸染色等。鲎试验阳性表明血清中含有内毒素,有助于G⁻细菌感染的识别。发热患者,在G⁻细菌败血症发生前1~70小时即可出现鲎试验阳性。在非败血症,鲎试验阳性发热患者中约2/3为深部G⁻细菌感染或缺血性肠病。

1. C-反应蛋白(CRP)和超敏C-反应蛋白(hs-CRP)　检测简易、方便,结果报告快速,主要用于感染的诊断及监测治疗反应,系列检查意义更大,细菌及真菌感染CRP明显升高,病毒感染则升高不明显。在中性粒细胞缺乏患者,CRP水平的升高在时间上并不明显早于发热,但其增高值如>100mg/L,则强烈提示为感染。CRP在感染发生后24~48小时达峰值,在这

第十二章 小儿白血病的治疗方法

一时间段发热患者如 CRP<30mg/L 时,则其因感染引发发热的可能性非常小。有效治疗后 CRP 很快下降,半衰期约为 3 天。

2. 血浆降钙素原(procalcitonin,PCT)水平在细菌、真菌感染时升高,而在非感染性炎症时不升高,因此可作为血液病患者感染发热与肿瘤热和药物热鉴别诊断手段。

3. 怀疑侵袭性真菌感染者还可用血清学方法检测念珠菌或曲霉菌抗原或抗体,血液标本曲霉半乳甘露聚糖(GM)实验(ELISA)连续 2 次吸光度指数(GMI)值>0.8 或单次 GMI>1.5,敏感性 20%~76%,特异性 90%~100%。血液标本真菌细胞壁成分 1,3-β-D 葡聚糖抗原(G 试验)连续 2 次阳性,敏感性 80%~100%,特异性>90%,阳性预测值 87.5%,已被美国 FDA 批准用于曲霉菌感染检测,推荐每周检测 2 次。

4. 还可进行支气管肺泡灌洗、经支气管镜肺活检、经皮或开胸肺活检等组织病理学检查发现真菌感染的病理改变以及菌丝或孢子等真菌成分。

二、感染病原微生物的推断

正如前述,在白血病患者,特别是粒细胞缺乏阶段,并发的感染较少能获得微生物学诊断。感染初期即已明确病原者几乎没有,多数患者的感染为临床诊断,甚至是不明原因发热。故起始的抗感染治疗绝大多数为经验性治疗。推断可能的致病微生物是提高抗感染经验治疗疗效的重要基础。

(一)感染病原体的变迁

细菌、真菌和病毒均可导致白血病患者感染。与以往比较,感染病原微生物在近年有两个突出变化:一是致病菌类型由 G^- 为主转变为以 G^+ 球菌为主;二是耐药细菌感染明显增多。细菌感染最为常见,通常也最为严重。在以往,常见的 G^- 杆菌感染多为假单胞菌、克雷伯菌、大肠杆菌和变形杆菌等,它们引起的感染多种多样,以肺炎、软组织感染、肛周感染、败血症等为最常见,尿道感染、脑膜炎少见。近 20 年来,G^+ 球菌感染呈明显上升趋势,这在欧美发达国家尤其明显,G^+ 球菌感染已经或接近 G^- 菌、其他细菌和真菌感染的总和。目前,对于这种感染病原体变迁的确切原因尚未明确,可能与以下因素有关:①静脉插管广泛应用;②强烈化疗、造血干细胞移植,黏膜炎发生率增加;③主要针对 G^- 细菌的三代头孢抗生素及氟喹诺酮类抗生素的广泛应用。1980—1990 年美国院内获得性血行感染统计表明多种 G^+ 球菌感染菌显著增多,如凝固酶阴性葡萄球菌增加 536%~754%,金黄色葡萄球菌增加 176%~272%,肠球菌增加 120%~153%,并分别占居菌血症感染致病菌的前 3 位。葡萄球菌、肠球菌、棒状杆菌是中性粒细胞缺乏患者感染最常分离到的致病菌。G^- 细菌的增加则极少,仅 1%~21%,但绿脓杆菌感染发生率相对恒定,某些以往少见的 G^- 细菌感染明显增加。厌氧菌感染相对少见,除非同时有牙科或胃肠感染。同时,在世界范围内,尤其在免疫功能低下者,真菌感染也明显增加,成为主要致病菌之一,其中绝大多数为念珠菌属,增加 370%~487%,在持续性中性粒细胞缺乏患者以及应用糖皮质激素治疗者更常见,念珠菌占绝大多数,曲霉菌也常感染。

目前,我国多数医疗单位感染病原 G^- 杆菌相对多见,中国细菌耐药检测研究组 1998—1999 年在全国范围内选择了 9 个地区 13 家医院参加细菌鉴别,包括从指定的呼吸科病房、感染科病房、肾内科病房、泌尿外科病房、普外科病房、外科 ICU 病房中共收集到致病菌 1830 株,耐甲氧西林金黄色葡萄球菌(MRSA)检出率 27.55%,院内感染患者中 MRSA 检出率为 81.92%,显著高于社区获得性感染患者 MRSA 的检出率 21.84%。耐青霉素肺炎链球菌检出率 22.5%,万古霉素中介粪肠球菌和屎肠球菌分别为 3.23% 和 3.77%,而大肠杆菌对各种氟喹诺酮类抗生素呈交叉耐药,耐药率超过 60%。

中国医学科学院血液学研究所血液病医院于 2004 年第一季度菌群分布:G^+ 细菌 41%,G^- 细菌 41%,真菌 18%。前 10 位病原菌及其构成比分别是:金黄色葡萄球菌 22.6%,大肠埃希菌 18.4%,白色假丝酵母菌 10.42%,粪肠球菌 6.42%,肺炎克雷伯菌 6.25%,表皮葡萄球菌 4.86%;屎肠球菌 4.77%,曲霉菌 4.34%,铜绿假单胞菌 3.99%,鲍曼不动杆菌 2.86%。耐甲氧西林金黄色葡萄球菌占 34.0%,产超广谱 1∶3 内酰胺酶大肠埃希菌占 30.7%,产超广谱 β 内酰胺酶肺炎克雷伯菌占 11.1%。

上海儿童医学中心对 1999—2008 年收治的儿童恶性肿瘤患者进行了单中心院内死亡原因分析:明确病原的 26 例感染相关死亡的患儿中,G^- 杆菌感染占 41.7%(15 例),其中主要是肺炎克雷伯菌、大肠埃希菌、铜绿假单胞菌;G^+ 球菌感染占 26.9%(7 例),主要包括粪肠球菌、草绿色链球菌;真菌感染(14 例),念珠菌及酵母样菌各 7 例。主要感染部位为肺部(14 例),其次是败血症(11 例)。另外,还有肠道、尿路感染。

(二)院内感染和社区获得性感染

初发白血病患者可伴发社区获得性感染。普通综合医院住院患者院内感染发生率 9.2%,在血液科病房和血液病专科医院估计这一数字还要高些。多数患者中性粒细胞缺乏与联合化疗或造血干细胞移植预处理有关,伴发的感染多为院内感染。社区获得性感染致病菌容易预见,对抗生素较为敏感,因而相对容易控制;院内感染的致病菌类型分布更为广泛,常包括某些少见的机会致病菌,耐药菌感染也更为多见。另外,院内感染较社区获得性感染致病微生物经病患间或医患间传播的风险更大,因此对于院内感染病原菌的初始判断,参考本地区、本单位,甚至本病区感染致病菌流行情况更为重要。

(三)免疫防御损伤类型及治疗干预

免疫损伤越严重,感染风险越大,致病微生物类型也越多。白血病患者免疫防御功能下降涉及非特异性免疫及特异性免疫,体液免疫及细胞免疫。虽然这种损伤很少为单一类型的免疫损伤,但有时突出表现为某种类型免疫防御机制损伤,对某些特定感染病原微生物的易感性相对增强。口腔、呼吸道及胃肠道黏膜屏障损伤,成为局部定植菌入侵门户,感染病原体,包括草绿色链球菌、凝固酶阴性葡萄球菌、大肠杆菌和梭杆菌等。粒细胞缺乏性肠炎常由难辨梭形杆菌、葡萄球菌、铜绿假单胞菌、白色念珠菌感染引起。中心及周围静脉插管的感染菌主要为 G^+ 菌(金黄色葡萄球菌、凝固酶阴性葡萄球菌),较少见的还有棒状杆菌、杆菌、念珠菌等。在淋巴瘤、白血病患者,T 细胞功能异常导致病毒、寄生虫、李斯特菌及卡氏肺囊虫等病原微生物感染增多。预防应用复方磺胺甲基异噁唑及氟喹诺酮类抗生素的患者,金黄色葡萄球菌感染增多;由于黏膜炎导致黏膜屏障受损、中性粒细胞缺乏及广谱抗生素、免疫抑制剂应用,增加真菌感染的机会。

在造血干细胞移植早期(0~30天),患者有2个高危感染因素:①持续性中性粒细胞缺乏;②预处理相关的皮肤黏膜屏障功能损伤,治疗性静脉插管。此阶段常见感染病原菌多为念珠菌、曲霉菌、单纯疱疹病毒及其他机会菌,造血干细胞移植感染主要发生在此阶段。植活期(30~100天)主要表现为细胞免疫功能低下,感染的严重程度及持续时间在异基因造血干细胞移植取决于移植物抗宿主病程度和针对移植物抗宿主病的免疫抑制治疗强度,此期巨细胞病毒为主要感染病原,其他尚可有卡氏肺囊虫、曲霉菌等。移植后期(>100天)自体造血干细胞移植患者免疫功能快速重建,机会菌感染明显减少。异基因造血干细胞移植患者,此时细胞免疫、体液免疫及单核巨噬细胞功能尚未完全恢复,感染病原微生物主要为病毒(巨细胞病毒、带状疱疹病毒、EB病毒、社区获得性呼吸道病毒)以及具荚膜细菌(流感嗜血杆菌、肺炎链球菌)感染。

(四)感染部位与致病微生物

明确感染部位对于推测可能的致病微生物极有帮助。应当再次强调,正常人群最常见的致病菌也是白血病患者最常见的致病菌。免疫缺陷越严重,致病微生物种类越广泛;细菌是最常见的感染病原微生物。

1. 耳、鼻、喉　这些部位正常可定植 G^- 需氧菌,念珠菌(喉)或曲霉菌(鼻、耳),容易造成肺感染或全身感染。草绿色链球菌可经口腔溃疡进入血循环引起败血症。单纯疱疹病毒可引起口腔黏膜炎和口腔溃疡;口腔多发性小疱提示弥漫性单纯疱疹病毒或带状疱疹病毒感染。

2. 肺炎　是白血病患者最常见的致死性感染之一。G^+ 菌中以肺炎链球菌最为常见,金黄色葡萄球菌感染预后差,常致死亡。G^- 菌肺炎占绝大多数,包括绿脓杆菌、克雷伯杆菌等,并常对多种抗生素耐药。临床症状、体征及胸部X线检查常不能反映真实存在的肺感染,粒细胞缺乏患者肺感染检查可正常,50%患者自始至终可完全不表现相关症状、体征。另外,肺感染致病微生物尚包括曲霉菌、军团菌和支原体。

3. 菌血症　在保护性隔离患者,菌血症通常起源于胃肠道感染,主要致病菌为 G^- 需氧菌。其他部位感染,如尿道、皮肤、肛周、呼吸道、咽及食道,也可成为菌血症的感染源,病原菌为相应部位常见感染致病菌。近年来,G^+ 球菌菌血症增多,常见致病菌包括金黄色葡萄球菌、凝固酶阴性葡萄球菌(尤其在静脉插管者)、草绿色链球菌,有时也可发生念珠菌、曲霉菌菌血症和巨细胞病毒血症。

4. 尿道　严重免疫损伤患者尿道感染致病微生物中,大肠杆菌所占比例减少,绿脓杆菌及变形杆菌增多,并常导致反复菌血症。其他引起泌尿系感染的尚有肠球菌、克雷伯杆菌、葡萄球菌、肠杆菌等。念珠菌肾盂肾炎好发于胃肠外营养及使用广谱抗生素治疗者,血行感染更为多见,常同时并发念珠菌肝脓肿和眼内炎,球拟酵母菌、近平滑念珠菌也可为真菌尿道感染的致病菌。

5. 胃肠道　念珠菌可以引起食道(偶尔也可累及胃)浅表感染,胸骨后烧灼感及吞咽痛常由念珠菌感染所致。严重腹泻需注意难辨梭状杆菌感染,尤其应用大量广谱抗生素者更是如此。肛周感染致病菌多为绿脓杆菌、念珠菌、大肠杆菌或脆弱类杆菌。肝炎常由嗜肝细胞病毒所致,也可由 EB 病毒、CMV 病毒所致。肝脓肿则常由真菌所致。

6. 皮肤　皮肤感染可由粪链球菌、粪肠球菌、金黄色葡萄球菌或绿脓杆菌引起,播散性斑丘疹致病微生物常为热带念珠菌或其他念珠菌。坏死性皮肤溃疡可由毛霉菌感染所致。单纯疱疹病毒、带状疱疹病毒表现为多发皮肤疱疹、多发口腔黏膜、舌溃疡。

7. 神经系统　单核细胞增多性李斯特菌感染最多见。肺炎球菌性肺炎可并发中枢神经系统感染。带状疱疹病毒、单纯疱疹病毒以及肠病毒等,可引起病毒脑炎。

三、抗感染治疗

(一)白血病患者感染的治疗原则

1. **尽早开始经验性治疗**　白血病患者出现发热,应首先考虑感染的可能。在不能明确除外感染时,一方面,根据病史、体格检查和其他初步资料,对可疑感染部位、分泌物、血液等留取标本进行微生物学检查;另一方面,应争取时间尽早开始抗感染的经验性治疗。中性粒细胞<$0.5×10^9/L$ 和<$1.0×10^9/L$ 并继续降低,预计能低至<$0.5×10^9/L$ 者出现发热,或患者虽未出现发热,但有明确的感染症状、体征,或临床诊断感染中毒综合征或感染中毒性休克者,均应尽早开始经验性抗生素治疗。

2. 根据病原微生物选择抗菌药物。

3. **选用抗菌药物应具备下列条件**　杀菌剂、对病原体有高度活性、在感染部位可达到有效浓度、毒性低、不容易导致耐药菌出现。

4. 抗菌药物宜足量,静脉给药。

5. 尽可能纠正同时存在的免疫缺陷。

(二)抗感染经验治疗

抗生素选择应覆盖各部位感染可能的致病菌,治疗方案至少应保证患者在接下来的 3~4 天有 95% 的生存机会。有时白血病患者严重的感染部位及感染病原菌常难以确定,并且感染极易扩散,由局部感染发展为全身感染,败血症、感染性休克常见,死亡率高。在中性粒细胞缺乏并发败血症患者,所用抗生素如对感染病原微生物无效,患者存活机会极少;相反,如所选择的抗感染治疗方案恰当,患者死亡率明显下降。在中性粒细胞缺乏患者,初始的经验性抗感染治疗应采用强力、广谱抗生素,以期覆盖更为广泛的、可能的病原微生物类型,尤其应覆盖那些能很快致患者死亡的病原微生物,如 G^- 杆菌。抗生素应用 1 小时后的血清杀菌活性与抗感染疗效相关,良好疗效要求血清杀菌活性至少应达最小杀菌浓度的 8~16 倍。因此,及时静脉应用抗生素,并采用最大剂量。不同作用机制的杀菌抗生素可能起到协同杀菌作用,联合使用疗效较为可靠。

1. 抗感染初始治疗　美国抗感染协会(IDSA)在 2002 年发表的粒细胞缺乏肿瘤患者抗生素应用指南中提出经验性抗感染初始治疗的 3 种方式:单药治疗、不含糖肽类抗生素(万古霉素)的二药治疗和加用万古霉素的二药治疗或三药治疗。

单药治疗用于没有感染并发症者,疗效与联合用药相当,适用于单药治疗的抗生素,包括

第十二章 小儿白血病的治疗方法

头孢他啶、头孢吡肟、亚胺培南或美罗培南。哌拉西林-他唑巴坦单药治疗也有较好疗效。

氨基糖苷类抗生素加抗假单胞菌抗生素（替卡西林-克拉维酸、派拉西林-他唑巴坦、三代或四代头孢霉素和碳青霉烯类抗生素）是最常用的不含万古霉素的二药治疗方案，各种治疗组合疗效近似。主要用于治疗出现感染并发症或可能为耐药菌感染者。联合用药可对一些 G^- 细菌产生协同杀伤作用，减少耐药菌株产生，但对 G^+ 细菌作用增加不明显，并且氨基糖苷类抗生素联合替卡西林还可能增加肾毒性、耳毒性，以及伴发低钾血症。

万古霉素并不推荐常规用于中性粒细胞缺乏患者的初始抗感染经验治疗，仅在出现以下情况时考虑使用：①临床疑为插管相关的严重感染（如败血症、蜂窝织炎）；②已知定植菌为耐青霉素和头孢霉素肺炎球菌，或耐甲氧西林金黄色葡萄球菌；③ G^+ 菌败血症，尚未最终确定是哪种细菌或药物敏感性结果尚不知晓；④血压下降或出现其他心血管功能异常；⑤严重黏膜炎伴感染；⑥耐青霉素链球菌感染高发单位；⑦应用喹诺酮类预防者出现感染。万古霉素与三代、四代头孢霉素及碳青霉烯类抗生素联用可加用氨基糖苷类抗生素，替考拉宁对耐万古霉素的粪肠球菌和屎肠球菌也有效，并克服了万古霉素红人综合征不良反应的发生。国内华北制药厂生产的去甲万古霉素其效价比万古霉素高 10%，儿童 16～24mg/(kg·d)，q12h，分 2 次滴注，疗效与万古霉素相当。

2. 经验性抗感染治疗方案调整 除患者病情进行性恶化，须尽早调整外，通常，初始经验性治疗至少 3～5 天后方能评价其治疗效果，并据此评价结果决定进一步治疗方案。

(1) 体温恢复正常：经 3～5 天初始经验性抗感染治疗体温恢复正常者，如此时已明确致病菌，则可根据患者具体情况，调整为不良反应最小，花费最少的敏感广谱抗生素，抗生素治疗应继续应用至少 7 天，或者培养显示致病菌被清除，所有感染病灶愈合，患者感染的症状、体征消失方可停药。如未能明确感染致病微生物，则重症感染患者治疗方案勿需调整，而一般情况尚好，生命体征平稳者，可继续按原方案治疗，2 天后改为口服抗生素治疗。

(2) 持续发热：初始经验性抗生素治疗 3 天后患者仍发热者，需结合临床及抗生素应用情况综合分析查找原因，常见原因包括：①非细菌感染；②耐药菌感染；③二重感染；④血浆及组织未达到有效杀菌浓度；⑤药物热；⑥感染部位血运差（脓肿、插管感染）；⑦治疗反应显现迟缓等。此时应对患者感染及全身情况进行再评价，复习以往细菌培养结果及可疑感染部位标本培养，并对可疑感染器官影像学检查。如能明确发热原因或发现重要线索而初始治疗方案未能覆盖，则需对抗生素应用进行相应调整。

如患者持续发热，再评价也未能找出可信的初始治疗失败原因，需根据病情及所采用初始治疗方案进行如下调整：①患者病情未加重，未出现明显不良反应，尤其能够预见短时间内(≤5天)粒细胞计数明显增加，不再缺乏，可继续使用原方案治疗；②患者病情加重，出现诸如腹痛（肠炎）、黏膜溃疡或原黏膜溃疡加重、肺浸润、插管入口或出口部位分泌物，或初始治疗方案不良反应严重，则需依据初始治疗方案对感染致病微生物的覆盖情况，加用或变更抗生素。病情明显恶化者，抗生素调整可更早进行。

初始治疗含有万古霉素者，则应考虑停用万古霉素，并调整其他抗生素：①单用头孢他啶或头孢吡肟者可改为碳青霉烯类抗生素，加用或不加用万古霉素；②碳青霉烯类抗生素单用或加氨基糖苷类抗生素联用者，可加用万古霉素；③三代、四代头孢霉素加氨基糖苷类抗生素联合者,改为加酶抑制剂抗生素或碳青霉烯类抗生素,加用或不加万古霉素;④碳青霉烯类抗生素加万古霉素者,或预测中性粒细胞缺乏可能持续较长时间者,加抗真菌制剂。在非氟康唑预防应用及未有肺浸润临床表现者,可静点氟康唑,但以静点广谱抗真菌制剂两性霉素 B 或伊曲康唑、伏立康唑或卡泊芬净更为可靠;⑤患者一般情况好,未有明确感染,对初始经验治疗无反应者,也可在密切观察下停用抗生素治疗,仍持续发热者,加用两性霉素 B。

调整经验性治疗加用万古霉素应严格掌握适应证,仅在有严重黏膜炎或怀疑插管相关感染者经验性应用,以免滥用增加耐万古霉素菌株的产生。

(三)抗生素治疗的时限

经抗生素治疗 3 天体温恢复正常,如未有明显的局部感染体征,中性粒细胞连续 2 天≥$0.5\times10^9/L$,可在体温正常 2 天后停用抗生素;如患者仍为粒细胞缺乏,则抗生素须在体温正常 5~7 天后停用;对于停用抗生素的粒细胞缺乏患者应密切观察,一旦重现发热或其他感染证据,须尽早再次静脉应用抗生素。如患者粒细胞极度缺乏<$0.1\times10^9/L$、口腔、消化道黏膜溃疡、生命体征尚不平稳等,虽体温已正常也应考虑继续抗生素应用,直到病情稳定或粒细胞恢复。抗真菌抗生素治疗时限,主要依据感染真菌的类型和感染的严重程度确定,如微生物学检查未能培养出真菌,胸腹影像学检查也无感染迹象,粒细胞缺乏改善,则可停用两性霉素 B。持续性中性粒细胞缺乏患者,如病情相对稳定,两性霉素 B 应用一般也不超过 2 周。

(四)耐药细菌感染的治疗

新型抗生素的不断涌现并未使得抗感染治疗简单、易行,相反,随着病原微生物种类变迁,临床感染类型变化,抗感染治疗越发复杂了,其中最为重要的因素之一即是耐药菌株的产生,影响着经验性抗生素治疗方案的制订及调整。1999 年第 39 届抗生素化疗国际会议(ICAAC)提及目前国际关注的 8 种耐药菌株是:①耐甲氧西林葡萄球菌(MRS)及对糖肽类抗生素低度耐药金黄色葡萄球菌;②耐青霉素的肺炎链球菌(PRSP);③耐万古霉素的肠球菌;④产超广谱 β 内酰胺酶的 G^- 杆菌;⑤持续高产 Amp-C 酶的肠杆菌属菌株;⑥多重耐药的铜绿假单胞菌;⑦鲍曼不动杆菌;⑧嗜麦芽窄食单胞菌。这些耐药菌株引起的临床感染同样是白血病患者经验性抗感染治疗失败的关键因素。合理使用抗生素及有效控制感染才能减少耐药菌株的出现,临床上应限制使用高耐药可能性抗生素(如氨苄青霉素、羧苄青霉素、庆大霉素、环丙沙星、亚胺培南及头孢他定),首选低或无耐药可能性药物(如氧哌嗪青霉素、丁胺卡那霉素、米诺环素、头孢吡肟及美罗培南)。万古霉素广泛使用后可引起耐万古霉素的肠球菌感染流行,也应严格掌握适应证,限制使用。

一般来说,G^+ 菌感染进展相对缓慢,但部分病例(如草绿色链球菌感染)也可相当严重,不及时治疗则可 24 小时内死亡。另外,有一些 G^+ 菌株仅对万古霉素敏感,如芽胞杆菌属和 J.K 棒状杆菌。在经常由 G^+ 菌引起严重感染或耐药菌感染的单位,应考虑将万古霉素纳入高危患者感染治疗的初始方案中。

耐甲氧西林葡萄球菌包括金黄色葡萄球菌和凝固酶阴性的葡萄球菌,在住院患者中分离率可高达 80% 以上。对临床常用抗生素常不敏感,可供选择治疗药物甚少,首选药物为糖肽

第十二章 小儿白血病的治疗方法

类抗生素万古霉素、去甲万古霉素或替考拉宁。另外,尚可选用利福平或复方新诺明。目前,国内尚未发现耐万古霉素的金黄色葡萄球菌。肺炎链球菌耐青霉素意味着对其他多种抗生素耐药,但对氟喹诺酮类抗生素及万古霉素敏感,可选用。肠球菌感染主要是粪肠球菌及屎肠球菌,引起泌尿系感染、败血症等,该菌对青霉素结合蛋白亲和力低,对青霉素类低水平耐药,对头孢菌素天然耐药。耐万古霉素肠球菌感染占全部肠球菌感染的8%以下,目前尚无有效治疗方法,应参考药敏试验结果选择用药。产ESBL菌株应首选碳青霉烯类抗生素(亚胺培南或美罗培南),非发酵G⁻杆菌在院内感染中占主要地位,其中铜绿假单胞菌、不动杆菌是院内感染常见的细菌,嗜麦芽窄食单胞菌感染也逐年增加,对常用抗生素耐药居高不下,治疗极为棘手。对多重耐药铜绿假单胞菌感染可选用碳青霉烯类、头孢他啶、阿米卡星、哌拉西林/他唑巴坦、头孢哌酮/舒巴坦或头孢吡肟;对不动杆菌治疗有效则只有碳青霉烯类抗生素和头孢哌酮/舒巴坦;嗜麦芽窄食单胞菌不仅对β内酰胺酶类、氨基糖苷类和喹诺酮类抗生素耐药,对碳青霉烯类抗生素更是天然耐药,治疗可选择替卡西林/克拉维酸、头孢哌酮/舒巴坦、头孢他啶治疗。

(五)侵袭性真菌感染

粒细胞缺乏患者最常见的是侵袭性真菌感染(invasive fungal infection,IFI),即侵袭性念珠菌感染以及侵袭性曲霉菌感染。侵袭性真菌感染是白血病患者最为严重的感染并发症之一,多发生于急性血液病强烈化疗和异基因造血干细胞移植后,最常见的致病菌为白色念珠菌和曲霉菌,其他念珠菌(热带念珠菌、近平滑念珠菌、光滑念珠菌、克柔念珠菌)及其他丝状真菌引起的感染有逐年增多趋势。最近研究资料表明,血液病患者侵袭性念珠菌感染发生率5%,侵袭性曲霉菌感染呈上升趋势,发生率超过念珠菌感染,达10%~15%。值得注意的是,不同侵袭性真菌感染(酵母菌、霉菌)易感因素并不完全相同,引起侵袭性感染的酵母菌绝大多数是念珠菌,并且通常起源于患者自身胃肠道和皮肤定植菌感染,几乎均发生于强烈化疗和异基因造血干细胞移植预处理的中性粒细胞缺乏期。胃肠道、皮肤黏膜念珠菌广泛定植,放化疗导致的皮肤、黏膜防御功能减低,组织和血液中吞噬细胞减少,以及一旦念珠菌感染进入血液,未采用积极有效的抗真菌药物治疗,均与侵袭性念珠菌感染有关,其中前二者尤为重要。中性粒细胞缺乏患者如无胃肠道黏膜损伤和念珠菌广泛定植,则发生侵袭性念珠菌感染的机会非常之小,预防性应用氟康唑及其他唑类抗真菌药物,可减少敏感真菌(如白色念珠菌、热带念珠菌、近平滑念珠菌等)侵袭性感染发生。侵袭性曲霉菌感染治疗更为棘手,预后也更差,因而目前也更值得关注。与念珠菌感染不同,患者一般通过气生孢子获得曲霉菌感染。吸入环境中大量曲霉菌孢子,以及宿主防御功能下降,组织中缺乏有效的吞噬细胞是发生侵袭性曲霉菌感染最重要因素。在强烈化疗和自体造血干细胞移植患者,发生侵袭性念珠菌及侵袭性曲霉菌感染的主要因素。

异基因造血干细胞移植患者发生侵袭性念珠菌感染及早期发生侵袭性曲霉菌感染的高危因素,与强烈化疗及自体干细胞移植患者相同,移植后期发生侵袭性曲霉菌感染的高危因素则主要为:①植活失败;②急、慢性GVHD;③非HLA相合同胞供者;④CMV感染。

1. 一般预防 包括医院感染控制技术措施和抗真菌药物预防。目前,儿科公认的抗真菌药物预防适应证为:粒细胞减少的白血病患儿、造血干细胞移植患儿。抗真菌药物的耐药问题已引起国内外重视,应避免滥用抗真菌药物预防真菌感染。

2. 靶向预防 在高危患者预防某种特定的真菌感染,如在血液肿瘤(TMP-SMZ)预防肺孢子菌肺炎。

3. 拟诊治疗 即经验性治疗,由于侵袭性真菌感染病死率高,延误治疗则常导致死亡。为此,经验性抗真菌治疗尤为重要。高危真菌感染患儿,临床和影像学表现提示真菌感染(拟诊)时,在积极寻找病因同时,应开始经验性抗真菌治疗。常用药物为氟康唑、伏立康唑、伊曲康唑以及卡泊芬净。

4. 临床诊断治疗 即先发治疗,患儿符合临床诊断,其抗真菌治疗已有较强的选择性用药指征,应依据真菌种类、药敏结果、病情轻重以及患儿的耐受性选择用药。

5. 确诊治疗 即靶向治疗,针对确诊患儿,应依据真菌种类、药敏结果、病情轻重以及患儿的耐受性选择用药。

(1)儿童常见侵袭性肺部真菌感染的治疗选择

1)肺念珠菌病:无论念珠菌种类,病情较轻者或对氟康唑敏感者,首选氟康唑。对耐氟康唑者或病情较重者(合并播散、继发肺部念珠菌病、血流动力学改变等),应用两性霉素 B,可联合 5-氟胞嘧啶或应用卡泊芬净、伏立康唑、伊曲康唑。对于克柔和光滑念珠菌感染,如无药物敏感试验的条件,原则上首选卡泊芬净、伏立康唑、两性霉素 B、伊曲康唑。

2)侵袭性肺曲霉病:可选择伏立康唑、伊曲康唑、卡泊芬净、两性霉素 B,病情重者可联合两种抗真菌药物治疗。氟康唑对肺曲霉感染无效。可参考病情的轻重、原发病、免疫功能状态以及药物的安全性和价格等选择药物。两性霉素 B 是治疗侵袭性肺曲霉病的传统药物。目前认为病情较重者,可首选伏立康唑。卡泊芬净适用于患者不能耐受其他药物或其他药物无效时的治疗。

3)肺隐球菌病:对于轻度感染或无免疫功能缺陷的患者首选氟康唑。重症患者或合并脑膜炎、腹腔隐球菌病或儿童存在免疫功能缺陷,可应用两性霉素 B,并联合使用 5-氟胞嘧啶。待病情好转后改用氟康唑维持治疗。

4)肺接合菌病:目前惟一有效的治疗是两性霉素 B,或联合 5-氟胞嘧啶使用。

5)肺孢子菌肺炎:TMP-SMZ 是首选药物,疗程 2~3 周。卡泊芬净对肺孢子菌肺炎有一定疗效,可用于 TMP-SMZ 耐药或重症患者。

6)肺组织胞浆菌病:病情较轻者,可选用氟康唑、伊曲康唑等治疗。重症患者首选两性霉素 B,有效后改用伊曲康唑维持治疗。也可用两性霉素 B 全程治疗。

(2)儿科应用抗真菌药物的种类和剂量:新的抗真菌药物,有的说明书没有明确规范儿科的用药剂量,以下所列部分药物的剂量,是儿科临床医生为挽救患儿生命,在家属签署知情同意书后,经临床实践探索的经验剂量或说明书推荐的剂量。

1)氟康唑:适应证为隐球菌属和念珠菌属感染,对曲霉属感染无效。本品在 16 岁以下儿童体内的血浆半衰期与成人不同,其他药代动力学参数(如生物利用度、表观分布容积等)与成人相似,对不同年龄儿童推荐剂量如下:>4 周龄的患儿:深部真菌感染:6mg/(kg·d),每日给药 1 次;严重威胁生命的感染:12mg/(kg·d),每日给药 1 次。2~4 周龄的患儿:剂量同

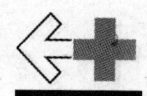

上,每2日给药1次;<2周龄的患儿:剂量同上,每3日给药1次。

2)伊曲康唑:适应证为曲霉属、念珠菌属、隐球菌属和组织胞浆菌属的感染,对镰刀霉菌属活性低,对毛霉菌无效。用法:6mg/(kg·次),前2日每日2次,以后改为每日1次,静脉滴注。口服制剂6~8mg/(kg·d),分2次服用。

3)伏立康唑:适应证为曲霉属、念珠菌属以及镰刀霉菌属、足放线菌属的感染,对接合菌属无活性。2~12岁:7mg/(kg·次),q12h,静脉滴注;或第1天6mg/(kg·次),q12h,随后4mg/(kg·次),q12h,静脉滴注。口服剂量:体重<40kg,100mg/次,q12h;体重≥40kg,200mg/次,q12h。

4)卡泊芬净:适应证为念珠菌属和曲霉属的感染,对隐球菌属、镰刀霉菌属以及接合菌属无活性。儿童第1天3mg/(kg·d),之后1mg/(kg·d),必要时,可增加剂量至2mg/(kg·d),静脉滴注。

5)两性霉素B:适应证为曲霉属、念珠菌属、隐球菌属和组织胞浆菌感染。儿童剂量为0.5~1mg/(kg·d),静脉滴注。两性霉素B脂质复合物3~5mg/(kg·d),静脉滴注。

抗真菌治疗的时间长短,因病情而异,患侵袭性肺部真菌病的患儿一般均在免疫功能低下的情况下发病,给药时间不宜过短,一般要6~12周,甚至更长,一般治疗至临床证候消失,影像学示病变基本吸收。总之,要对病情进行综合分析,要追踪观察,治疗应个体化。

第四节 小儿白血病的成分输血治疗

输血治疗(blood transfusion)主要目的是补充各种原因造成的血液成分不足,恢复有效循环血量,维持血液的携氧、止血、凝血和抗凝功能以及抗感染能力,是一种特殊的重要治疗方法。输血包括全血输注及血液成分输注(成分输血)。全血成分复杂,输注时应严格掌握其适应证。成分输血是针对患儿血液中缺乏成分进行补充,包括用不同方法分离出的红细胞、粒细胞、血小板、血浆及血浆不同成分的输入,可以节约血源,因纯度和浓度高而疗效好,同时也可避免输注不需要的血液成分可能带来的不良反应和并发症,因此更加安全。

一、血细胞的抗原性

红细胞的表面抗原即血型抗原,已知有数百种,根据红细胞表面抗原决定簇的结构类型分别属于15种以上的不同的血型系统,其中最重要的是ABO血型系统与Rh系统。ABO血型系统可分为A、B、AB与O型4种血型。其中O型红细胞不含A抗原和B抗原,而血浆中则含抗A抗体与抗B抗体;A型红细胞膜上有A型抗原,其血浆中含抗B抗体;B型红细胞膜上有B型抗原,其血浆中含抗A抗体。AB型红细胞膜上有A型、B型抗原,但血浆中无抗A、抗B抗体存在,可接受任何ABO血型系的红细胞输注。Rh系统有40余种抗原,常见的是5种抗原,即C、c、D、E、e。含D抗原者称之为Rh阳性,不含者即Rh阴性。西方人Rh阴性者占15%,我国汉族仅占0.3%。ABO血型系统是免疫原性最强的红细胞抗原。

白细胞膜上的抗原分3类,其中最重要的即人类白细胞抗原(human leukocyte antigen,HLA),又称组织相容性抗原;其他还有白细胞本身特有的抗原和红细胞抗原。

血小板也携带 ABO、HLA Ⅰ 型和血小板特异性抗原(如 PIA 系统等)。

二、血制品的种类

(一)全血

全血是采血后立刻与抗凝保存液混匀,并尽快放入 2~6℃ 保存的一种血液。规格为 200ml/袋、400ml/袋,不含具有功能的血小板及不稳定的凝血因子(FⅤ和FⅧ),依抗凝保存液种类的不同,自采血之日起可保存 21 天,或 28 天,或 35 天。现已较少使用。对于非紧急手术的患者及自体或异体骨髓捐献者,可进行自体输血,即患者于术前经过一次或数次的采血,常采用蛙跳式采血储于 4℃ 冰箱中,于术中回输。可避免供受者间的感染、输血相关 GVHD,无输血反应,也节约了血源。

(二)血液成分

1. 红细胞 红细胞制品系通过红细胞自然沉降或离心沉淀,移去血浆层以及去除或不去除白细胞与血小板层制备。红细胞制品种类较多。主要用于贫血患者,尤其是当 Hb<70g/L 时,心、肝等重要脏器可因供氧不足导致功能障碍,是输注红细胞的主要适应证。

(1)浓集红细胞:全血自然沉降 24 小时或用低温离心沉淀移去血浆,红细胞比容 70%~80%,含血浆量少,抗凝剂量小。

(2)去白细胞的红细胞:全血用白细胞过滤器制备,除去白细胞即成。此制品减少白细胞 50%、血小板 60%,可做全血代用品,又可减少输血反应。规格为 1 单位/袋、2 单位/袋。以 200ml 全血制备的红细胞为 1 单位,含白细胞数 $<2.5\times10^6$/L。2~6℃ 保存,自采血之日起保存 35 天。

(3)洗涤红细胞:将已移去血浆的浓缩红细胞用红细胞营养保存添加剂(MAP)反复洗涤后制成,除去了 99% 以上的血浆、80% 以上的白细胞和 90% 的血小板,洗涤中同时除了去钾、氨、乳酸、抗凝剂和微小凝块。每 200ml 全血制备的洗涤红细胞为 1 单位,规格为 1 单位/袋、2 单位/袋。2~6℃ 保存,自采血之日起保存 30 天。

(4)冰冻红细胞:将红细胞悬液加冷冻保护剂(甘油、羟乙基淀粉)于 -80℃ 保存,至少可保存 10 年。使用前经解冻、去甘油化后,尽快输注,2~6℃ 保存不超过 12 小时。冰冻红细胞主要用于保存稀有血型的红细胞(如 RhD 阴性)和自身血长期保存。每 200ml 全血制备的冰冻红细胞为 1 单位,规格为 1 单位/袋。

2. 白细胞 采用血细胞分离机及配套耗材 1 次从单一献血者采集的粒细胞为 1 人份,一般容量为 200ml,粒细胞含量 $\geq 1.0\times10^{10}$/L。室温静置保存不超过 24 小时。还有过滤收集法和塑料袋收集血白膜法制备。规格为 1 人份/袋。

3. 单采血小板 采用血细胞分离机及配套耗材 1 次从单一献血者采集的血小板为 1 人份,一般容量为 200~250ml,血小板含量 $\geq 2.5\times10^{11}$/L。22~24℃ 水平震荡条件下可保存 24 小时。特制的血小板保存袋因透气性能好,在 22~24℃ 水平震荡条件下可保存 5 天。规格为 1 人份/袋。单采血小板容量小,浓度和纯度高,疗效好。使用安全,不良反应少。

4. 血浆成分

(1)新鲜冰冻血浆：全血采集后 6~8 小时制备的冰冻新鲜血浆，在-20℃下可保存 1 年，融化后输用与新鲜血浆质量类同，含有正常血浆中全部凝血因子、白蛋白和免疫球蛋白。规格为 50ml/袋、100ml/袋、200ml/袋。常用于先天性或获得性凝血因子缺乏所致大出血、大量输注库存血后及维持血容量。因故未能及时输注，可在 4℃暂时保存，不能超过 24 小时。

(2)普通冰冻血浆：系由保存期已超过 6~8 小时的全血中分离制备的冰冻血浆以及保存期超过 1 年的新鲜冰冻血浆。在-20℃以下可保存 5 年，与新鲜冰冻血浆的主要区别是缺少不稳定的凝血因子FⅤ和FⅧ。常用于补充血容量、纠正低蛋白血症、行体外循环及血浆交换等。规格为 50ml/袋、100ml/袋、200ml/袋。

(3)冷沉淀：以 400ml 全血分离的 200ml 新鲜冰冻血浆制备的冷沉淀为 1 单位，容量为 20~30ml，富含因子Ⅷ、纤维蛋白原。规格为 0.5 单位/袋、1 单位/袋。1 单位冷沉淀含因子 80~100IU，纤维蛋白原 100~250mg，纤维结合蛋白 100~250mg，含 40%~70% Ⅷ因子 50~60mg。-30℃以下可保存 1 年。常用于血友病甲、血管性血友病(von willebrand disease, VWD)、纤维蛋白原减少症及 DIC 等。融化的冷沉淀因故未能及时输注，不可再冰冻。

(4)凝血酶原复合物：由新鲜血浆制得，含因子Ⅱ、Ⅶ、Ⅸ、Ⅹ、Ⅺ。常用于血友病乙，因子Ⅱ、Ⅶ、Ⅹ、Ⅺ的降低或缺乏症。

(5)白蛋白：由血浆中提取。常用于血容量减少性休克、脑水肿、低白蛋白血症等。

(6)纤维蛋白原：由血浆中提取。常用于补充低或无纤维蛋白原血症。

(7)静脉人免疫球蛋白：由血浆中提取，主要为 IgG，在临床上有多种用途。

上述成分，均由专门的血液制品生产部门供应。

三、白血病的输血治疗

白血病患儿由于骨髓中大量白血病细胞增殖，抑制正常血细胞增生，患儿在起病时即可出现贫血、血小板和中性粒细胞减少。化疗后的骨髓抑制期，骨髓各系细胞均增生受抑，可以出现严重的全血细胞减少。因此，输血治疗成为白血病特别是急性白血病治疗过程中的重要环节，其目的在于改善患者贫血症状，防止感染和出血，提高缓解率，延长生存期。

(一)白血病输血治疗原则

白血病的治疗关键是化疗，临床上出现全血细胞减少，不宜用新鲜全血行替代输注，应根据病情的需要选择相应的血液制品进行成分输血，减少不良反应发生。

(二)白血病输血治疗适应证

白血病输血治疗适应证，包括：①血红蛋白<70g/L 伴有明显贫血症状者；②白细胞<$1.0×10^9$/L，中性粒细胞<$0.2×10^9$/L，伴有高热，且经过联合抗生素治疗 48 小时无效，有明显骨髓抑制，短时间不能恢复者；③血小板<$20×10^9$/L，伴有危及生命的严重出血，经一般止血治疗无效者；④骨髓移植的极期需要成分输血支持治疗者；⑤并发 DIC 需要补充血小板及凝血因子者。

(三)输血前实验室检查

1. ABO 和 Rh 血型的鉴定 多数白血病患儿 ABO 血型比较容易做出鉴定。少数患儿在病程中可以发生血型抗原的改变,即血型抗原减弱,致 ABO 血型正反定型不符,给急需输血的患儿造成合血困难。报道中这种情况多发生在 A 型抗原,少数为 B 型抗原。因此,对急性白血病患儿血型 ABO 定型时如做正反定型不相符必须进行吸收放散试验证实。对分泌型患儿也可行唾液的血型物质。一旦血型确定,就应输同型血制品。

2. 红细胞同种抗体筛选与鉴定 白血病细胞过度增殖可导致其他系统正常血细胞生成受抑及化疗后骨髓抑制,均可导致严重贫血、血小板减少,白血病患儿输注红细胞和血小板在短期内可以提升血色素和血小板数目,而反复多次输注红细胞可产生红细胞同种抗体。间接抗人球蛋白试验及自身吸收法可以鉴定同种抗体的存在。同理,如果反复多次输注 HLA 抗原不相合的血小板,也可使受者体内产生同种抗血小板抗体,再次输注时会发生非溶血性输血反应,造成血小板无效输注,甚至血小板进一步减低。

3. 交叉配血试验 必须在盐水、酶、间接抗人球蛋白 3 种介质中进行,以防同种抗体的漏检而发生输血反应。

(四)血制品选择及其应用

1. 红细胞输注 部分白血病患儿贫血发生速度较快,血红蛋白未<70g/L 时贫血症状就很明显,甚至发生左心功能不全,此时输浓缩红细胞能迅速改善患儿的贫血症状,而不增加更多的循环血量。输血量视贫血程度而定,如伴有心功能不全时应酌情减慢输血速度。如果红细胞反复输注而血红蛋白仍逐渐下降,要仔细查找有无活动性出血、血管内溶血、继发性骨髓纤维化等情况,采取相应治疗对策。对准备接受造血干细胞移植的白血病患儿,如血红蛋白浓度≤80g/L,需要输注红细胞予以纠正时,应选用去白细胞的浓集红细胞或洗涤红细胞,以减少白细胞和血小板同种抗体的产生,尤其是 HLA 抗体引起的免疫反应。ABO 与 Rh 血型不合者所致的急性血管内溶血后果严重。非不得已时,不应将 O 型供血输给非 O 型受者。紧急情况下,亦应先检测供血者血浆中有无高滴度的抗 A 抗体及抗 B 抗体。

2. 血小板输注 出血是急性白血病致死的主要原因之一,随着化疗药物不断更新及血小板悬液的及时有效输注,使急性白血病由于出血而致死的病例明显减少。有资料表明,急性白血病的出血可以是由于血小板明显减少、血小板功能障碍、凝血因子的减少以及毛细血管壁的浸润等诸多原因引起。因此,急性白血病的治疗应首先查明出血原因及部位,然后进行针对性处理。一般血小板减少至 15×10^9/L 以下,有自发出血危险的时候,应给予输注血小板。尤其在伴有颅内出血或其他严重内脏出血者,输注浓缩血小板是最有效的止血措施。

血小板是昂贵的血制品。我们的临床体会是对于伴有 DIC 的白血病患儿,特别是急性早幼粒细胞白血病(APL)患儿、高白细胞白血病患儿、感染高热患儿,应提高血小板输注阈值,预防出血;而对于慢性再生障碍性贫血、低危 MDS 者,如果病情平稳则可以适当降低血小板输注阈值,以减轻患者经济负担。

(1)剂量与输注:输注 1 人份血小板相当于 1 个治疗量,年长年幼儿一般都可以输注 1 人份,新生儿一般输注1/4量。新鲜血小板禁止冰箱内保存,以患儿能够耐受的速度尽快输完。冰冻血小板解冻后应在1.5小时内输完。尽可能输注ABO血型相同的血小板。每次输注来自同一供血者的血小板可延迟抗血小板同种抗体发生,从而减少同种免疫输血反应。多次输注来自不同供者血小板,可使受者产生抗血小板同种抗体,导致血小板无效输注。如已发生同种免疫反应而导致血小板无效输注且需要再输注时,改用输注HLA配型相合的血小板。对疗效差的患儿可加大剂量或缩短输注间隔。

(2)疗效评估:血小板计数上升,止血有效。一般认为每平方体表面积输浓缩血小板数 $1.0×10^{11}/L$,可提高血小板 $(5～10)×10^9/L$。

血小板计数校正增高值(CCI)=[(输血后血小板计数-输血前血小板计数)/输入血小板总数(10^{11})]×m^2。有效:输后1小时CCI>$7.5×10^9/L$,24小时CCI>$4.5×10^9/L$。

血小板恢复率(%)=[(输后血小板计数-输前血小板计数)/输入血小板总数(10^{11})×2/3]×血容量。有效:输后1小时恢复率>60%,输后24小时>40%。

3. 凝血因子输注 急性白血病患儿的出血除血小板数量及质量异常外,还与凝血因子减少甚至缺乏有关。各类型急性白血病在病程中均有可能发生DIC,尤其APL更为多见。这主要是由于在APL治疗过程中含嗜苯胺蓝颗粒的早幼粒细胞大量破坏,颗粒进入血循环诱发DIC。自从应用全反式维甲酸治疗后,APL完全缓解率大大提高,同时DIC的发生率明显降低。凝血因子缺乏可用新鲜冷冻血浆15ml/kg。如果单纯凝血因子Ⅷ缺乏也可应用冷沉淀物5~10IU/kg,或凝血酶复合物以及纤维蛋白原。

4. 粒细胞输注 急性白血病患儿由于骨髓正常造血系统被大量的白血病细胞所替代,以及化疗药物的应用,使外周血中性粒细胞数很低,有时会出现中性粒细胞缺乏(中性粒细胞<$0.5×10^9/L$),常发生严重感染;另外,也存在中性粒细胞功能异常。长期临床实践证明,联合应用足量广谱抗生素、使用静脉免疫球蛋白以及粒细胞集落刺激因子(G-CSF)和粒-巨噬细胞集落刺激因子(GM-CSF)的广泛应用,有利于控制白血病患儿的严重感染。目前,对严重感染的白血病患儿是否应用粒细胞输注存在着争议。多数学者认为反复输注粒细胞,患儿机体容易产生白细胞同种抗体,从而引起粒细胞无效输注。因此,粒细胞输注应限于短期内难以恢复的骨髓抑制,且中性粒细胞<$0.5×10^9/L$伴有严重感染,经强效广谱抗生素治疗48~72小时无效者,应用粒细胞输注前宜进行HLA配型检测。

剂量与输注 输注1人份粒细胞相当于一个治疗剂量。每次输注剂量>$1.0×10^{10}$粒细胞,连续治疗4~5天,直至患儿粒细胞>$0.5×10^9/L$,体温下降或证明无效为止,无需巩固治疗。条件许可时,供者也可应用rh-G-CSF或rh-GM-CSF $5μg/(kg·d)$,连续应用3~4天后再采集,可获得大量的粒细胞,其治疗效果更佳。对异基因骨髓移植患儿除必要时进行供者淋巴细胞回输(DLI)外,一般不能应用其他人粒细胞悬液。

特别需要指出的是目前已不再采用预防性粒细胞输注,应严格掌握输注指征。

5. 血浆成分输注 新鲜冰冻血浆(去白细胞)含有正常血浆中全部凝血因子、白蛋白和免疫球蛋白,可用于单纯凝血因子缺乏、DIC和接受大量输血患者凝血因子损失情况下的输注。

冷沉淀由于富含Ⅷ因子和纤维蛋白原,可用于急性白血病发生DIC的患儿。根据出血的程度不同,每次输注剂量可为10~40IU/kg体重(Ⅷ因子单位数),可8~12小时重复输用,连续3天。输注前37℃水浴中融化,在4小时内用于患儿,以患儿能耐受的速度尽快输注。疗效评估:儿童每次输1IU/kg体重,可提升Ⅷ因子2%。普通冰冻血浆(去白细胞)含有正常血浆中除Ⅴ、Ⅷ因子外的全部凝血因子,可用于相应的替代治疗,如血浆置换等。

四、输血不良反应和处理

输血不良反应是指在输血过程中和输血结束后的一段时间内,出现某些新的症状和体征,并且用原有疾病不能解释者,发生率为2%~10%,应予以充分重视。严格掌握输血适应证,积极控制输血发生的并发症。

从20世纪50年代起,现代输血医学作为医药科学中一个新的分支学科发展迅速。随着输血的增多,由它引起的种种不良反应也逐渐被认识。随着病毒检测技术的发展,输血传播病毒的危险已减少,免疫并发症相对成为主要问题。下面介绍儿科输血中的一些常见不良反应,主要临床症状、体征、发生机制及防治措施。

(一)发热反应

发热反应是输血反应最常见的一种,在输注红细胞、血小板或血浆的过程中常有发生。典型的是在输注过程中发生,也有在输注后数分钟至几个小时后出现的。发热反应在血小板输注(发生率为4%~30%)中比红细胞输注(发生率0.5%)常见。大多数发热反应是自限性的,不危及生命。近来随着成分输血的推广和一次性采血、输血器具的使用,其发生率有所下降。

1. 临床表现 常发生在输血后15~20分钟或输血后数小时。起始寒战,其后发热,体温可高达38~41℃。伴头痛、出汗、恶心、呕吐。皮肤发红,心跳、呼吸加快,持续1~2小时体温开始下降,数小时后恢复正常。全身麻醉时发热反应常不显著。

2. 原因 包括:①所用器具或制剂不洁或血制品污染引入致热原;②同种免疫反应。多次接受输血导致受者体内产生同种白细胞或血小板抗体,再次输血时发生抗原抗体反应引起;③输注了被污染的血制品。

3. 处理 首先鉴别输血反应的原因,以便做相应处理。视症状轻重而减慢输入速度或停止输血。寒战时给予保暖,使用抗组胺药物,必要时给异丙嗪或哌替啶25mg肌内注射。高热时给予物理降温。

4. 预防 包括:①尽可能输注少白细胞的浓集红细胞;②输血最初15分钟减慢速度;③输注前半小时可给予异丙嗪25mg,肌内注射;④隔绝致热源进入体内。

(二)过敏反应

过敏反应也是最常见的输血反应之一。在输注血浆、血小板及红细胞时,因接触血浆中的可溶性物质,可诱发过敏反应。轻者仅表现为皮肤的超敏反应,重者可出现严重的、系统性的反应。

1. 临床表现 常见皮肤瘙痒或荨麻疹,轻者发生皮肤潮红、广泛皮疹,重者出现血管神经性水肿、喉头痉挛、支气管哮喘乃至过敏性休克。

2. 原因 包括:①过敏体质者:由IgE介导的对血浆蛋白的反应。IgE与血浆蛋白结合引起组胺及其他生物活性介质的释放,导致毛细血管通透性增高,血管扩张及平滑肌痉挛,引起局部或全身性症状;②IgA 缺陷患者,这些患者往往由于输血同种致敏作用产生了 IgA 抗体,也有少数人经自然免疫产生抗体;③多次输血产生抗血清免疫球蛋白抗体。当再次输血时,输入几毫升血浆即可引起症状,数秒至数分钟即可发展至过敏性休克。抢救不及时可危及生命。

3. 处理 依严重程度选择处理,轻者可给抗组胺药,或肾上腺素 0.5~1mg 皮下注射,静脉注射糖皮质激素。重者应立即中断输注,对喉头水肿和过敏性休克早期做相应抢救。

4. 预防 过敏体质受血者输血前半小时给抗组胺药。供血者采血前 4 小时应禁食,有过敏史者不宜献血。有抗 IgA 患者输注洗涤红细胞。

(三)溶血反应

发生率虽低,但危险性大,尤其是急性溶血性输血反应,可危及生命。

1. 临床表现 起病缓急与血型及输血量有关。如为 ABO 血型不合,输血 50ml 以下即可产生症状,输入 200ml 以上可发生严重溶血反应,甚至死亡。Rh 血型不合反应多出现在输血后 1~2 小时,随着抗体效价升高亦可发生血管内、外溶血。轻型溶血出现发热、茶色尿或轻度黄疸,血红蛋白下降。重者则出现寒战、发热、心悸、胸痛、腰背疼痛、呼吸困难、心率加快、血压下降、酱油色尿,甚至发生急性肾功能衰竭。并发 DIC 时预后不良。

2. 原因 包括:①血型不合,最常见为 ABO 血型不合,其次为 Rh 血型不合或输入多位供者血液成分,由于供血者之间血型不合导致;②红细胞在高温、冻融、过度震荡等物理因素下被破坏;③受者情况特殊,如 AIHA 患儿体内的自身抗体可破坏输入的异体红细胞。

3. 处理 包括:①立即停止输血,进行溶血有关检查,可采患者血 3~5ml,离心后观察血清如为淡红色即为溶血;②积极抢救,抗休克,维持机体有效循环,保护肾脏及防治或纠正 DIC。

4. 预防 包括:①输血前严格执行配血操作规程,严格核对;②抗红细胞抗体效价低,配血时出现弱凝者要重视。

(四)输血相关性移植物抗宿主病(TA-GVHD)

本病是由于有活性的供血者的淋巴细胞在受血者体内植入并增殖,而受血者无能力辨认与破坏这种具有免疫活性的淋巴细胞。植入的细胞与受血者的组织发生反应,引起 TA-GVHD。该病多出现在输血后的 4~30 天。患儿出现高热、皮肤潮红或红斑、恶心、呕吐、黄疸、腹痛、腹泻、全血细胞减少、肝功能异常或衰竭。死亡率高达 95%。此病多发生在有先天性或获得性免疫缺陷症者,如骨髓移植受者、使用强烈化疗及免疫抑制药物者。

急性白血病患儿治疗前由于骨髓中白血病细胞大量的增殖,正常造血细胞受到明显抑制,机体的免疫功能严重减退;化疗后患儿的机体免疫功能更加低下,甚至免疫缺陷,容易发生 TA-GVHD。化疗后免疫功能严重抑制的白血病患儿,最好应用去白细胞的红细胞或洗涤红细胞,应用 ^{60}Co 照射血制品 25~30Gy,可预防本病。

(五)传播疾病

输血可以传播多种疾病,输血后肝炎病毒、HIV 和 CMV 感染是最严重的输血相关疾病。所有供血者都要进行 HCV 和 HIV 抗体检测及 HBsAg 检测。但若供者近期感染(处于窗口期),就有可能漏检。

常见的有以下几种:

1. 肝炎 输血可传播乙型、丙型、丁型、戊型肝炎,称为输血相关性肝炎。由于对供血者检查方法的改进,发生率有所减少。但因乙肝病毒在微小剂量下仍可能传播,所以仍有发生。输血可导致 HBV 的感染风险大约是 1/63 000IU。在成人感染者中,约 50% 表现为急性有症状的 HBV 感染,5%~10% 成为慢性携带者。与之相比,在孩童时期感染乙肝,70% 以上表现为无症状,成为慢性携带者。HCV 的感染风险大约是 1/103 000IU。接受 HCV 感染血制品的儿童,有 30%~50% 的机会自身清除这些感染。其他人会成为慢性感染者。约 20% 被 HCV 感染的儿童于 18 岁后逐渐出现肝硬化的体征。

2. 获得性免疫缺陷综合征(AIDS) AIDS 是一种严重威胁人类生命的传染病。我国卫生部已规定必须对血液和血制品进行 HIV 抗体的测定。经常规 HIV 抗原及抗体检测后,HIV 的感染风险为 1/676 000IU。用核酸检测后,风险降低了 50%。近年来,我国感染者日益增多。输血与血液制品是传播此综合征的一种方式,且感染率极高,应加强检测。

3. 巨细胞病毒(CMV)感染 CMV 感染的情况与地理环境及社会经济因素有关。在经济发达、人口密度不高的国家,人群血清抗 CMV 阳性率为 20%,而发展中第三世界或人口密度较高的不发达地区,人群抗 CMV 阳性率可达 100%。CMV 经淋巴细胞携带和传播。急性白血病患儿是 CMV 感染的高危人群。大多数输血引起的 CMV 感染没有临床症状,有的患者于输血后 3~4 周可引起类似于单核细胞增多症的表现。虽然 CMV 感染者大多无症状,但对免疫减弱的患者却有致命的威胁,如骨髓移植或实体器官移植的患者、AIDS 患者、早产儿或体重<1500g 的新生儿。因此对未感染过 CMV 的原发或继发免疫缺陷的患者应输用抗 CMV(-)的血液或去除白细胞的血液,而减少 CMV 感染机会。

其他还有疟疾、梅毒、弓形体病等,目前已少见。

五、血小板输注无效

输注血小板可以预防和治疗因血小板减少导致的出血。技术的发展使血液中心能预先制备大量的血小板。医生不再受到强化疗导致的骨髓抑制期延长的限制。随着疾病治愈率和缓解率的提高,输注血小板的需求也增加。当患者多次输注血小板后,会对随机血小板发生无效输注。即输注后增加值明显低于预期值。输注无效的发生率各家报道有所不同,为 30%~70%。

1. 临床表现 血小板输注后,血小板计数达不到预期值,止血效果差。

2. 原因 输注无效的原因可分为免疫性因素和非免疫性消耗因素两大类。

免疫性因素是指患者体内有抗血小板抗体。血小板表面有 ABO、Le、Ii 等红细胞抗原系统,还有 HLA-Ⅰ类抗原和血小板特异性抗原系统。同时,血小板制剂中还混有白细胞,可携带HLA抗原,更容易使受血者发生同种免疫。多次输血后,有些患者会产生针对HLA或血小板抗原的抗体,这些抗体明显缩短了输入的血小板在血管内的存活时间,引起血小板输注无效。另外,因为血小板表面表达ABO抗原,有研究发现输用ABO血型不相合的血小板会影响输注效果,提倡使用ABO相合的血小板。血小板表面不表达Rh抗原,Rh阳性献血者的血小板在Rh阴性受血者中可以正常地存活。如果血小板悬液中混有红细胞,可能会使受血者产生抗D抗体。

非免疫性消耗因素主要有以下几方面:①脾大:使输入的血小板更多地滞留于脾脏,导致输血小板后,血小板即刻下降。但一旦建立了稳态,并不影响血小板的寿命;②发热:可引起血小板降低20%~40%;③弥散性血管内凝血(DIC):急性早幼粒细胞白血病易发生DIC,有凝血因子及血小板的消耗;④活动性出血;⑤血管内皮细胞损伤:如溶血尿毒综合征、血栓性血小板减少性紫癜、多疗程化疗等。

3. 处理 一旦出现输注无效,首先要判断患者是否存在非免疫性血小板消耗因素。主要是做输前和输后1小时及24小时的校正血小板计数(CCI)。如果是24小时CCI值低下,多是血小板消耗增多所致。应寻找病因,对症处理。如果输注足量的血小板后,其输后1小时的增加值明显降低,应考虑免疫因素所致。给予配型血小板输注,可收到较好效果。另外,可进行血浆交换去除抗体,应用大剂量丙种球蛋白、免疫抑制剂等有一定效果,但不良反应较多,应慎用。血液病患者一旦发生血小板输注无效,将给以后的治疗带来困难,因此预防是关键。另外,应严格掌握血小板输注指征,减少预防性血小板输注。

六、循环超负荷

循环超负荷即循环负荷过重引起急性肺水肿。

1. 临床表现 输血过程中或输血后1小时内,突然出现心律加快、胸部紧缩感、咳嗽、呼吸急促。随着肺水肿加重可出现呼吸困难、咳粉红色泡沫痰、不能平卧,肺部有湿啰音,开始在双肺底,随着水肿加重可遍及全肺。少数患者可并发心律紊乱,处理不及时可危及生命。

2. 原因

(1)大量输血:如Ⅷ因子或Ⅸ因子替代治疗中,输入大量新鲜冰冻血浆或冷沉淀。

(2)心功能受损或婴幼儿合并慢性贫血:长期贫血可使心肌变性,引起贫血性心脏病。慢性贫血患者主要通过2个途径来代偿:增加心输出量和增加红细胞的2,3-DPG含量。慢性贫血患者本身血容量不少,即使输血量不大,也可能超过患者心脏的负担能力而引起肺水肿,尤其是在输全血或血浆的过程中更容易发生。

(3)有其他脏器功能损伤时:如肾衰、大面积肺炎等。

3. 处理 立即停止输血、输液,取半卧位,吸氧,轮流结扎四肢,减少回心血量。并给予强心、利尿剂处理。现已有高纯度的浓缩制剂Ⅷ因子和Ⅸ因子,可避免此类原因引起的容量超负荷。对于那些高危人群,应尽量避免输全血或血浆。输血过程要慢,可减慢速度至每单位血液输注超过4小时,并可分次输入。

七、铁超负荷

如果患者长期反复接受输血治疗,体内铁可明显增加,有发生血色病的可能。每单位红细胞含 250mg 铁,而在没有失血的情况下,每天仅失掉 1mg 铁。输注 10~15IU 血液后,转铁蛋白趋于饱和,铁将在实质脏器沉积。铁超负荷引起生物学损伤和血清中未被转铁蛋白结合的铁有关。铁易沉积的脏器有:肝脏、胰腺和心脏。肝内铁过多,最初引起的组织学损伤如纤维化,进一步可演变为明显的肝硬变。铁的心脏毒性可导致心肌病和心律失常。然而,直至总铁负荷达到 400~1000mg/kg 体重以前,临床并无明显的中毒体征。

1. 处理 为减轻长期潜在的铁负荷过重的影响,应考虑用铁螯合剂治疗。皮下注射去铁敏,能够限制或在某种程度上逆转地贫患者的心脏及肝脏损伤。这种治疗开始得越早效果越好。

2. 预防 严格掌握输血适应证,控制输血量,并根据血清铁含量,选用铁螯合剂,如去铁胺治疗。

八、细菌污染

输入有大量细菌污染的血液可引起严重反应。应用一次性的、密闭的、灭菌的采血袋,并限制血制品的保存期,有利于减少细菌污染的发生。目前仍有个别案例的报告,多发生于保存后的血小板。污染血液的细菌包括 G^+ 菌和 G^- 菌。尤其是耶尔森菌属之小肠结肠炎耶尔森菌、沙雷菌属等 G^- 杆菌,能在寒冷的温度下(4~6℃)生长,释放内毒素,引起休克。因为血小板在室温储存,所以 G^+ 菌更常见。降低储存温度可减少细菌的生长。但冷冻后血小板活性低于新鲜血小板。

1. 临床表现 症状发生在输血后几分钟至几小时。患者反应和输入细菌的数量、种类、患者的免疫状态等有关。轻者以发热为主,重者可出现寒战、高热、烦躁、呼吸困难、恶心、呕吐、大汗、发绀等。内毒素可致休克,低血压很难纠正。

2. 原因 造成血源污染的原因很多:①消毒不严采血与输血工具、采血室空气及供血员皮肤等消毒不严,血袋有质量问题;②献血者近期有感染,献血员在献血前 5~14 天可能有持续时间很短的胃肠炎或轻微腹泻,献血时虽无症状却带菌;③储存过程中污染,以血小板为主。

3. 处理 立即终止输血。可疑物进行革兰染色及对可疑血和患者血同时进行培养以确认。立即给患者应用强有力的广谱抗生素、补液及预防心衰、呼吸支持。在输血前应对血袋进行检查,如出现气泡、溶血、絮状物等不得用于临床。

九、输血相关急性肺损伤

输血相关急性肺损伤(TRALI)是比较严重的输血并发症,表现为非心源性肺水肿。典型者发生在输血后 6 小时以内。临床表现与 ARDS 相似。

1. 临床表现 迅速发作的呼吸困难、呼吸急促、发绀、发热和低血压。肺部听诊两肺均可闻及细湿啰音或呼吸音的减低。X 线检查可见双侧肺浸润,但无心力衰竭。

2. 原因 输入含有抗-HLA 和抗特异性粒细胞抗体的全血或含有血浆的血液成分,这些抗体与患者白细胞发生抗原抗体反应,或是受血者体内已存在上述抗体,输入血液中含白细胞,亦发生抗原抗体反应,补体被激活,使中性粒细胞在肺血管内聚集滞留,释放蛋白酶、酸性脂质和氧自由基等,使肺血管内皮细胞受损,液体外渗进入肺间质和肺泡,导致肺水肿或呼吸窘迫综合征。

3. 处理 一旦发生反应立即停止输血,给氧或机械通气,静脉应用肾上腺皮质激素、利尿剂、抗组胺药等。由于本并发症死亡率仅次于溶血性输血反应,所以预防是关键。目前,血液中心不做献血员 HLA 致敏情况的检测,≥3 次妊娠的女性献血者,一般不作为全血、血浆及单采血小板供者。有输血史,或妊娠史的受血者,最好输注去除白细胞的血液。输注血小板尤其是需要输注浓缩白细胞时,最好做 HLA 抗体测定。有抗体者,应选用 HLA 相容的献血者。

随着输血治疗不断进步,已显著降低了不良反应的发生率,但不能完全控制。尽管对红细胞免疫学有一个清楚的认识,采取了防护措施,但由 ABO 不相合引起的溶血反应仍是迅速致死的主要原因。其他少见原因有:TRALI、脓毒病性输血反应和 TA-GVHD。随着检测技术的进步,病毒感染的风险已降至很低。在某些方面,非感染性输血反应的风险更难估计,因为它们常与医生输血培训、经验有关。许多病例显示,不同个体风险不同。心脏病患者容易发生循环超负荷,多次输血患者易出现多种白细胞和红细胞抗体,严重免疫受损的患者容易出现 TA-GVHD 等。自体血常被认为是安全的,但也不能排除所有的风险,比如细菌污染,循环超负荷等。更深入地了解输血并发症,可以制订更好的预防对策,以减少、消除和更好地治疗这些并发症。

第五节 小儿白血病细胞因子方法

细胞因子的种类繁多,一种细胞因子可由多种细胞产生,具有多种生物活性。目前,用于治疗白细胞疾病的细胞因子主要有:干扰素(interferon,IFN)、白细胞介素(interleukin,IL)、集落刺激因子(colony stimulating factor,CSF)、促红细胞生成素(erythropoietin,EPO)等。

一、干扰素

1. 适应证及用法

(1)毛细胞白血病:开始每天(或隔天)300 万 IU,持续 12~16 周,在外周血液学指标有初步改善后改为 150 万~300 万 IU,每周 3 次,疗程超过 6 个月。有效率 90% 以上。

(2)慢性粒细胞性白血病:开始剂量第 1~3 天,每天 300 万 IU;第 4~6 天,每天 600 万 IU;第 7~84 天,每天 900 万 IU。维持剂量 600 万~900 万 IU,每周 3 次,可用药至细胞遗传学指征完全缓解。在 Ph 染色体阳性 CML 的长期治疗中,干扰素较常规化疗有更明显的核型反应,能延缓疾病进展,延长总的生存期,有效率达 70% 以上。

(3)非霍奇金淋巴瘤:干扰素对 B 细胞起源的非霍奇金淋巴瘤作用较突出。开始剂量 600 万IU,每周 3 次,共 12 周。维持剂量 600 万 IU,每周 1 次,共 6 个月。有效率约为 50% 以上。

2. 不良反应

(1)患者在接受干扰素治疗初期,可能会有头痛、发热、寒战、乏力、倦怠、肌痛、食欲减退等流感样症状。这种现象用扑热息痛或皮质激素类药物可缓解。

(2)干扰素对骨髓有抑制作用,可导致白细胞以及血小板减少现象,最好定期做白细胞及血小板检查。此外,凝血机制可出现异常。

(3)少数患者可有血压低、心律失常等。因此,对心血管疾病患者应小心使用。

(4)对中枢神经系统的明显不良反应,包括有脑电图异常,常有过度的慢波活动,精神混乱、淡漠和昏迷。

(5)其他:如嗜睡、体重减轻、脱发等均很少发生。一般而言,干扰素所引起的不良反应是可逆的,只要减少剂量或停止应用即可恢复正常。

3. 禁忌证及注意事项

(1)下列患者应禁止使用:①已知对干扰素有过敏史者;②患有严重心脏疾病;③患有严重肝和肾脏疾病;④有癫痫和/或中枢神经系统功能不佳。

(2)对有严重骨髓增生低下(抑制)的患者使用干扰素时应谨慎。

(3)对哮喘病患者应小心,因有用干扰素后病情加重的报告。

(4)儿童应慎用(其安全性尚未确定)。

(5)在应用过程中应定期复查血细胞计数。

二、粒细胞集落刺激因子

1. 适应证及用法

(1)骨髓移植:成年患者,骨髓移植后的次日或第5天起以 $5\sim10\mu g/(kg \cdot d)$ 的用量每日1次静滴或皮下注射。小儿患者用 $5\mu g/(kg \cdot d)$ 的用量每日1次静滴或皮下注射。在中性粒细胞数连续3天 $>1\times10^9/L$ 时,可中止给药,或连续用药20天后停药。

(2)粒细胞缺乏症:通常对成年患者,一经确诊即可应用 G-CSF $2\sim5\mu g/(kg \cdot d)$,静脉点滴或皮下注射,直至中性粒细胞连续3天 $>2\times10^9/L$ 时,或白细胞 $>4\times10^9/L$ 时,即可中止给药。

(3)急性白血病、恶性淋巴瘤化疗后所引起的中性粒细胞减少症:因化疗药物引起的中性粒细胞数减少到 $1\times10^9/L$(或白细胞 $<2\times10^9/L$)以下的患者,G-CSF $2\mu g/(kg \cdot d)$,每日1次皮下注射或 G-CSF $5\mu g/(kg \cdot d)$,每日1次静脉注射,在中性粒细胞连续3天 $>2\times10^9/L$(或白细胞 $>4\times10^9/L$)后,在继续观察症状的同时,中止给药。

2. 不良反应

(1)消化系统:有时会有食欲不振、恶心、呕吐及 ALT、AST 上升的现象,停药后会恢复正常。

(2)肌肉骨骼系统:有少数患者可出现骨痛、腰痛、胸痛等现象。

(3)休克:极少发生,但不能排除发生休克的可能,故须严密观察,一旦发现异常应停止给药并采取适当的处理措施。

(4)其他:发热、头痛,偶有碱性磷酸酶、乳酸脱氢酶升高。

3. 禁忌证及注意事项

(1)对 G-CSF 或其他细胞集落刺激因子制剂有过敏反应者禁用,有药物过敏史或过敏体质患者谨慎用药,必要时做皮试。

(2)肝、肾、心、肺功能有严重损害患者应谨慎用药。

(3)对小儿患者应谨慎给药,并充分注意观察症状。对孕妇、早产儿、新生儿、婴儿的安全性目前尚未得到确认。

(4)在使用 G-CSF 制剂期间,要定期检查血象。当中性粒细胞数(白细胞数)增加到必要值以上时,需减少用量或停止用药。

(5)使用 G-CSF 时,一旦发生过敏反应,应立即停止给药并采取适当处理措施。

(6)用于粒细胞白血病及伴有原始细胞增多(RAEB、RAEB-T)的 MDS 病例时,有人主张在使用 G-CSF 之前,采血细胞分离,行体外试验,以确认 G-CSF 是否会导致白血病细胞的增殖。

三、粒-巨噬细胞集落刺激因子

1. 适应证及用法

(1)骨髓移植:骨髓移植患者于骨髓输入后 24 小时(或第 5 天)开始应用 GM-CSF,5~10μg/(kg·d),静脉滴注或皮下注射,连续应用。连续 3 天中性粒细胞数$>1\times10^9$/L 时,药物减量或中止用药,疗程不超过 28 天。

(2)白血病、恶性淋巴瘤等化疗后白细胞减少症:5~10μg/(kg·d),皮下注射或静脉点滴。本药不应与化疗药物同时使用,在化疗停止后 1 天方可使用,并持续 7~10 天,或应用至中性粒细胞数连续$\geqslant1\times10^9$/L。

2. 不良反应

多属轻度到中度反应,严重的或危及生命的反应罕见,并且一般是当剂量远远大于推荐的剂量范围时才发生。最常见的不良反应是发热,其次是皮疹,较少见的反应依次有低血压、恶心、水肿、胸痛、骨痛和腹泻。

四、促红细胞生成素

1. 适应证及用法

(1)接受化疗的患者:这类患者贫血的发生非常类似于慢性病贫血。发生原因:其一是癌细胞对骨髓的直接浸润;其二是癌细胞产生的造血负调节因子,如 TNF-α,对正常造血的抑制;其三是化疗药物对骨髓的损害。开始使用 EPO 的指征是患者的 Hb$\leqslant$100g/L,当患者 Hb$<$120g/L 但$>$100g/L 时,是否使用应依临床情况决定。剂量:初始剂量为每次 150IU/kg,每周 3 次,至少用 4 周。无效患者可加大用药剂量,每次 300IU/kg,再给 4~8 周后,若仍无效者(Hb 上升$<$10~20g/L),继续使用没有必要,应进行有关检查以确定患者是否存在缺铁。也可采用 40 000IU/周方案。如果 Hb 上升至 120g/L 时,应降低剂量 25%~50%,以维持该血红蛋白水平。如果 Hb$>$140g/L 时,则应停止用药。

(2)异基因骨髓移植:其主要适应证有:①促进红系重建;②持续性贫血患者的治疗;③ABO 血型不匹配 BMT 后的纯红再障;④晚期出现多因素贫血的治疗,例如环孢菌素相关的溶血尿毒综合征;⑤采集骨髓前,增加供者血球压积水平;⑥增加来自供体的红细胞。剂量和用法为:rhEPO 200IU/(kg·d),静脉滴注,用4周,然后同样剂量,每周2次,再用4周,或150IU/(kg·d),持续静脉滴注,直至不依赖红细胞输注或到移植后42天。

2. 不良反应

(1)血管注射部位出现血栓:尤其是发生于低血压患者或出现血管并发症时。

(2)心血管紊乱:常见依赖性动脉压升高或加重原有的高血压,罕见高血压发作伴有脑病征兆(头痛、精神错乱等)以及感觉运动性症状(口头表达障碍、平衡失调,甚至惊厥),以上症状出现于正常或高血压患者。

(3)血生化紊乱:血清铁下降,罕见血钾暂时升高。

(4)血液紊乱(罕见):血小板增加。

(5)流感样症状(用药初期):乏力、头痛、关节痛、眩晕。

3. 注意事项

(1)定期测血压,必要时增加或加强抗高血压治疗。

(2)定期检测血钾,出现血钾升高时应中止治疗。

(3)在用药最初8周内,应每周进行1次血小板检测。出现血小板增多时,应中止治疗。

(4)必要时,在进行透析期间,提高肝素化水平。

五、干细胞因子

1. 适应证及用法 SCF主要用于造血干细胞动员和再生障碍性贫血。与G-CSF联合动员干细胞,剂量为20μg/(kg·d),皮下注射,连续5～6天,在第4天或第5天开始采集PBSC。

2. 不良反应 常见不良反应有:①过敏样反应;②喉紧、喉痉挛;③全身性荨麻疹。

六、白细胞介素

1. 白介素-1(interleukin-1,IL-1) IL-1有两种,即IL-1α和IL-1β,均通过共同的受体起作用。体外研究证实有刺激早期造血祖细胞增殖的作用。此外,它们也能促进化疗和放射引起骨髓抑制的恢复。此因子仍处于临床试验中。

IL-1主要用于大剂量化疗后和造血干细胞移植。IL-1α推荐剂量为0.1～10μg/(kg·d),皮下注射,使用14天。IL-1β推荐剂量为4～32μg/(kg·d),皮下注射,使用7天。

2. 白介素-2(interleukin-2,IL-2) IL-2是一种分子量为15kD的糖蛋白。IL-2可激活T细胞、NK细胞和单核细胞活性。它活化的效应细胞可导致继发性的细胞因子释放,包括IL-1、TNF-α、IFN-γ和GM-CSF。作为生物制剂,IL-2主要通过宿主的免疫调节起作用。

(1)适应证及用法:IL-2主要用于血液学恶性肿瘤的治疗,主要包括急性和慢性白血病、NHL、多发性骨髓瘤和骨髓移植后的治疗。IL-2剂量为1～3MIU/(m²·d),静脉输注。

(2)不良反应:发热、寒战、少尿和低血压、血管渗漏综合征、消化道症状、胆红素增高、甲状腺炎、白斑、感染、心律失常、肺水肿、肾毒性、贫血、严重血小板减少、白细胞减少、嗜酸细胞增多。

3. 白介素-3(interleukin-3,IL-3) IL-3分子量14～28kD,由染色体5q23～q31上的基因

编码。它是最早在临床试验上广泛使用的造血生长因子。其主要作用于未定向造血祖细胞,并且与其他造血生长因子有协同作用。体外研究,IL-3 常与 GM-CSF、G-CSF 和 EPO 联合用来支持体外各种集落生长。体内使用,IL-3 可提升白细胞、红细胞、血小板计数和促进化疗和放疗后各系的恢复。

(1)适应证及用法:IL-3 主要用于难治性恶性肿瘤化疗后、大剂量化疗。①难治性恶性肿瘤化疗后剂量为 $10\sim15\mu g/(m^2 \cdot d)$,皮下注射,使用 14 天;②大剂量化疗后剂量为 $2.5\mu g/(kg \cdot d)$,皮下或静脉注射,使用 14 天。

(2)不良反应:发热、头痛、不适、乏力、关节痛、肌痛。

4. 白介素-6(interleukin-6,IL-6) IL-6 是一种分子量为 $21\sim30kD$ 的蛋白。它是一种潜在的巨核细胞成熟因子。在体外,它能够增加巨核细胞祖细胞数,亦能刺激粒细胞、粒-巨噬细胞和巨核细胞的祖细胞集落形成。此因子仍处于临床试验中。

(1)适应证及用法:IL-6 主要用于肿瘤化疗后、MDS、血小板减少和抗肿瘤活性。①肿瘤化疗后:剂量为 $1\sim25\mu g/(kg \cdot d)$,皮下注射。剂量 $>5\mu g/(kg \cdot d)$ 时,可能会出现不可耐受的毒性;②抗肿瘤活性:IL-6 与 IL-2 协同使用可产生细胞毒性 T 细胞活性。剂量为 3mg、10mg 和 $30\mu g/(kg \cdot d)$,皮下注射,隔周 1 次,用 3 周。

(2)不良反应:发热、寒战、不适、乏力、贫血、肝毒性和心律失常。

5. 白介素-11(interleukin-11,IL-11) IL-11 是一条含 199 氨基酸的支链。在化疗和致死性放疗输注造血干细胞后,它能促进血小板和中性粒细胞恢复。

(1)适应证及用法:IL-11 通常用于化疗后、干细胞移植、MDS、再生障碍性贫血、免疫性血小板减少,以提高血小板计数。剂量为 $25\sim50\mu g/(kg \cdot d)$,皮下注射,使用 14 天。

(2)不良反应:乏力、肌痛、关节痛、水肿、治疗相关性贫血。

七、血小板生成素

血小板生成素(TPO)又称巨核细胞生长衍生因子,其配体在巨核细胞、血小板和原始的造血祖细胞均有表达,提示 TPO 在刺激造血祖细胞产生巨核细胞的过程中发挥作用。内源性的 TPO 主要由肝脏和肾脏产生,体内外试验证实,TPO 能增加巨核细胞的复制、多倍体化、促进其成熟。它也可影响红系及多能干细胞增殖。此因子仍处于临床试用阶段。

1. 适应证及用法 常用于化疗后或放疗后血小板减少和外周血干细胞动员。剂量为 $2.5\mu g/(kg \cdot d)$,皮下注射,使用 14 天。

2. 不良反应 轻微头痛。

第六节 小儿白血病化疗相关性肝损害和肺损伤的防治

一、肝损害及防治

药物性肝损害(drug-induced liver disease,DILD)是指在药物使用过程中,由于药物或其代谢产物引起的肝细胞毒性损害，或肝脏对药物及代谢产物的过敏反应所致的疾病。随着新药不断问世并应用于临床，DILD 的发病率及危害亦相应增加。根据世界卫生组织统计，DILD 已上升为全球死亡原因的第 5 位。在美国，目前 DILD 是引起肝衰竭而需要肝移植治疗的首要原因（占 56%）；DILD 约占所有药物损伤病例的 10%～15%，其发生率仅次于皮肤黏膜损害和药物热。临床所用多种药物对肝功能均有损害，其中抗生素及抗肿瘤药物的肝损害尤为突出，因白血病患者治疗过程中不可避免地较多使用这 2 种药物，故发生药物性肝损害几率较高。研究资料显示，儿童急性白血病化疗 DILD 发病时间存在很大差异，早者用药第 2 天即出现肝损害，一般用药 1～4 周出现居多；临床表现多样，有相当部分患者无任何自觉症状、体征，只在复查肝功能时发现肝损害，所以对白血病患者特别是正在给予肝毒性较大的药物时，应积极复查肝功能。临床观察到一些患儿仅表现为巩膜极轻微黄疸，这部分患儿若不及时发现可较快进展为肝功能衰竭，故从事化疗的儿科医生应细致认真，以期避免因漏诊而延误治疗。

引起肝损害的化疗药物常见有：甲氨蝶呤（MTX）、6-巯基嘌呤（6-MP）、阿糖胞苷（Ara-c）、左旋门冬酰胺酶（L-asp）等，这些药物都是小儿白血病化疗必须用药。有的患儿存在联合用药（使用过两种或多种可能引起肝损害的药物），难以区分哪一类为主要致肝损伤的药物。根据发病机制 DILD 有 2 种情况，即可预测性和不可预测性。可预测性的药物性肝损害主要是药物的直接毒性作用所致。不可预测的 DILD 在发生机制上又可以分为 2 类：代谢异常和免疫机制介导的肝损害。例如 MTX 竞争性与二氢叶酸还原酶结合，使叶酸不能转变为四氢叶酸，从而抑制 DNA、RNA 及蛋白质合成，该药经肝脏代谢，主要经肾排泄（40%～90%）。临床资料显示，在常见的引起肝损害的急性白血病化疗药物中，MTX 相关者占第 1 位，特别是大剂量使用（$5g/m^2$）和/或与 6-MP 合用时。同时肝损害造成药物代谢受累，毒性药物蓄积，更加重其他毒副反应，造成病情恶化甚至死亡。因此，该药用药应确保正常的肝肾功能状态；并在用药时预防性给予护肝药物，大剂量水化碱化，充分四氢叶酸钙（CF）解救，检测药物浓度，及时复查肝功能。L-asp 是儿童急性白血病化疗一个非常重要的药物，对于患者的长期缓解至关重要，其肝损害的机制可能与免疫机制介导有关，所以该药肝损害除了常用护肝药外，使用肾上腺皮质激素治疗有效。

白血病患儿化疗相关性肝损害大多表现为急性肝损害，发生在用药后第 2～21 天。临床表现无特异性，可表现为：乏力、恶心、纳差、腹痛、腹泻、肝脏增大、黄疸、少数伴发热。许多接受化疗的患儿无任何不适表现，仅表现为转氨酶升高。参照国际药物性肝损害临床分型标准，将肝损害分为 3 型：①肝细胞损伤型：丙氨酸转氨酶（ALT）＞2 倍正常值上限（正常值 0～40IU/L）或 R≥5；②胆汁瘀积型：碱性磷酸酶（ALP）＞2 倍正常值上限（正常值 40～160IU/L）或 R≥5；③混合型：ALT 及 ALP 均＞2 倍正常值上限且 R 介于 2～5（R 为 ALT 高于正常值的倍数与 ALP 高于正常值的倍数的比值）。

确定为化疗药物相关性肝损伤应停止该药的使用，因病情需要而不能完全停药，且肝功能损害不严重者可减量用药；增加液量促进药物排出；并给予保肝、降酶、退黄等治疗。一般均治愈。临床常用还原型谷胱甘肽、多烯磷脂酰胆碱、异甘草酸镁、甘草酸二铵、肝泰乐及熊去氧胆酸胶囊等药物促进肝功能恢复。

第十二章
小儿白血病的治疗方法

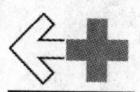

还原型谷胱甘肽(GSH)是人类细胞质中自然合成的一种肽,由谷氨酸、半胱氨酸和甘氨酸组成,含有巯基(-SH),广泛分布于机体各器官内,为维持细胞生物功能有重要作用。它是甘油醛磷酸脱氢酶的辅基,又是乙二醛酶及丙糖脱氢酶的辅酶,参与体内三羧酸循环及糖代谢。本品能激活多种酶[如巯基(-SH)酶等],从而促进糖、脂肪及蛋白质代谢,并能影响细胞的代谢过程;它可通过巯基与体内的自由基结合,可以转化成容易代谢的酸类物质从而加速自由基的排泄,有助于减轻化疗、放疗的毒副反应,对化疗、放疗的疗效无明显影响,如保护肾小管免受顺铂损害的主要机制为肾小管细胞内含谷胱甘肽解毒时所需的 r-谷酰氨转肽酶,而癌细胞却无此酶,故在不影响本品的细胞毒效应同时保护了正常组织器官。且对放射性肠炎治疗效果较明显;对于贫血、中毒或组织炎症造成的全身或局部低氧血症患者应用,可减轻组织损伤,促进修复。通过转甲基及转丙氨基反应,GSH 还能保护肝脏的合成、解毒、灭活激素等功能,并促进胆酸代谢,有利于消化道吸收脂肪及脂溶性维生素(A、D、E、K)。因此,还原型谷胱甘肽具有抗自由基,保护肝细胞膜和细胞内含巯基酶的活性及重要蛋白质的功能,作为一种护肝解毒药,可用于各种肝脏疾病的辅助治疗。

多烯磷脂酰胆碱注射液可提供高剂量容易吸收利用的高能多烯磷脂酰胆碱,这些多烯磷脂酰胆碱主要活性成分为1,2-二油酰磷脂酰胆碱,可结合于肝细胞膜结构中,对肝细胞再生和重建具有重要作用。在化学结构上与重要的内源性磷脂一致,而且在功能上优于后者。它们主要进入肝细胞,并以完整的分子与肝细胞膜及细胞器膜相结合。另外,这些磷脂分子尚可分泌入胆汁。

因此,多烯磷脂酰胆碱注射液具有下列生理功能:①通过直接影响膜结构使受损的肝功能和酶活力恢复正常;②调节肝脏的能量平衡;③促进肝组织再生;④将中性脂肪和胆固醇转化成容易代谢的形式;⑤稳定胆汁。

异甘草酸镁是一种肝细胞保护剂,具有抗炎、保护肝细胞膜及改善肝功能的作用。药效试验表明,异甘草酸镁对 D-氨基半乳糖引起大鼠急性肝损伤具有防治作用,能阻止动物血清转氨酶升高,减轻肝细胞变性、坏死及炎症细胞浸润;对四氯化碳引起大鼠慢性肝损伤具有治疗效果,改善四氯化碳引起慢性肝损伤大鼠的肝功能,降低 NO 水平,减轻肝组织炎症活动度及纤维化程度;对 Gal/FCA 诱发小鼠免疫性肝损害也有保护作用,降低血清转氨酶及血浆 NO 水平,减轻肝组织损害,提高小鼠存活率。

甘草酸二铵是中药甘草有效成分的第三代提取物,具有较强的抗炎、保护肝细胞膜及改善肝功能的作用。药理实验证明,小鼠口服能减轻因四氯化碳、硫代乙酰胺和 D-氨基半乳酸引起的血清谷丙转氨酶及谷草转氨酶升高。还能明显减轻 D-氨基半乳酸对肝脏的形态损伤和改善免疫因子对肝脏形态的慢性损伤。可用于药物性肝损伤的修复。

肝泰乐(葡醛内酯),在肝内能与某些毒物结合而起解毒作用,并降低肝淀粉酶活性,使肝糖原增加,脂肪贮量降低,本品亦为构成体内结缔组织的成分。可用于治疗急慢性肝炎、肝硬化及中毒等引起的肝功能障碍。

熊去氧胆酸是由中药青叶胆中提取的,本药可促进内源性胆汁酸的分泌,减少重吸收;拮抗疏水性胆汁酸的细胞毒作用,保护肝细胞膜;溶解胆固醇性结石;并具有免疫调节作用,是治疗化疗药物所致黄疸、肝内胆汁瘀积的首选药。

临床观察发现多药联合应用对药物性肝损害疗效显著,如考虑有免疫反应参与可加用激素治疗。

二、肺损伤及防治

抗肿瘤药物可使恶性肿瘤患者受益,但也有很多毒副反应。其中肺损伤是抗肿瘤药物的毒性反应之一。约有10%接受化疗的患儿可以出现肺损伤。化疗肺损伤可以是急性发生或在治疗结束后数月乃至数年才延迟发生,它表现为一系列异质性临床病理综合征,严重者可引起死亡,早期诊断困难,给治疗带来难度,但早期诊断、早期治疗能大大改善预后。

常见的引起肺损伤的治疗小儿白血病药物,有环磷酰胺、甲氨蝶呤、阿糖胞苷、足叶乙苷和长春新碱,其引起肺损伤的机制可分为3种:直接细胞毒性、高敏反应和特发性反应。具有直接细胞毒性的药物将严重地损伤内皮细胞膜,引起弥漫性的肺泡损害和进行性的肺纤维化,目前其机制还不完全清楚。高敏反应与免疫复合物的形成、药物及敏感淋巴细胞的反应无关,但它可伴有外周或组织嗜酸性粒细胞增多。特发性反应发病急且具有自限性,其特征是非通透性肺水肿。

化疗药物引起的小儿肺损伤临床表现多样化,可表现为发热、咳嗽、气短、呼吸困难、喘息、肺水肿,甚至呼吸衰竭。因缺乏特异性表现,临床上容易误诊误治。尤其在化疗后骨髓抑制期,粒细胞缺乏时,有肺部感染同时合并肺损伤更难诊断。化疗肺损害中最重的病理类型是弥漫性肺泡损害,临床表现为急性呼吸窘迫综合征(ARDS)。环磷酰胺引起肺损伤可呈急性或慢性。急性发病常在开始治疗后1~6个月出现,典型表现为:气促、咳嗽和发热;延迟发病常在开始治疗后数月至数年出现,临床症状常为咳嗽和呼吸困难,且进行性加剧,预后较差,60%的患者常因呼吸衰竭死亡,组织病理变化为弥漫性肺泡炎症。与本病例的临床表现相似。阿糖胞苷诱导肺损伤,于首次给予高剂量药物后2~21天,患者出现肺水肿,伴有胸水、腹水。与此病例的临床表现不符。甲氨蝶呤诱导肺损伤的发生率达10%,且不受患者的年龄、治疗期限以及累积剂量的影响。以急性或亚急性发病常见,延迟发病偶尔出现,急性发病常由高敏反应引起,常在治疗开始后数天至数周出现。典型的临床表现为呼吸困难、干咳、发热、头痛、嗜酸粒细胞增多、皮疹。预后较好,死亡率<1%,常见的组织病理变化为弥漫性肺泡损伤、非特异性间质肺炎、支气管肺炎。足叶乙苷和长春新碱诱导肺损伤的机制尚未见报道。

肺损害的诊断主要从以下3个方面来考虑:①肺功能检测;②CT扫描;③有关血生化指标。肺功能测定表明,典型的药物性肺损害表现为,限制性肺通气障碍、低氧血症以及一氧化碳弥散能力(DLCO)下降。高分辨率CT扫描(HRCT)在早期诊断药物性肺损害方面很有价值,影像学改变为双肺弥漫性或斑片状浸润影、磨玻璃影,一般为双侧性,但CT扫描检查特异性不强。现在药物性肺损害还没有特异性诊断标准,但已经明确的是:①用药后出现症状和胸部阴影;②停药后症状改善;③可以除外其他疾病则可以诊断药物性肺损害;④同种药物偶然间再用后症状再次出现可以确定诊断。为明确用药时间与胸部异常阴影出现的时间关系,最好与以前的X线胸片相对比。鉴别诊断最重要的问题是应注意各种感染性疾病。如与细菌性肺炎、支原体肺炎、卡氏肺泡子虫肺炎和巨细胞病毒(CMV)性肺炎等相鉴别。因其临床表现与影像学改变有好多相似之处。

第十二章 小儿白血病的治疗方法

防治策略：

1. 药物性肺损害的诊断一旦成立，首先要停用该药物，同时还要停止能增强该药物肺毒性的因素如 X 射线、高浓度氧气的吸入等。

2. 糖皮质激素 激素的作用广泛，对许多化疗药物的肺毒性都有保护作用或预防作用。对急性肺损伤早期应用疗效显著。

3. 抗自由基治疗 许多抗肿瘤药物均是通过自由基的机制来损伤毛细血管内皮细胞，因此，抗自由基治疗对预防抗肿瘤药物的肺毒性有十分重要的意义。常用的抗自由基药物有：维生素 E、维生素 C、腺苷、乳铁蛋白、烟酰胺、还原性谷胱甘肽等，几种抗氧化剂联合应用效果更好。

4. 由于白血病患儿化疗后骨髓抑制容易感染，因此在不能完全排除肺炎时可加用抗生素。

第七节 造血干细胞移植

造血干细胞是各种血细胞和免疫细胞的始祖，可以稳定而不断的提供红细胞、粒细胞、嗜酸细胞、嗜碱细胞、单核细胞、淋巴细胞等多种细胞，是骨髓单个核细胞的少数细胞群，极少量存在于外周血中。造血干细胞形态大小如同小淋巴细胞，比重离心（1.077）包含在单个核细胞层，其抗原表达呈 CD34+、Thy1+、Lin−、HLA-DR−、CD33−、CD38−、CD34+细胞占骨髓细胞的 0.1‰（10^{-3}），而纯度很高的干细胞群，只占 10^{-5}（0.005‰）。造血干细胞移植（hematopoietic stem cell transplantation，HSCT）是经大剂量放化疗或其他免疫抑制剂预处理，清除受体内的肿瘤细胞、异常克隆细胞，阻断发病机制。把自体或异体造血干细胞移植给受体，使受体重建正常造血和免疫。目前广泛应用于恶性血液病，非恶性难治性血液病，遗传性疾病和某些实体瘤治疗，获得了较好的疗效。自 20 世纪 50 年代美国华盛顿 Thomas 等应用同种异体骨髓移植治疗白血病和再生障碍性贫血获得成功后，造血干细胞移植治疗相关疾病在世界上获得全面推广并不断有了突破性进步。到目前为止，造血干细胞移植的内容，包括骨髓移植、外周血造血干细胞移植和脐血干细胞移植等。我国造血干细胞移植自 1964 年成功第 1 例同基因骨髓移植开始，随后又于 1981 年成功进行第 1 例异基因骨髓移植，近 20 年来，造血干细胞移植发展迅速。儿科血液肿瘤专业造血干细胞移植借鉴于成人移植经验也迅速发展。并结合儿童血液肿瘤疾病特点，儿童特有的遗传代谢性疾病、免疫缺陷病以及儿童脏器功能良好等特点，在小儿造血干细胞移植方面较成人移植更有所发展。尤其对小儿急性白血病、慢性粒细胞白血病等恶性血液疾病的移植治疗的深入开展，使高危急性白血病及加速期慢粒的长期存活率大大提高，并可能成为这些高危小儿白血病的首选治疗方案。

目前造血干细胞移植可有多种分类方法，按干细胞来源分类可以分为：骨髓移植、外周血造血干细胞移植、脐血移植；按免疫学分类可分为：自体移植、异体移植。异体移植包括异体同基因（如同卵双生同胞之间的移植）移植和异体异基因移植，异体异基因移植又包括 HLA 全相合和 HLA 不全相合（单倍体相合）的造血干细胞移植；按遗传学分类可分为：血缘性和非血缘性造血干细胞移植。此外，根据移植前的预处理不同还可分为清髓移植和非清髓移植 2 类。

根据是否对移植物做净化处理可分为 HSCT 和去 T 的 HSCT 或纯化 CD34+细胞的 HSCT。

在我国,外周血造血干细胞移植因其干细胞采集相对简单、创伤小而开展最广;骨髓移植则因为对供髓者创伤较大、采集骨髓量较大等原因,临床应用相对较少;脐血干细胞移植曾经因为其总有核细胞量少、移植物抗肿瘤作用低等原因,使其应用受到限制,但近年来研究发现,从大样本、长期随访结果来分析,脐血干细胞移植后的疾病复发风险并不比其他类型的移植高,而且脐血移植的移植物抗宿主病(GVHD)作用相对较低,说明目前对脐血干细胞移植还存在许多的未知,特别是,体外扩增脐血造血干细胞而又不改变其特性的技术一旦获得成功,则脐血移植的应用必将有广阔的空间。

一、小儿白血病造血干细胞移植适应证

(一)同种异体造血干细胞移植治疗儿童白血病及恶性淋巴瘤指征

1. 白血病

(1)高危型儿童急性淋巴细胞白血病(ALL):①CR1-ALL:染色体核型为 t(9;22)(BCR/ABL)的儿童 ALL,早期治疗反应不佳;②初次诱导缓解治疗未能获得完全缓解(CR);③CR 时微量残留白血病(MRD)>0.1%(10^{-3})以及治疗 4 个月时 MRD 持续>0.01%(10^{-4})的 ALL;④CR2-ALL(除外髓外复发和 CCR>36 个月骨髓复发的普通型 B-ALL);⑤>CR2-ALL;⑥未 CR-ALL(无移植指征)。

(2)急性髓细胞性白血病(AML)

1)无关供体移植——适用于高危患儿:①7 号染色体缺失-7AML;②分子生物学表现为 Flt-3 ITD(内串联重复序列)突变的 AML;③由 MDS 转化来的 AML;④治疗相关的 AML;⑤标准化疗方案 1 个疗程无反应(BM 幼稚细胞仍然>20%者);⑥2 个疗程未能获得 CR 的任何类型 AML;⑦任何类型 AML 骨髓复发后。

2)相合相关供体移植——适用于中危和高危患儿:只要不是低危患者,有同胞供体时均应首先考虑造血干细胞移植。

(3)慢性粒细胞性白血病(CML):CML 的慢性期、加速期早期、急变后经积极治疗再次转为慢性期的儿童 CML。

(4)幼年型粒单细胞性白血病(JMML):确诊 JMML 后即可开始异基因造血干细胞的准备工作。

2. 恶性淋巴瘤

(1)非霍奇金淋巴瘤(NHL)高危型:Ⅳ期 T 细胞性 NHL(T-NHL);常规强烈诱导缓解化疗后未能获得 CR 和 CR 后又复发的 NHL。

(2)霍奇金淋巴瘤Ⅳ期:肿瘤直径>10cm 伴有全身症状(B 症状),首次化疗期疾病仍有进展或经活检证实肿瘤仍继续存在;在完成规定计划的联合化疗疗程+局部放疗后复发者。

恶性淋巴瘤进行异基因造血干细胞移植治疗相关死亡率高,而且其疗效与自体干细胞移植相似,因此仅属于探索性研究治疗。

(二) 自体造血干细胞移植治疗小儿白血病及恶性淋巴瘤的指征

1. 急性淋巴细胞白血病和急性髓细胞性白血病（ALL 和 AML） 儿童 ALL 和 AML 做自身造血干细胞移植的远期疗效与化疗的疗效在统计学差异无显著性。因此目前已不主张。主要是因为 ALL 和 AML 患儿 CR 时，采集的造血干细胞中可能混入微量残留白血病细胞或白血病干细胞，而且这种自体回输性质的移植不会有移植物抗白血病作用（GVL），不能克服疾病复发。

2. 慢性粒细胞白血病（CML） 由于与 ALL 和 AML 相同的原因，目前也不主张。

3. 非霍奇金淋巴瘤（NHL）高危型 包括Ⅳ期 T-NHL 和诱导治疗未获得 CR 或 CR、PR 后复发者，经强烈联合化疗获 CR 后再做自体移植，其疗效较好，并与异基因造血干细胞移植疗效无显著差异，因此目前此项工作开展比较普遍。

4. 霍奇金淋巴瘤Ⅳ期 肿瘤直径>10cm 伴有 B 症状，经首次联合化疗，疾病仍有进展或经活检证实肿瘤细胞仍继续存在者；或完成计划的全程化疗/放疗后复发者，在经强烈的联合化疗达 CR 或 PR 后，再做自体造血干细胞移植。

二、HLA 配型及供体搜寻

20 世纪初发现，在不同种属或相同种属不同系列的个体间进行正常组织或肿瘤移植会出现排斥反应。到 20 世纪中叶研究证实，机体参与排斥反应的抗原多达 20 余种，其中能引起强排斥反应的抗原被称为主要的组织相容性抗原，人类的又称为人类白细胞抗原。HLA 不相合的 HSCT 存在 HVGR（宿主排斥移植反应）和 GVHR（移植物抗宿主反应）。移植后的免疫排斥反应由 6 号染色体短臂上的主要组织相容复合体（MHC）基因区表达的人类白细胞抗原所决定，该区的Ⅰ类基因 HLA-A、HLA-B、HLA-C 等位点和Ⅱ类基因 HLA-DR、HLA-DP、HLA-DQ 等位点连锁形成单倍型（hyplotype）。供受者间主要位点 A,B,DR 任一点不合均与 GVHD 发生有关，其中 DR 位点目前认为最重要。HLA 不相合的 HSCT 存在 HVGR 和 GVHR，HLA 不相合的程度与移植失败显著相关。HLA 全相合的同胞供者为首选。同胞之间 HLA 主要位点相符的机会为 1/4，非血缘供受者之间则为 0.1‰，甚至更低。但即使 HLA 的主要位点完全相配，仍有 30% 的移植会发生 GVHD。这是因为体内还存在次要组织相容抗原系统，其位点众多，无法全部检测。单倍体相合的 HSCT，其Ⅲ～Ⅳ度 GVHD 发生率更高。

白血病患儿在确定接受造血干细胞移植后的第一步是进行患儿的 HLA 检测，如有同胞兄妹可同时进行同胞兄妹的 HLA 低分辨粗配，或父母的 HLA 检测以备移植。如同胞供体不相合，可由干细胞移植医生将患儿 HLA 配型检测结果及个人相关信息通过网上传送至中华骨髓库，寻找供体。目前中华骨髓库已登记注册志愿者 100 多万人，加上台湾慈济机构注册的，可以使 85% 以上患儿找到合适供体。目前供体年龄可在 2～60 岁的健康人群。

三、造血干细胞的获取

(一)造血干细胞的采集

1. 骨髓采集 采集骨髓前先进行供者自体循环采血。抽 400ml 血于 4℃ 保存，1 周后，将血液回输，同时再抽 600ml 血液保存。如此重复，最后采血 800~1000ml 保存，供采集骨髓时补充血容量之用。采集骨髓时要做硬膜外麻醉或全身麻醉，在髂前和/或髂后上棘多点穿刺，在输自备血的同时，抽取骨髓与血液混合物 1000ml 左右。由于采集比较复杂，供体痛苦较大，目前国内多不采用。

2. 外周血干细胞采集 因为外周血中造血干细胞仅为骨髓的 1‰，所以外周血干细胞采集前需用粒系集落刺激因子(G-CSF)进行动员。异基因供者接受皮下注射 G-CSF 5~10μg/(kg·d)×(4~5)d，然后用血细胞分离机采集。要求采集的单个核细胞达到 $5×10^8$/kg(受者体重)以上、CD34+细胞达到 $3×10^6$/kg(受者体重)以上、CFU-GM 达到 $3×10^4$/kg(受者体重)以上。外周血干细胞采集物体积较小(50~200ml)，运送方便，供者一般不需要输血，几乎没有痛苦和不适，目前国内国际应用较多。

自体外周血造血干细胞移植的供者是患者自身，可用化疗加 G-CSF 的方法进行动员。化疗可进一步减少肿瘤的负荷，同时也加强了 G-CSF 的动员作用。化疗后白细胞开始恢复时按上述方法进行 G-CSF 动员和干细胞采集。

3. 脐血干细胞采集 脐血应在分娩时结扎脐带移去胎儿后娩出胎盘前，直接从脐静脉无菌采集，每份脐血量 50~160ml。脐血淋巴细胞的免疫不成熟，引起 GVHD 相对较轻且对 HLA 配型要求比较低(一般不需要高分辨配型)。但由于脐血的干细胞数量有限，一般不适合体重大的移植受者。

供者和受者 ABO 血型不合时，应视情况将骨髓予以处理。供者为 O 型或受者为 AB 型时称之为次要血型不合，可以不予处理。其他血型不合为主要血型不合，会引起回输后溶血。可选择受者血浆置换或用羟乙基淀粉沉降除去移植物中的红细胞等方法进行处理。如采集的外周血干细胞中红细胞总量>5ml(红细胞数按 $4.00×10^{12}$/L 计)，可不对移植物进行处理，受者回输移植物时注意密切观察，碱化、水化、利尿。有时会出现一过性血红蛋白尿。

为减少 GVHD 的危险，可用抗 CD34+单克隆抗体在临床细胞分选仪中对移植物的 CD34+细胞进行正选择，做纯化 CD34+细胞移植；或用单抗去除移植物中的 T 细胞后再进行移植。但是去 T 细胞移植后可能会增加植入失败的几率，可因异基因移植物抗白血病(GVL)作用缺乏增加白血病复发率，而免疫重建延迟可增加感染发生的机会。目前对于白血病患儿移植不采用去除 T 细胞方法以降低复发率。

(二)造血干细胞的冻存

自体造血干细胞移植(骨髓或外周血)，必须采集足够量的造血干细胞，保存在一定条件下。需要移植时，将保存的自体干细胞回输，达到造血和免疫重建的目的。

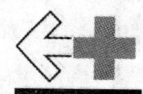

1. 保存方法

(1) ±4℃保存：不需要冷冻设备，不需要在细胞悬液中添加冷冻防护剂，也勿需要输用前解冻。但这种方法只能保存72小时，从造血干、祖细胞回收率来考虑，不能超过60小时。Burnett于1984年报道±4℃保存72小时的骨髓CFU-GM和BFU-E集落回收率分别为37%和28%。0℃以上温度不能长期保存的原因是由于细胞代谢途径的紊乱：细胞代谢只降低而不完全停止，同时代谢途径中的各种反应与体内环境不同，造成细胞代谢途径的紊乱，细胞内代谢产物堆积，渗透压增加，胞外水分进入细胞内，细胞肿胀、破裂、死亡。还可因细胞内代谢产物增加pH值下降及细胞能量耗竭等因素，导致细胞死亡。

(2) 零下温度保存：①-80℃保存：保存期1年，细胞存活率与新鲜造血细胞无明显差别。保存2~3年后，细胞存活率降低。因为细胞代谢在-79℃仍在缓慢进行；②深低温保存(-196℃)，造血细胞代谢活动完全停止，因此可以保存10年或数十年。细胞深低温冻存之前，必须先控速降温，当温度达-80℃时才可以放入-196℃中保存。骨髓造血干细胞最佳冻速为1.6℃/min，解冻后细胞的回收率可达80%。

2. 冷冻保护剂

细胞内冷冻保护剂：甘油、二甲基亚砜(DMSO)二甲基乙酰胺、乙醇等，能穿透细胞膜，但速度不同。细胞外冷冻保护剂：聚乙烯吡咯烷酮(PVP)、羟乙基淀粉(HES)、右旋糖酐、乳糖等，大部分是大分子物质，不能穿过细胞膜，有保护细胞膜的作用。Patick等于1989年报道，以10% DMSO，12% HES，8%的人血白蛋白为冷冻保护剂，在骨髓中的终浓度分别为5%、6%和4%，用于-80℃冷冻保存干细胞。

四、造血干细胞移植前准备及预处理

(一) 受者的准备

1. 全环境保护(TEP) 包括消化道清洁，无菌饮食；皮肤清洁消毒和眼、鼻、耳、口腔、脐、阴道等部位的消毒；住空气层流病房(LAFR)等。尽量减少患者致病菌的负荷，使移植患者的感染率降到最低程度。

2. 造血干细胞移植前感染的预防 清除感染病灶及体内存在的病原体。①预防细菌感染：因导管感染的发生率在10%左右，故插管后开始预防性应用抗生素，并应用肠道不吸收抗生素；②预防真菌感染：口服唑类抗真菌药物(氟康唑、伊曲康唑及伏利康唑等)；③预防性应用抗病毒药物，尤其应注意巨细胞病毒感染的预防，回输前使用更昔洛韦(ganciclovir)；④卡氏肺孢子虫的预防性治疗：口服用复方新诺明或其他磺胺类药物。

3. 受者身体情况检查 干细胞移植的预处理多为大剂量的放疗及化疗，目的是抑制受者的免疫反应，减少排斥；清空骨髓以利造血干细胞的植入及最大限度杀灭肿瘤或白血病细胞。治疗强度大，风险大。医患均应有充分的思想准备，并做好周密的治疗安排。

(1) 治疗时机及方式的选择：异基因移植物有抗白血病(graft versus leukemia, GVL)和抗肿瘤(graft versus tumor, GVT)作用，小儿白血病患者应首选HLA相合同胞的异基因移植，其次选择HLA相合的非血缘供者HSCT或HLA不全相合的亲缘性HSCT。脐血移植适用于体重较小的患者。小儿白血病造血干细胞移植最佳时机参看前面移植指征。原则上经化疗使患儿完全缓解后,使体内肿瘤细胞负荷降低到最低限度后进行最好。

(2)脏器情况检查及评估:①心脏功能检查:进行心功能的检测及评估,排除器质心脏病;②肺脏功能:移植前行胸部X线片检查,必要实行肺部CT、肺功能等检查,以发现隐匿感染灶;③肝脏功能:肝功能受损容易导致肝静脉闭塞综合征等发生,移植前应进行肝功能检查、肝脏超声;④肾脏功能:预处理化疗药、环孢菌素等均对肾功能有一定损害,移植前必须做肾功能检查;⑤生化全项检查;⑥口腔及耳鼻喉科检查:移植前要检查清理龋齿,对已有的牙病要妥善处理。一些患者有慢性鼻窦炎、中耳炎,如在移植预处理后感染扩散将导致严重后果,应在移植前充分检查处理;⑦生殖系统检查:除排除感染灶外,还要检测患儿移植前雌孕激素或睾酮水平,作为移植后生长发育对照。

(3)患儿心理及社会因素的准备:应对患儿和家属讲明移植的全过程,可能出现的并发症及克服办法,力争患儿和家属很好配合。

(二)供体准备

常规全面查体,完全捐献骨髓的供体往往需提前2周自行循环采血,如果受体年龄小、体重低需要骨髓量小,供体不需要备血。捐献外周血干细胞的供体在干细胞采集前5天开始G-CSF动员。

(三)预处理

移植前的预处理是造血干细胞移植的重要环节之一。其主要的目的是:①消灭患儿体内的白血病细胞,最大限度减少原发病复发;②抑制或破坏患儿免疫系统,为造血干细胞的植入提供条件,防止移植物被排斥;③为造血干细胞的植入提供空间。Allo-HSCT预处理应达到这3个目的,预处理方案需要同时具有细胞毒和免疫抑制作用;而Auto-HSCT或同基因HSCT不需要破坏患儿的免疫系统。因此,一个预处理方案的设计需要考虑移植的类型和患儿的疾病情况与状态,但放疗和多数细胞毒药物具有免疫抑制作用,故移植患儿的疾病情况与状态是移植预处理方案设计的主要依据。

目前,小儿白血病异体移植多采用下述预处理方案:

1. ALL

<3岁:Busulpan 1.0mg/(kg·次)静滴(d−8至d−5)共16次

VP16:40mg/kg×1d(d−4)

CTX:60mg/kg×2d(d−3至d−2)

ATG(兔):5mg/(kg·d)×3d(无关供体移植时,d−4至d−2)

>3岁:TBI:分隔照射,每天2次,共3~4天,总量12~14Gy。(d−7至d−4)

CTX:60mg/kg×2d(d−3至d−2)

ATG(兔):5mg/(kg·d)×3d(无关供体移植时,d−4至d−2)

2. AML Busulpan 1.0mg/(kg·次)静滴(d−9至d−6)共16次

CTX:50mg/kg×4d(d−5至d−2)

ATG(兔):5mg/(kg·d)×3d(无关供体移植时,d−4至d−2)

3. CML　Busulpan 1.0mg/(kg·次)静滴(d-9 至 d-6)共 16 次
　　　　　CTX:50mg/kg×4d(d-5 至 d-2)
　　　　　ATG(兔):5mg/(kg·d)×3d(无关供体移植时,d-4 至 d-2)

4. 霍奇金淋巴瘤患儿自体造血干细胞移植预处理方案,可采用 CBV 方案或 BEAM 方案。

五、造血干细胞输注

1. 骨髓液尽量在采集后 6 小时之内回输　每袋的最后 10ml 应弃去,以避免脂肪栓塞。无论异体移植或自体移植,骨髓液均由静脉导管输入。因为骨髓液容量较大,其抗凝剂的肝素也较多,要用等量的鱼精蛋白中和,鱼精蛋白与许多药配伍会发生浑浊,需要单独静脉滴注。在输入异体骨髓时,先缓慢滴注,注意观察有无过敏反应,20 分钟可按 70~80 滴/min 输注,监测血压、脉搏、呼吸,以免短时间内输入大量胶体溶液引起血压升高、尿少、心衰等。

2. 低温冻存(-80℃或-196℃)的干细胞回输　取出后置于 38~41℃水浴,1 分钟内融化,直接静脉输注,10 分钟内输注完毕。以免解冻后 DMSO 损伤干细胞,输入体内后 DMSO 迅速被稀释,随着呼吸从肺中排出。

六、造血重建的观察

异基因移植物植活的直接证据为出现供者的染色体核型,供者 DNA 多态性特征和供者的 DNA 可变重复区(D1S80 等)顺序等,间接证据包括测到供者的 HLA 表型,供者的血型和发生 GVHD 等。自体移植时,移植物植活后才能重建造血和免疫系统。

七、造血干细胞移植的并发症及应对

(一)防治感染

预处理后的白细胞下降到零,机体处于免疫缺陷状态,极容易发生各种细菌、病毒和真菌感染。造血干细胞回输后,可使用 G-CSF、GM-CSF 和 EPO 等细胞因子促使干细胞分化增殖,加速造血重建。预防感染主要靠病室的洁净和无菌护理。患者体温在 37.8℃以上持续 4 小时,应首先考虑感染的可能。除了确定感染部位,采集标本送培养外,应及时使用广谱抗生素。如 72 小时内体温恢复正常,可继续使用该抗生素,3 天后停药。如体温不退,应根据药敏的结果调整抗生素的种类。除了细菌感染还要注意到病毒或真菌感染的可能,可定期使用静脉用免疫球蛋白(IVIG)辅助抗感染。此外,在造血功能尚未恢复时,还应输血小板预防出血和输红细胞纠正贫血。为防止输血引起的 GVHD,血制品均需经 20~30Gy 照射。

(二)移植物抗宿主病的防治

移植物抗宿主病(graft versus host disease,GVHD)是异基因造血干细胞移植时常见的并发症,其严重程度与输入的淋巴细胞数量和 HLA 相合程度有关。根据移植后发生的时间可分为急性 GVHD 和慢性 GVHD。移植后对于 HLA 相合同胞移植常规采用 CSA+短疗程

MTX 预防 GVHD。CSA 3~4mg/(kg·d)静滴,能耐受口服时,改为 6~9mg/(kg·d),分次口服。用药期间需监测血药浓度,保持 CSA 的全血浓度处于 200~300ng/ml 为宜,应注意一些有共同代谢途径的药物会影响 CSA 血药浓度(如氟康唑、伊曲康唑等)。如无 GVHD 发生,90 天后开始减量,根据患者情况每周减 5%,部分患者 6 个月后可以完全停药。用药过程中如患者的血肌酐>177μmol/L 则须完全停药。也可采用 CSA 与甲泼尼龙、泼尼松或吗替考酚酯(MMF)组成预防方案。阻断免疫信息传递,如抑制共刺激分子 CD40,CD28 的表达或用抗CD20 的单抗去除受者体内起抗原提示细胞(APC)作用的 B 细胞,有较好的预防 GVHD 的作用。使用抗 CD25 单抗阻断 IL-2 受体,对防治严重的 GVHD 也有较好的作用。

1. 急性 GVHD 异基因移植后 100 天内出现的 GVHD 称为急性 GVHD(aGVHD)。aGVHD 通常发生在 HSCT 后的 2~5 周,发生在 10 天以内的为超急性 GVHD,病情凶险,提示预后不佳。GVHD 所累及的靶器官主要发生于皮肤、肠道和肝脏,患者出现皮疹、腹泻和黄疸。皮肤最常和最早发生,皮肤病变主要是斑丘疹,首先出现在手掌、足掌、耳后、面部和颈部,亦可发生于躯干和四肢蔓延。严重者皮肤广泛大疱表皮松懈坏死。肠道 GVHD 常在皮肤GVHD 出现后一至数周内发生腹泻,水样便严重者血水样便,且有肠黏膜上皮脱落。严重者可发生痉挛性腹痛,甚至发生肠梗阻。肠镜检查和肠黏膜活检对确定诊断有重要帮助。肝脏GVHD 可与皮肤肠道同时发生。主要表现为肝功能异常,包括胆红素、ALT、AKP 增高等但需与肝静脉闭塞病、药物性肝损伤、病毒性肝炎等鉴别。如果皮诊面积超过体表的 50% 或胆红素 6mg/dl 或腹泻量 1500ml 时,提示 GVHD 已进入Ⅲ度以上,这是病危的信号。aGVHD临床分度见表 12-1。

表 12-1 各器官 aGVHD 分度分度

分度	皮肤	肝脏(μmol/L)	肠道(ml/d)
Ⅰ	斑丘疹体表面积<25%	胆红素 34~51	腹泻量>50
Ⅱ	斑丘疹体表面积<50%	胆红素 51~103	腹泻量>100
Ⅲ	全身广泛斑疹面积>50%	胆红素 103~255	腹泻量>1500
Ⅳ	全身广泛斑丘疹伴水疱或皮肤剥脱	胆红素>255	腹泻量>2000 或有腹痛、肠梗阻

发生 aGVHD 后一般先给予一线药物治疗,临床常用甲泼尼龙 2mg/(kg·d),连用 14 天,之后逐渐减量。随机研究表明加大激素起始治疗剂量和延长减量的时间并无益处。应用甲泼尼龙治疗 3~5 天,如仍有 aGVHD 临床表现进展,或开始甲泼尼龙治疗后Ⅲ~Ⅳ级 aGVHD存在超过 7 天,Ⅱ级 GVHD 超过 14 天,应视为治疗失败。一线治疗失败患者需给予二线治疗,如 ATG、大剂量短疗程糖皮质激素、他克莫司、霉酚酸酯、雷帕霉素及抗 CD25 单抗等。

aGVHD 以预防为主,包括:①筛选供者(HLA 配型尽量相合),性别(有可能选择男性供者);②层流无菌病房和肠道灭菌,减少感染发生;③输注大剂量免疫球蛋白;④体内应用免疫抑制剂:CSA、MTX、肾上腺皮质激素、ALG、联合免疫抑制剂等;⑤单克隆抗体、体外清除 T淋巴细胞、胸腺移植等。

2. 慢性 GVHD 100天以后发生的 GVHD 称慢性 GVHD(cGVHD)。发生率在同胞供者 HSCT 中为 27%～56%,在相合无关供者 HSCT 中为 42%～76%。发生的危险因素有:HLA 位点不合或无关供者 HSCT;有急性 GVHD,长期使用激素治疗者;供者年龄较大的受者;非清髓 HSCT;二次 HSCT 或供者淋巴细胞输注;两个供者的 HSCT;PBHSCT 等。cGVHD 类似自身免疫性疾病,类似硬皮病、干燥综合征、系统性红斑狼疮、原发性胆汁性肝硬化、扁平苔藓和嗜酸性肌膜炎。各脏器受累的频率以皮肤最高;其次是肝脏和口腔(70%);半数患者有眼部病变;其他依次为肠、肌膜、肺、食道、浆膜等;有些患者血小板减少。按病史 cGVHD 可以分为移植前无 aGVHD 病史的原发型,移植前有 aGVHD 病史但已治愈的静止型与由 aGVHD 持续而来的进展型3种。Shulman 等,于1980年提出按病变范围分型的方法(见表12-2)。局限性 cGVHD 表现为各种皮肤病和肝功能损害。广泛性 cGVHD 除了局限性 cGVHD 的临床表现外,还有眼、口干燥以及其他内脏损害。可采用 CSA 和泼尼松 1mg/(kg·d)、反应停、MMF 及 FK506 等治疗,治疗时间较长。

表12-2 常用 cGVHD 分级标准

分型	特点
亚临床型	组织学检查有阳性发现,但临床无症状
局限型	局部皮肤病变和/或 cGVHD 引起的肝功能异常
广泛型	广泛性的皮肤病变或局限性皮肤病变和 cGVHD 引起的肝功能异常及以下之一
	(1)肝组织学证实有慢性进展性肝炎,桥接性坏死或硬化
	(2)眼受累(Schirmer 试验<5mm)
	(3)唇活检证实小唾液腺或口腔黏膜受累
	(4)其他靶器官受累

(三)出血性膀胱炎

出血性膀胱炎主要与大剂量 Cy 有关,也可以由病毒感染引起。Cy 的代谢产物丙烯醛从肾排出对膀胱黏膜有毒性作用,可引起黏膜的充血、糜烂、溃疡和出血,严重者可累及输尿管,发生率10%～50%不等。迟发性出血性膀胱炎多见于病毒感染。其临床症状为血尿伴尿痛、尿急等刺激症状,尿细菌及真菌培养阴性。血尿程度可从镜下血尿到肉眼血尿乃至血凝块堵塞尿道。巯乙磺酸钠(Mesna)能结合丙烯醛,减少其对上皮细胞的刺激作用。Mesna 的总剂量为 Cy 量的120%,分4次,在用 Cy 的0、3、6、9小时使用。同时注意利尿及碱化尿液,24小时进液总量不应<3000ml/m²,尿液要保持弱减。这种强迫利尿从给 Cy 前4小时起直至最后1次使用 Cy 后2～3天。一旦发生出血性膀胱炎,可加强利尿,碱化尿液,必要时用止血等药物膀胱灌洗。多数可治愈,但少数严重迟发性出血性膀胱炎有时很难控制,甚至采用膀胱局部烧灼术或外科手术,死亡率较高,达30%。

(四)肝静脉闭塞病

肝静脉闭塞病(hepatic veno-occlusiven diseaser, HVOD)是造血干细胞移植后严重的肝脏并发症。由于大剂量化疗/放疗等原因引起肝小叶中央静脉和小叶下静脉、血窦内皮细胞损伤,导致肝内小静脉和血窦非血栓性狭窄闭塞,同时伴有小叶中心肝细胞不同程度的坏死。发生率仅约6%,而死亡率可高达50%。诊断主要肝穿刺活检。发生HVOD的危险因素有:移植前存在各种肝损害或肝脏基础疾病;二次HSCT;强预处理、TBI、BU、CY;无关供者HSCT,或HLA不合的HSCT;药物等。在临床上患者出现右上腹痛、黄疸(血清总胆红素2mg/dl以上)、腹水和水潴留(体重增加超过基础体重的2%)(见表12-3)。HVOD多发生在30天之内,早于肝GVHD,>30天为迟发性HVOD。移植前使用肝素、前列腺素E_1(PGE_1)、熊去氧胆酸和己酮可可碱等,有预防HVOD的作用。发生HVOD后应给予对症治疗,保持机体水、电解质平衡,使用重组人组织纤溶酶原激活物(rt-PA)、大剂量甲泼尼龙等药物治疗。轻型患者可自愈,中型患者需要治疗,重型HVOD患者死亡率很高。死亡原因常为重要脏器功能衰竭。

表12-3 HVOD诊断标准

西雅图标准(修订版)	巴尔的摩标准
BMT后20天内至少有以下2项	BMT后21天内BIL≥20mg/L加以下至少2项
1. BIL≥20mg/L	1. 肝肿大(通常是疼痛性)
2. 肝大和右上腹疼痛	2. 腹腔积液
3. 腹腔积液和/或不能解释的体重增加>2%	3. 体重增加≥5%

(五)间质性肺炎

间质性肺炎(interstitial pneumonia, IP)是HSCT后的严重并发症,是移植相关的主要死亡原因之一。早年其发病率为30%~60%,病死率为80%~90%,但近年来有所下降。IP治疗困难,病死率高。IP通常为非细菌性、非霉菌性肺部炎症。病理上主要包括单个核细胞的肺间质浸润和液体潴留,肺泡空间相对减少。常见的症状包括气短、干咳、严重缺氧。通常肺部X线和血气分析,支气管肺泡灌洗和开放性肺活检可明确诊断。aGVHD反复发作和免疫抑制药物的反复使用及随之而来的感染,特别是CMV的感染,会引起间质性肺炎。更昔洛韦(Ganciclovir, DHPG)对巨细胞病毒引起的间质性肺炎有效,SMZ对卡氏肺泡子虫引起的间质性肺炎有效,IVIG对二者均有效,但是预后不良。

间质性肺炎的病因:①感染:巨细胞病毒(CMV)、单纯疱疹病毒(HSV)、带状疱疹病毒(VZV)、腺病毒、呼吸道合胞病毒、嗜肺军团菌、衣原体及卡氏肺泡子虫;②放疗;③化疗药物:环磷酰胺、马利兰、甲氨蝶呤;④特发性:原因不明。

间质性肺炎的治疗:对症治疗,如呼气末正压给氧辅助通气。约50% IP患者与CMV感染有关,死亡率占80%,最近研究证明,大剂量静脉注射用免疫球蛋白[500mg/(kg·d),连续2周]加更昔洛韦(GCV)可使50%的IP患者治愈。卡氏肺囊虫肺炎时,用复方新诺明可使

80%～90%的患者治愈。对 HSV 和 VZV 引起的 IP,没有环鸟苷治疗有显著的疗效。特发性 IP,可使用大剂量肾上腺皮质激素治疗,部分患者有疗效。

预防主要尽可能减少输注 CMV 阳性的血液制品,减少感染暴露的机会。对于 CMVpp65(±)或 CMV-DNA(±)者给予预防治疗,药物包括阿昔洛韦、IVIG 或 CMV 高效抗体、更昔洛韦及膦甲酸钠等。

(六)消化道症状的处理及胃肠道外营养支持

预处理的化放疗损害消化系统,引起恶心、厌食和呕吐、口腔黏膜炎及溃疡,严重者涉及食道和胃肠道,减少了食物的摄入。消化功能、吸收功能和肝脏蛋白合成功能的减退引起营养不良。患者体重下降,抵抗力降低,易于发生各种感染。应于移植前进行静脉穿刺置管,以便于移植后进行完全胃肠道外营养支持(TPN)。TPN 可保证患者有足量的热量、水分、电解质、维生素、微量元素和氨基酸,直至患者能正常进食。消化道症状一般在移植后 2 周后逐渐减轻,如未继发真菌和疱疹病毒感染,多在 3 周左右痊愈。大剂量 TBI 患者可因放射性肠炎出现腹泻,一般用止泻药物即可。

(七)其他

大剂量马利兰(Bu)预处理有显著皮肤色素沉着。Bu 能通过血-脑屏障,脑脊液中的药物浓度与血浆相同,使部分患者出现震颤乃至癫痫样发作,因此用药期间应服用抗癫痫药物,如苯妥英钠等。全身照射(TBI)前给予 5～10mg 地塞米松可减轻放疗引起的一过性腮腺炎。大剂量 Cy(>200mg/kg)可引起心肌坏死,出现难以控制的心力衰竭。脱发绝大多数可恢复,但有少数患者头发再生不良。

预处理的远期并发症:白内障是 TBI 患者常见的后期并发症。一次性 TBI 10Gy,6 年后白内障发生率高达 80%。FTBI 或减低剂量率可使其发生率降至 30%。单用 Cy 者发生率在 20%以下,Bu 也可引起白内障,其发生率约 20%。患 cGVHD 用皮质激素治疗者白内障发病比较快。儿童生长发育延迟常见于用 Cy-TBI 和 Bu-Cy 预处理者。TBI 可影响儿童性腺发育及损害成人的性腺功能,常造成性腺的不可逆损伤。甲状腺功能异常、继发肿瘤、移植后淋巴增殖性疾病亦为移植后可以见到的并发症。

(八)造血干细胞移植后复发的防治

Allo-HSCT 后白血病的复发率为 10%～70%。绝大多数复发来自患者体内经过预处理的少量残存的白血病细胞。这也是小儿白血病移植远期存活率不高的主要原因。如何防止复发也是目前白血病移植面临的主要问题。

1. 化疗 加大预处理的放化疗剂量以减少复发。目前所用的清髓性预处理的剂量已经达极限,再加大剂量已不可能。一旦复发,可用化疗再次诱导缓解,但即使达缓解,也很难持久。慢性期的 CML 复发可用格列卫、干扰素治疗,但达不到根治的目的,这些治疗只为进一步治疗打下基础。

2. 二次移植 虽然二次移植的疗效不如第一次移植,但仍是白血病移植后复发的一种治疗选择。

3. 免疫治疗 ①停用预防 GVHD 的药物诱发 GVHD；②输供者淋巴细胞（DLI）加强 GVL 作用可预防移植后复发；③诱导自体 GVHD；④其他 IL-2 能显著增加 NK 和 LAK 细胞，而这 2 种细胞具有抗肿瘤作用，故有学者致力于 IL-2 的免疫治疗作用，如移植经 IL-2 激活的自体骨髓或在移植后用 IL-2 促进免疫抗瘤作用。

第八节 急性白血病疗效标准

一、完全缓解（CR）

患儿就诊时，体内白血病细胞总数达 $10^{10}\sim10^{12}$ 个，总重量 1kg，经过化疗后达 2~5 个对数杀死，体内尚存 $10^8\sim10^{10}$ 个白血病细胞，这时：①临床上无白血病浸润所致的症状和体征；②血象，血红蛋白$\geq$90g/L，白细胞数$\geq$4$\times10^9$/L，中性粒细胞绝对计数$\geq$1.5$\times10^9$/L，血小板$\geq$100$\times10^9$/L，外周血分类中无幼稚细胞；③骨髓象，原始细胞加幼稚细胞<5%，红细胞系和巨核细胞系正常；④脑脊液检查正常，达上述 4 项者称为完全缓解。

二、部分缓解（PR）

部分缓解（PR）是指骨髓中原始细胞加幼稚细胞>5%但<20%，或临床、血象 2 项中有 1 项未达到完全缓解标准者。

三、未缓解（NR）

未缓解（NR）是指骨髓象、血象及临床 3 项均未达到上述标准者。

四、小儿急性淋巴细胞白血病诱导缓解期治疗早期效应标准

泼尼松实验：泼尼松 60mg/(m² · d)分 3 次口服，第 1~7 天。
1. 第 8 天外周血象白血病细胞<1$\times10^9$/L 者为良好反应，1$\times10^9$/L 者为不良反应。
2. 第 19 天复查骨髓涂片若原淋+幼淋<5%为治疗良好，>25%则为难治性白血病。
3. 第 33 天未获 CR 者为难治性白血病。

五、白血病复发

治疗达到 CR 后，又发生下列三者之一称为复发：①骨髓原始细胞加幼稚细胞>5%但<20%，经过有效抗白血病治疗 1 个疗程仍未达到骨髓完全缓解标准者；②骨髓原始细胞加幼稚细胞>20%者；③骨髓外白血病细胞浸润者。

儿童急性髓性白血病除 M3 外复发率较高，复发患儿一般需要造血干细胞移植，才渴望能达到长期生存。急性淋巴性白血病占儿童白血病的大多数，化疗效果好，复发率低，根据复发患儿的分类采取不同治疗措施，还能取得较好疗效。因此，儿童急性淋巴细胞白血病复发分类如下：

1. <18 岁初次诊断为复发的诊断标准

(1) 单独骨髓复发：骨髓中幼稚细胞>20%。

(2) CNS 复发：脑脊液中幼稚细胞>$5×10^6$/L。

(3) 睾丸复发：睾丸无痛性肿胀，必要时病理检查。

(4) 髓外其他部位复发：需要提供病理检查依据。

(5) 合并复发：同时涉及 2 个以上部位，骨髓中幼稚细胞>5%。

2. 复发时间的定义

(1) 前期复发：初次诊断后<18 个月。

(2) 早期复发：初次诊断后 18～30 个月。

(3) 晚期复发：初次诊断后>30 个月。

3. 复发部位的定义

(1) 仅有骨髓复发。

(2) 仅有髓外复发。

(3) 合并复发：骨髓＋髓外部位。

六、持续完全缓解(CCR)

持续完全缓解(CCR)是指从治疗后完全缓解之日起，其间无白血病复发达 3～5 年者。

七、长期存活

自确诊白血病之日起，存活时间(包括无病或带病生存)达 5 年或 5 年以上者。

八、临床治愈

临床治愈指停止化学治疗 5 年或无病生存达 10 年者。

化疗的目的在于杀灭白血病细胞，但同时又不可避免地损伤了正常造血细胞及胃肠道黏膜细胞，临床上在骨髓抑制期出现感染、出血、黏膜损伤及肝肾功能损伤。为及早发现这些问题，急性白血病患儿在化疗期间需要注意做下列常规检查。

每周系统体检 1 次，包括生命体征(脉率、呼吸频率、血压)、体重、口腔肛周黏膜及睾丸。骨髓抑制期更需要每天观察皮肤出血点、瘀斑情况及黏膜溃疡表现。

每周 2 次血常规检查(包括外周血分类)，骨髓抑制期每天复查。

初治患儿化疗第 7 天及第 4 周末行骨髓穿刺了解缓解情况，以后每次强化治疗前复查骨穿，强化者每隔 3 个月、初治者治疗前留取骨髓标本测残留白血病细胞。

体温≥38.5℃持续 2 小时不退者需做血培养。

临床上出血倾向明显，尤其 AML 患者疑及 DIC 时，需要做凝血时间(试管法)及凝血全项检查(FDP、AT-Ⅲ、PLG 等)。

应用蒽环类药物前后观察心脏体征、监测心电图；应用 CY 等药物者定期复查胸片，骨髓抑制期出现呼吸道症状者更需要拍胸片(必要时胸部 CT 检查)以了解病变性质，及早发现某些机会性感染灶(如霉菌性肺炎)。

每周复查生化全项，了解肝、肾、心脏功能，尤其应用 MTX、L-asp、NVT 等肝损害药物时。

应用肾损害药物时每天查尿常规、记尿量及监测肾功能；应用 L-asp 时监测血浆纤维蛋白原，每周 1~2 次；输血者每次强化前复查乙肝及丙肝抗原和抗体。

HDMTX 配合鞘内注射药物时，测 CSF 压力及 CSF 常规生化，CSF 离心沉淀涂片找幼稚细胞。

由此看来，白血病的治疗是一门系统工程，医护人员不仅应当具备全面的专业知识，还需具有高度责任心，管理患者认真细致，及早发现各类合并症并且积极有效地处理，从而减少患者肉体上的痛苦和经济上不必要的负担。

（马夫天　张宝玺　赵晓庆）

第十三章

小儿急性淋巴细胞白血病

第一节 临床表现与实验室检查

一、临床表现

ALL 的临床表现是由于骨髓白血病细胞增殖、正常血细胞减少和白血病细胞浸润某些器官及组织所引起,各型 ALL 临床表现大致相同,但亦有小的差异。最常见的主诉为发热、苍白、出血和疼痛。发病可以隐匿,也可突然,症状可轻可重。大多数病例起病数天后可确诊,少数在数周至数月才确诊。T-ALL 起病较急,极个别病例表现为暴发性的高热、虚弱、贫血、不定位的或定位的疼痛及大片瘀斑,进展极快。

1. 感染 发热是最常见症状之一。ALL 患者发热原因主要有两个:一是肿瘤热,用抗生素无效;二是感染,由于白血病患者中性粒细胞缺乏和免疫功能缺陷,皮肤、胃肠道黏膜、呼吸道黏膜表面覆盖的正常菌群可成为机会性致病菌,且一旦感染由于缺乏对感染形成局灶的能力,易发展为败血症,死于感染者占 70%。常见的感染部位有口腔、呼吸道、肠道及胆道、肛周、泌尿系等。病原体以细菌多见,尤其是革兰阴性杆菌,如大肠杆菌、沙门菌、绿脓杆菌。此外,还有耐药性金黄色葡萄球菌。应注意表皮葡萄球菌、结核杆菌感染也有增加趋势。常合并单纯疱疹病毒、水痘病毒、巨细胞病毒感染。强烈化疗引发的侵袭性真菌感染的发病率呈上升趋势,诱导缓解期间感染率尤其高。患者容易合并呼吸道、口腔、消化道及泌尿系真菌感染,以念珠菌、曲菌及隐球菌常见,偶可发生卡氏肺囊虫肺炎。

2. 贫血 ALL 患者的贫血呈进行性加重,表现为苍白、乏力,进展较快的贫血可使患者出现心动过速、活动后气促、烦躁不安等表现。多数患者就诊时已有中度至重度贫血。贫血的原因有:①骨髓中白血病细胞的异常大量增殖使红细胞系的增殖受到抑制,导致红细胞生成减少;②出血进一步加重了贫血;③溶血的发生与红细胞及酶的活性改变亦有关。国外报道,白血病并发感染性急性血管内溶血,感染菌多为革兰阳性的产气梭状芽胞杆菌,其产生的 α 毒素具有溶血性,能促进血小板聚集并增加血管通透性。急性白血病并发梭状芽胞杆菌感染性急性血管内溶血病死率极高,预后差。有报道急性白血病患者的红细胞丙酮酸激酶(PK)及葡萄糖-6-磷酸脱氢酶(G-6-PD)活性降低。获得性酶缺陷并不是急性白血病贫血的主要原因,酶活性为中等度减低,但也会使红细胞生存期缩短,成为加重贫血的因素之一。

3. 出血 50%的 ALL 患儿有出血倾向,可出现皮肤黏膜出血、鼻出血、内脏和体腔的出血。严重的出血及颅内出血是致死的主要原因。血小板减少是出血的最重要原因,主要是由于骨髓巨核细胞系增生受抑导致血小板生成减少,另外血小板功能也下降。白血病细胞浸润肝脏使凝血因子和纤维蛋白原合成不足可致凝血功能障碍。

4. 组织器官浸润

(1)淋巴系统浸润:表现为不同程度的肝、脾、淋巴结肿大。约 2/3 的 ALL 患儿有脾脏轻度或中度肿大,肝脏多轻度肿大,质软。淋巴结肿大多较轻,局限于颈、颌下、腋下、腹股沟等处,直径多<3cm,质软,活动,无压痛。有腹腔淋巴结浸润者常诉腹痛。肝、脾、淋巴结肿大的程度与外周血白细胞数高低呈正相关。少数患者深部淋巴结肿大压迫邻近器官组织引起相应的并发症,如腹腔淋巴结浸润者常诉腹痛,亦可致肠梗阻。纵隔淋巴结肿大压迫可致上腔静脉梗阻综合征,部分患者在血液异常之前已有纵隔淋巴结肿大。约 10%的 ALL 患儿在诊断时发现纵隔增宽。白血病细胞浸润胸腺组织,在胸片上呈现前纵隔包块,多见于 T 细胞表型 ALL 患儿。纵隔的白血病细胞浸润可引起气管、支气管和心血管压迫危及生命,必须迅速开始系统化疗,必要时可采取紧急放疗。

(2)中枢神经系统白血病(CNSL):CNSL 可以发生于疾病的任何时期(确诊时、治疗过程中或停止治疗后),表现为有神经系统症状的 CNSL 和无症状的 CNSL。前者出现头痛、呕吐、惊厥、颅神经麻痹等症状及体征,后者则无临床症状和体征,仅有脑脊液(CSF)异常。绝大多数 CNSL 为脑膜浸润,因此 CSF 诊断是最重要诊断依据。CNSL 诊断的标准是脑脊液白细胞计数≥$0.005×10^9$/L,同时沉淀涂片找到白血病细胞。Mahmaud 等,首先对 ALL 小儿确诊时中枢神经系统(CNS)状态做了以下描述:①CNS-1:CSF 中无原、幼细胞;②CNS-2:CSF 中有原、幼细胞,白细胞计数<$0.005×10^9$/L;③CNS-3:CSF 中有原、幼细胞,白细胞计数≥$0.005×10^9$/L 或有颅神经麻痹症状或影像检查提示脑占位改变。CNS-3 符合 CNSL 诊断标准。CNS-2 状态引起国际上较多协作组的重视,不少临床研究认为 CNS-2 是 CNS 复发的危险因素。美国 COG 和德国 BFM 的大样本回顾研究均发现,高危患儿 CNS-2 状态的 CNSL 复发率高于 CNS-1。

(3)睾丸白血病:ALL 睾丸浸润的临床表现是一侧或两侧睾丸的无痛性肿大,局部变硬或是结节状,皮肤呈黑红色。体检有时只有单侧肿大,但镜检可见双侧浸润,透光试验阴性,确诊有赖于活检。4%~27%或更多的病例复发以睾丸白血病为首发表现,特别是在有高肿瘤细胞负荷的患儿。由于常规剂量化疗药物不容易渗透入睾丸,左旋门冬酸胺酶不能预防睾丸白血病,故当临床达到完全缓解时,睾丸就成为白血病细胞的"庇护所"。

(4)骨关节疼痛:骨关节疼痛或跛行可以是儿童 ALL 的首要表现,常出现在 10%~40% 的 ALL 患儿。白血病细胞直接浸润骨膜或使骨膜的张力增加导致骨痛。关节的肿胀不常见,但也可以是疾病的首发表现,并且导致诊断困难。游走性关节疼痛伴有肿胀及压痛,可被误诊为少年的类风湿性关节炎或风湿热。25%以上的儿童 ALL 患儿在初诊时有特殊的骨平片的异常,如骨质减少及骨折,包括脊柱压缩性骨折。有些患儿有骨平片的异常,但缺乏骨痛,其他的有骨痛而缺乏摄片的异常。骨平片的改变最容易在长骨见到,容易出现在快速生长的骨骺的周围(如膝、腕和踝),包括骨膜下新骨形成、干骺端的横向透明带、髓腔和皮质的溶骨损害、弥漫性骨质疏松和骨骺线的密度增加。

(5) 皮肤浸润:除婴儿 ALL 外,皮肤浸润在儿童 ALL 不常见。

(6) 其他系统浸润:急性白血病的肾脏浸润可表现为低钾性麻痹、肾小管酸中毒、肾功能衰竭等。B 超可发现肾影增大,临床表现为浮肿、尿常规异常。肾脏受累也可以在无症状的 ALL 缓解患儿及尸检中发现。自 1943 年,Kirshbaum 首次报道白血病的肾脏浸润以来,人们已经发现肾脏为急性白血病的第 3 个容易浸润的器官,国外尸检资料显示可高达 50%～100%。眼组织浸润少见,动眼神经麻痹和视神经乳头水肿常提示脑膜浸润,少数情况下,视神经可以被白血病细胞直接浸润,视力明显下降,出现单眼盲。1/2～2/3 的 ALL 患儿在尸检时病理发现有心脏浸润和出血,但有症状的心脏疾病<5%。极少数病例在诊断时可出现心包浸润和渗出,罕见的可导致心脏压塞。白血病细胞的消化道浸润通常在尸检时发现,多发生于下消化道,但很少引起临床症状。

二、实验室检查

1. 血象 白细胞的改变是本病的特点。白细胞总数可 $>100\times10^9/L$,亦可 $<1\times10^9/L$,约 30% 在 $5\times10^9/L$ 以下。未成熟淋巴细胞在分类中的比例可因诊断早晚和分型而不同。多数超过 20%,亦有高达 90% 以上者。少数患者在早期不存在未成熟淋巴细胞,此类白血病分类中以淋巴细胞为主。贫血一般为正细胞正色素性,但严重者,其 MCV 可能增高,可能由于骨髓红细胞生成障碍所致。网织红细胞正常或低下。贫血程度轻重不一,发病急者,贫血程度较轻。血小板大多减少,约占 85%。

2. 骨髓象 骨髓检查是确立诊断和评定疗效的重要依据。骨髓增生活跃或极度活跃,少数可表现增生低下。分类以原始和幼稚淋巴细胞为主,超过 30% 即可诊断,多超过 50% 以上,甚至高达 90% 以上。有的骨髓几乎全部被白血病细胞所占据,红系和巨核细胞不易见到。少数情况下骨髓穿刺可"干抽"或增生极度低下,找不到骨髓细胞,需做骨髓活检。

3. 组织化学染色 主要用于研究骨髓细胞的生物化学性质,有助于鉴别不同类型的白血病。ALL 的组织化学特征为:①过氧化酶(POX)染色和苏丹黑(SB)染色阴性;②糖原(PAS)染色(±～+++);③酸性磷酸酶(－～±),T-ALL 时呈阳性反应(块状或颗粒状),其他亚型为阴性;④非特异性酯酶阴性,加氟化钠不抑制。

4. 其他 肝功能检查见血清谷草转氨酶(SGOT)轻度或中度升高。由于骨髓白血病细胞大量破坏,致使血清酶(LDH)增高。胸部 X 线检查有 5%～15% 的患儿可见纵隔肿物,为胸腺浸润或纵隔淋巴结肿大。长骨片约 50% 可见广泛骨质稀疏,骨干前端近侧可见密度减低的横线或横带,即"白血病线"。有时可见骨质缺损及骨膜增生等改变。中枢神经系统白血病患儿颅脑 MRI 可见脑实质浸润肿块或脑膜浸润。出血时间延长可能由于血小板质与量异常所致。

5. 末端脱氧核苷转移酶(TdT)测定 TdT 活性升高见于大多数 ALL。

第二节 分 型

由于在 20 世纪 80 年代认识到白血病发病过程中的基因和表型变化对各类白血病的诊断与治疗具有重要意义,因此提出了白血病 MIC 分型。近 2 年急性白血病分子特征的研究取得了明显进展,尤其是对染色体易位形成融合基因,可以通过 PCR、FISH 技术加以检出。分子生物学技术是评价急性白血病的急性程度,克隆特性及分型的有效方法,从而提出了白血病 MICM 分型,即形态学、免疫学、细胞遗传学及分子生物学特征。

一、形态学分型

1976 年,FAB 协作组根据细胞大小、核浆比例、核仁数目、胞浆特点,将 ALL 分为 L1、L2、L3 3 型,并沿用至今。ALL 国内诊断标准(1980 年 9 月在江苏省苏州市召开的全国白血病分类分型经验交流讨论会)分为 L1、L2、L3 3 型,特征见表 13-1。目前认为单一的形态学分型与预后无关。

表 13-1 急性淋巴细胞性白血病的 FAB 分型

	L1	L2	L3
细胞大小	小细胞为主,直径约 12μm	大细胞为主,直径>12μm,大小不一致	大细胞为主,大小较一致
核染色质	较粗,结构较一致	细而分散或粗而浓集,结构较不一致	如细点状,均匀一致
核型	规则,偶有凹陷及折叠	不规则,常见凹陷及折叠	较规则
核仁	小而不清楚,少或不见	清楚,1 个或多个	明显,1 个或多个,泡状
胞浆量	少	不定,常较多	较多
胞浆嗜碱	轻度或中度	不定,常有细胞深染	深蓝
胞浆空泡	不定	不定	常明显

二、免疫学分型

在血细胞分化和发育过程中,细胞膜、细胞浆或细胞核可有一些特异性的标志抗原出现和消失,这些抗原现被统称为分化抗原群(CD),并以不同的数字表示不同的抗原,如 CD34 是干细胞标志性抗原,CD3 为所有 T 细胞的共同抗原,CD4、CD8、CD19 分别是辅助性 T 淋巴细胞、抑制性 T 淋巴细胞、B 淋巴细胞特异性抗原等。白血病发生时,由于细胞分化受阻于某个阶段,使带有该阶段标志性抗原的细胞的相对值或绝对值发生改变;同时,由于白血病细胞基因的异常,使抗原的表达与正常血细胞也不完全相同,可出现某些抗原的缺乏或过度表达、交叉表达 2 个系列的抗原或同时表达不同阶段的抗原,因此依据抗原的表达谱可以判断细胞来源及其分化程度,从免疫学的角度区分不同亚型的白血病。近年来,白血病细胞免疫特性的研

第十三章
小儿急性淋巴细胞白血病

究进展很快,特别是高度特异性单克隆抗体和流式细胞仪的应用,使得在临床实验室推广免疫学分型成为可能。免疫标志能够提供正常细胞在演变成恶性肿瘤过程中细胞基因及抗原标志发生变化的信息。免疫学分型有助于精确地了解白血病细胞分型和分化发育阶段,从而有助于临床分型、鉴别诊断、判断预后、指导治疗等。

目前国际上有 2 大白血病分型研究组:一是 MIC 协作组;二是国际白血病欧洲协作组(EGIL),对 ALL 的分型进行了广泛的研究。明确了白血病细胞系列特定的抗原标记:B 细胞系:CD10、CD19、CD20、CD21、CD22、CD23、CD24、SmIg、CyIg;T 细胞系:CD1、CD2、CD3、CD4、CD5、CD7、CD8、TdT。

目前公认将 ALL 分为 2 大类 7 分法,即非 T-ALL 及 T-ALL 2 大类。前者为 HLA-DR、CD19、CD10、CD20 阳性;后者为 CD7、CD5、CD2、CD3、CD4、CD1a 阳性。

1. T 细胞型急性淋巴细胞白血病(T-ALL) T-ALL 具有阳性的 T 淋巴细胞标志,如 CD1、CD2、CD3、CD4、CD5、CD7、CD8 以及 TdT 等。分为 3 个亚型:早期 T 淋巴细胞型、中期 T 淋巴细胞型、成熟 T 淋巴细胞型。

2. B 细胞型急性淋巴细胞白血病(B-ALL) 根据其对 B 系特异的单克隆抗体标志反应表现又分为 4 个亚型:

(1)早期前 B 急性淋巴细胞白血病(early pre B-ALL),又称"早期前 B I 型淋巴细胞白血病",HLA-DR 及 CD19 和/或 CyCD22 阳性,其他 B 系标志阴性。

(2)普通型急性淋巴细胞白血病(C-ALL),又称"早期前 B II 型 ALL"(early pre B-ALL II),CD10 阳性,CyIg 和 SmIg 为阴性,其他 B 系标志 CD19、CyCD22 以及 HLA-DR 为阳性。

(3)前 B 型急性淋巴细胞白血病(pre B-ALL),CyIg 阳性,SmIg 阴性,其他 B 系标志 CD19、CD20、CD10、CyCD22 以及 HLA-DR 为阳性。

(4)成熟 B 型急性淋巴细胞白血病(B-ALL),SmIg 阳性,CyIg 阳性或阴性,其他 B 系标志 CD19、CyCD22、CD10、CD20 以及 HLA-DR 为阳性。

儿童 ALL 中常用的高度敏感的标记有 B 系的 CD19,T 系的 CD5、CD7,高度特异的有 B 系的 CD22、T 系的 CD3 等。

3. 伴有髓系标志的 ALL(My^+-ALL) My^+-ALL 具有淋巴系的形态学特征表现,伴有个别次要的髓系的特异抗原标志(CD13,CD33 或 CD14 等阳性),但以淋巴系特异的抗原表达为主。

ALL 免疫分型的临床意义为:①普通 B 细胞型:占儿童 ALL 的 65% 左右,大多数患者起病年龄 1~9 岁,WBC 数低,预后好;②成熟细胞型:占儿童 ALL 的 1%~2%,其特征是细胞表面出现膜表面球蛋白。预后极差;③T-ALL 占儿童 ALL 的 10%~15%,多发生于年龄较大的男孩,以高细胞计数、纵隔肿块为特点,诊断时易合并中枢神经系统白血病。治疗效果较普通 B-ALL 差。

三、细胞遗传学和分子生物学分型

ALL 的细胞遗传学异常分为染色体数目(倍体数目)和结构(染色体易位)的异常。细胞染色体增加(减少)的数目异常及易位、倒位、缺失等结构改变,引起基因的结构、表达异常。基因组异常在白血病发病中起关键作用,这些异常包括染色体易位、基因突变等。癌基因的表达和/或抑癌基因的失活是细胞恶变的基础之一,并决定白血病特有的临床表现及预后。细胞遗传学的应用,可精确地评估预后,使得风险分组更趋向于反映疾病的本质,从而改善了治疗的疗效。

(一)染色体数目改变

几乎半数以上的 ALL 伴有染色体数目异常,而同时伴有染色体结构异常的更为常见。根据染色体数目的多少将 ALL 患者分为以下几类:

1. 低超二倍体(47~50条) ALL 患者中低超二倍体占 10%~15%,形态学分型多为 L1 或 L2,免疫学分型为早前 B 型或前 B 型,与高超二倍体相比,出现染色体结构异常的频率显著增高。诊断时通常年龄偏大,白细胞计数增高,血清乳酸脱氢酶增高。原来认为该组患儿属于预后一般的类型,但近年来的预后有明显改善。

2. 高超二倍体(>50条) 25%~30%的儿童急淋患者属此类型,预后最好。形态学分型多为 L1、L2,免疫学分型多为早前 B 型,临床上起病年龄在 2~9 岁,白细胞计数低,对治疗反应好,90%的患儿无病生存超过 4 年。此类病例中,如出现+4、+10 及+17,则预后最佳;如出现+5 则预后不良。染色体>50 条的超二倍体 ALL 细胞 97%以上含有 3~4 条 21 号染色体,21 号染色体上有编码还原型四氢叶酸转运蛋白的拷贝基因。这种转运蛋白的高表达导致甲氨蝶呤的活性代谢产物多聚谷氨酰甲氨蝶呤在细胞内的高度累积,因此超二倍体细胞对基于甲氨蝶呤的化疗异常敏感。这类患者的预后非常好,5 年 EFS 为 75%~90%。少数核型为超二倍体的患儿预后不良,可能是由于同时伴有预后不良因素的结构异常,如 Ph 染色体等。

3. 亚二倍体(<46条) 亚二倍体在 ALL 中较少见,预后呈异质性。儿童患者伴有 45 条染色体的预后与超二倍体的相似,但有 33~34 条染色体和 28~33 条染色体的预后极差。近单倍体(23~29 条)患者临床上无明显高危特性,但预后差,其预后不良与患者年龄、白细胞计数、出现 Ph 染色体与否无关。

4. 假二倍体 它的染色体数目正常但伴有结构异常。临床表现为白细胞计数和 LDH 很高,常规化疗疗效差。若是 t(9;22)、t(4;11)或 t(8;14),易出现高度耐药,即使强化疗效果亦差。

5. 近三倍体和近四倍体 这两组类型的发生率很低。常见的染色体数目多在 82~94 条,以 21 号四体或五体多见。ALL-L2 型白血病细胞较多发生近三倍体或近四倍体,这种白血病细胞在形态学上常表现为染色质聚集、裂形核或 Reider 细胞,近四倍体的多为 T 细胞免疫表型,发生在年龄较大的儿童,因此治疗效果较差。

6. 伴有单一染色体缺失或增加的核型异常 ALL 伴+8 异常出现频率约为 5%,以 B 细胞性 ALL 多见。ALL 患者+8 染色体异常单独出现频率很小,而常与其他复杂染色体异常伴随出现。+8 患者预后不良。其他常累及的染色体为-20、+21、-7 等。

(二)染色体结构异常

染色体易位的分子或细胞遗传学证据见于 75%的儿童 ALL 患者,大多数染色体易位累

第十三章 小儿急性淋巴细胞白血病

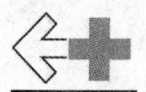

及在正常造血调控中起重要作用的基因,如编码转录因子或酪氨酸激酶的基因,染色体易位可形成具有肿瘤特性的融合基因,也可使一些在细胞生长或凋亡过程中起重要作用的基因表达失控,从而干扰细胞增殖、分化、成熟与凋亡的正常调节途径。白血病相关的染色体易位造成蛋白激酶的癌基因活化,通常是转录因子。

1. B-ALL 细胞遗传学及其临床特征

(1) TEL-AML1 融合基因:t(12;21)(p13;q22)易位使 12 号染色体上的 TEL 基因与 21 号染色体上的 AML1 基因融合。虽然 t(12;21)的改变用常规的细胞遗传学方法检出率<0.001,但分子分析证实,TEL-AML1 融合基因实际上是小儿最常见的基因改变,发生在 25% 的 B 系 ALL 病例。分子监测该融合基因具有重要的临床价值,因为它的存在提示预后较好。其表达是独立的预后较好的指标,与已知的前体细胞白血病预后好的因素,包括年龄、白细胞计数和超二倍体不相关。应用常规化疗可达到良好的效果,4 年无病生存率达 90%。

(2) BCR-ABL 融合基因:费城染色体 t(9;22)(q34;q11)平衡易位是一个常见的血液病染色体改变,可见于 95%的 CML,1%~2%的 AML,3%~5%的儿童 ALL,15%~33%的成人 ALL。这种易位使 9 号染色体的长臂远端的 ABL 原癌基因转移至 22 号染色体 BCR 基因部位,形成 BCR-ABL 融合基因。Ph 染色体是美国宾夕法尼亚大学 Nowell 等,于 1960 年发现并命名的,是首次关于人类肿瘤的特殊细胞遗传学描述。由于其易位交叉断裂点不同,形成不同的 BCR-ABL 融合转录本,从而形成不同分子质量的蛋白产物,即 P210、P190、P230 蛋白。P210 主要发生于慢性粒细胞白血病(CML)以及 50%的成人 ALL 和极少数儿童 ALL,P190 则见于 50%的成人 ALL 和 90%的儿童 ALL,P230 十分少见,仅见于慢性中性粒细胞白血病。bcr/abl 蛋白可通过下列机制导致白血病的发生:持续增强的酪氨酸激酶活性;诱导抗凋亡蛋白 Bcl-2 的表达,并促进凋亡前体蛋白 Bad 的磷酸化,也可通过 ras 依赖途径抑制细胞凋亡;诱导细胞黏附蛋白 fak 和 paxilin 磷酸化,改变细胞骨架结构,干扰细胞间的相互黏附作用,导致过多未成熟的细胞释放到外周血;作用于白细胞介素-3 受体、干细胞受体等生长因子受体,干扰生长因子对细胞的增殖调控,引起细胞的过度增殖。

临床上 Ph+ALL 常发生于年长儿,且初发病时白细胞计数及幼稚细胞计数高,诊断时易发生中枢神经系统白血病。而且儿童 Ph+ALL 主要为 B 系 ALL,其原始淋巴细胞经常共表达髓系抗原,但髓系表达与预后无显著相关性。

(3) E2A-PBX1 融合基因:t(1;19)(q23;p13)易位形成 E2A-PBX1 融合基因,占免疫分型为前 B(胞浆免疫球蛋白阳性)ALL 的 25%的病例。E2A-PBX1 基因是转录激活因子。临床上有高白细胞计数、高乳酸脱氢酶水平和 DNA 指数<1.16 等特点,预后不良。T(1;19)也发生在 1%的早前 B 细胞 ALL,这些病例预后比较好,不需强化疗。

(4) 粒/淋混合系白血病基因 MLL:粒/淋混合系白血病基因重排 MLL 基因位于 11q23,MLL 基因重排见于 80%的婴儿 ALL 和 3%的儿童 ALL 病例。在人类白血病,易位主要集中在 MLL8.5KB 的区域,导致 MLL 氨基端与许多不同的基因融合,形成不同的融合蛋白。目前发现有 25 种以上的重复染色体位点参与 11q23 易位,t(4;11)(q21;q23)是 11q23 最常见的染色体易位。见于 2%的儿童 ALL 和 60%的婴儿 ALL。免疫表型为早期前 B 或前 B,65%的病例同时表达 CD13、CD33 髓系抗原。推测恶性转化可能起源于多能造血干细胞阶段。临床上女性多见,高白细胞计数(WBC>100×10^9/L),肝、脾、淋巴结肿大,容易累及中枢神经系统。伴有 t(4;11)的 ALL 尽管采取较强的多药化疗,长期无病生存率很低,预后极差。另一个较为常见的 11q23 异常为 t(11;19)(q23;p13)(MLL-ENL)。

(5)C-MYC 基因表达异常:其共有 3 种易位形式:①t(8;14)(q24;q32)占 80%;②t(2;8)(p12;q24)占 5%;③t(8;22)(q24;q11)占 15%。

t(8;14)(q24;q32)易位时,位于 8 号染色体上的 C-MYC 基因转移至 14 号染色体上的免疫球蛋白重链基因位点。由于易位造成 C-MYC 的过度表达,可导致细胞恶性转化,其分子发病机制与 Burkitt 淋巴瘤相似。本病与成熟 B-ALL 相关,形态学上主要表现为 L3,常规化疗疗效极差,通常病情进展迅速。虽然细胞对常规的化疗效果不佳,但 BFM 协作组认为可应用短程强烈的 Burkitt 淋巴瘤化疗方案,强调应用环磷酰胺和大剂量抗代谢药,其预后可获得显著改善。

2. T-ALL 的染色体异常和受累基因 T-ALL 约占 ALL 的 15%,男性多见,发病较急,就诊时年龄偏大,白细胞计数增高,容易出现纵隔肿大,预后不良。T 细胞 ALL 易位后,T 细胞受体(T cell receptor,TCR)β 位点或 α/δ 位点与不同的转录因子基因相邻。例如,t(1;14)(p23;q11)易位,使 1 号染色体上的 TAL1 基因与位于 14q11 部位的 TCRα/δ 基因位点易位,致 TAL1 基因表达异常,同时造成 TCR 多样性区域的破坏。在白血病缓解期,重排的持续检出,提示微小残留病的存在或以后复发的可能。T 细胞受体是 T 细胞表面识别特异抗原的结构,是由二硫键连接的异二聚体,有 α/β 和 γ/δ 2 种,每个成熟的 T 淋巴细胞表达两者之一。TCR 4 个亚单位的基因定位分别是 α 链 14q11~q13,β 链 7q32~36,γ 链 7p15 和 δ 链 14q11。各基因区由可变区(V)、连接区(J)和恒定区(C)片断组成。胚系状态下,这些基因片断由不编码的顺序所分隔。在 T 淋巴细胞的发育过程中,基因片断发生 V-(D)-J 重组以形成功能基因。在 DNA 重组过程中,由于重组酶识别错误导致 TCR 基因中的重组成分与 TCR 以外的基因发生重组,甚至可以是非 TCR 的 2 个基因间的重组。由此产生的各种染色体异常和相关基因改变构成了 T-ALL 的分子生物学基础。

(1)t(1;14)(p33;q11),t(1;7)(p33;q35)和 1p 中间缺失:在 1p33 上有 SCL(stem cell leukemia)基因,亦称"TAL1 基因"(T cell acute leukemi agene),在造血祖细胞中表达,是造血细胞生成必需的。TAL1 的蛋白产物具有转录激活功能,参与造血发育。正常情况下它在红细胞系、早期粒细胞系中表达,但 T 细胞中的表达率很低。发生于 TAL1 的异常包括 2 种形式,易位和缺失。易位是 TAL1 基因与 TCRδ 或 TCRβ 基因并置。缺失是 TAL1 和位于其上游的 SLCS(Linterruptinglocus)基因间长约 90kD 的片段缺失,致 TAL1 和 SL 的启动子并置,这种中间缺失具有正常 V-(D)-J 重组的所有特点。易位和缺失导致 TAL1 基因的表达被置于 TCRδ 和 SL 基因调控顺序作用下,然后两者都是 T 细胞中功能相关的高表达基因,从而引起 T 细胞中 TAL1 蛋白质过量表达。TAL1 蛋白作为转录因子,可通过与特异靶基因相互作用发挥转录调节功能而参与白血病发生。

(2)t(11;14)(p15;q11)、t(11;14)(p13;q11)和 t(7;11)(q34;p13):2 种 t(11;14)易位使 TCRα 基因分别与位于 11p15 的 TTG-1(T cell translocation gene)基因或位于 11p13 的 TTG-2 基因并置。在儿童 T-ALL 中累及 TTG-1 基因的约占 1%,但累及 TTG-2 基因的易位

可高达25%。TTG-1、TTG-2正常情况下在小鼠中枢神经系统发育成熟过程中起作用。在人类,虽然TTG-1和TTG-2在正常细胞中不表达或低表达,但当有累及这些基因的易位存在时,T-ALL的肿瘤细胞常有丰富的表达。易位使TTG-2启动子内的负调控区断裂而致其被置于TCRα或TCRγ的调控下,是引起异常高表达的原因。如在胸腺细胞发育过程中异常表达,可导致白血病发生。研究表明,此种染色体异常与预后无明显相关。

(3)t(10;14)(q24;q11)、t(7;10)(q35;q24):该易位使TCRδ或TCRβ基因与10q24的HOX11基因并置。HOX11是同源盒(homeobox)基因,编码的蛋白中有保守的同源盒结构域(homeodomain),它通过螺旋-转角-螺旋(HTH)的结构模式与启动子或增强子序列相结合,具有使报告基因转录激活的能力。HOX11在正常T淋巴细胞中不表达,但在有累及HOX11易位的白血病原始细胞中高表达。5%~10%的儿童T-ALL有此易位。该组患儿预后较好。

(4)t(7;9)(q34;q34.3):该易位使TCRβ基因与q34.3上的TAN-1(translocation associated notch homolog)基因并置。TAN-1是果蝇notch基因的人类对应物,编码一跨膜蛋白,在淋巴组织中表达最高。TAN-1断裂基因和TCRβ基因并置使其在T淋巴细胞中表达,可对细胞生长产生持续刺激信号。研究发现,将tan21蛋白引入小鼠骨髓细胞可致T细胞恶性肿瘤。

(5)t(7;19)(q34;p13):该易位使TCRβ和19p13上的Lyl-1(lymphoid leukemia-1)基因并置。Lyl-1基因在大多数粒系、红系和B淋巴细胞中表达,而在大多数T淋巴细胞中表达很低或不表达。其编码产物是一种与细胞增殖和分化调控有关的HLH蛋白。易位虽使Lyl-1基因断裂,但仍保持有转录活性,产生较正常稍短的转录物,并在T淋巴细胞中高水平表达。

(6)t(1;7)(p34;q34):该易位使1p34上的LCK(lymphocyte-specific protein tyrosine kinase)基因和TCRβ基因并置,由TCRβ基因增强子上调LCK基因的转录。LCK基因的蛋白产物为酪氨酸蛋白激酶p56lck,属src家族,参与由CD4介导的信号转导。正常情况下,LCK仅在淋巴细胞中表达,易位可致其异常表达并引起细胞转化的发生。动物实验亦证实,过度表达p56lck的转基因小鼠可患胸腺瘤。

(7)t(8;14)(q24;q11)和t(2;8):2种易位均累及8q24上的C-MYC基因,使其分别与14q11上的TCRα基因和2号染色体上尚未鉴定的一种基因并置,致C-MYC过度表达。t(8;14)(q24;q11)并非T-ALL特有,在前B-ALL中也可见到。

(8)inv(14)(q11;q32.1)和t(14;14)(q11;q32.1):2种异常均累及14q32.1上的TCL1基因,该基因产物的功能还不清楚。由于有这些异常的白血病原始细胞高水平表达TCL1,而没有异常的细胞则无表达,表明该基因通过易位至TCRα位点而出现了调节异常。

四、ALL的临床分型

目前国内公认的危险因素包括:①初诊WBC≥$50×10^9$/L;②发病年龄<1岁或≥10岁;③t(4;11)(q21;q23)易位形成的融合基因MLL/AF4阳性;④t(9;22)(q34;q11)易位形成的融合基因BCR/ABL阳性;⑤诊断时合并中枢神经系统或睾丸白血病;⑥泼尼松不良反应(PPR);⑦诱导缓解治疗第33天未达完全缓解。

根据上述危险因素,临床危险度分型分为3型:

1. 低危ALL(LR-ALL) 不具备上述任何一项危险因素者。

2. 中危ALL(MR-ALL) 具备以下任何1项或多项者:①年龄在≥10岁;②诊断时外周血白细胞计数≥$50×10^9/L$;③诊断时已发生CNSL和/或TL;④免疫表型为T细胞白血病;⑤染色体数目为<45的低二倍体,或t(12;21),t(9;22)核型以外的其他异常染色体核型,或t(4;11)外的其他MLL基因重排。

3. 高危ALL(HR-ALL) 具备以下任何1项或多项者:①年龄<12个月的婴儿白血病;②诊断时外周血白细胞计数≥$100×10^9/L$;③染色体核型为t(9;22),有BCR-ABL融合基因,t(4;11),有MLL-AF4融合基因;④早期治疗反应不佳者;⑤初治诱导缓解治疗失败。

当前国内儿童ALL的危险分组策略及治疗模式为:初诊时,通过对上述第1~5项的综合评估,将患儿初步划分为高危、中危和低危,进行基本相同的泼尼松试验治疗和诱导缓解治疗。再根据泼尼松试验反应和诱导缓解结束时骨髓MRD水平,重新划分危险度,早期治疗反应好的患儿维持原危险度分组和治疗强度,提高早期治疗反应不佳的患儿的危险度级别和治疗强度,从而使患儿避免治疗过强或不足。发病年龄、初诊WBC、泼尼松试验反应和诱导缓解化疗早期骨髓缓解级别是4个最主要的、简单易行的指标。

美国COG根据发病年龄、初诊白细胞数、染色体和融合基因、初诊时CNS或睾丸白血病以及诱导化疗d15/29的骨髓原始幼稚细胞比例或d29的MRD水平将儿童ALL分为低危、标危、高危和高高危4组。低危组(占前B-ALL的22%):初诊WBC<$50×10^9/L$,发病年龄1~9岁;无CNS或睾丸白血病;无t(1;19)/E2A-PBXL MLL重排或t(9;22)/BCR-ABL;有t(12;21)/TEL/AML1或4三体和10三体等预后有利因素。标危组(占ALL的50%):除去低危、高危和高高危患者。高危组(占ALL的30%):满足CNS白血病、睾丸白血病、MLL重排之一或满足无t(12;21)/TEL-AML1,无4、10、17三体,发病年龄男孩>12岁,女孩>16岁和初诊WBC≥$100×10^9/L$。高高危组(占ALL的3%)符合下列条件之一:t(9;22)/BCR-ABL、诱导化疗第29天时骨髓M3或MRD≥10^{-2}和DNA指数<0.8。

ALL-BFM95方案临床分型体系为,标危组(SRG)患儿必须满足以下条件:泼尼松良好反应(PGR);诱导治疗第33天骨髓达CR;不存在t(9;22)易位或BCR-ABL融合基因,无t(4;11)易位或MLL-AF4基因重组;WBC<$2×10^9/L$及年龄1~6岁;非T-ALL。中危组(MRG)除符合前3个条件外还具有下述表现之一:WBC≥$2×10^9/L$;年龄<1岁或≥6岁。但高危组(HRG)患儿只需符合下列条件之一:PPR;d33骨髓未达CR;t(9;22)易位或BCR-ABL融合基因;t(4;11)易位或MLL-AF44融合基因。

第三节 诊断与鉴别诊断

一、诊断与鉴别诊断

根据病史、症状、体征以及血象、骨髓象特点,可明确急性白血病诊断,任何患者如骨髓涂片中原始+幼稚淋巴细胞≥30%,即可诊断为急性淋巴细胞白血病。当血象仅表现为单一血

第十三章
小儿急性淋巴细胞白血病

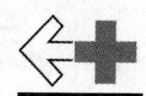

细胞减少或全血细胞减少等情况时,应与原发性血小板减少性紫癜(ITP)、再生障碍性贫血(AA)以及其他病毒感染相关的感染性疾病相鉴别。部分病例以骨关节疼痛为首发表现,应与幼年型类风湿关节炎、其他肿瘤等疾病鉴别。

1. 原发性血小板减少性紫癜(ITP) ITP是小儿时期最常见的出血性疾病,常于呼吸道感染后出现皮肤出血点或瘀斑。很少有明显的肝、脾、淋巴结肿大,外周血常规为单纯血小板减少,白细胞分类多正常,不会出现幼稚细胞。骨髓检查可将两者区别。

2. 再生障碍性贫血(AA) 当ALL表现为发热、贫血和出血时应与再生障碍性贫血相鉴别。后者常无肝、脾、淋巴结肿大,血象中无幼稚细胞,骨髓检查可确诊。临床上有1%～2%的ALL在典型ALL以前有几天或几周的一过性全血细胞减少,骨髓增生低下,呈典型的AA改变,常称为ALL前AA综合征,免疫分型多为前体B细胞型,也可发生于T细胞ALL在疾病进程中密切随访、通过骨髓穿刺及骨髓活检可进行鉴别。

3. 幼年型类风湿关节炎与结缔组织病 约25%的ALL患儿以骨或关节疼痛起病,同时伴有不同程度的发热、白细胞增高,与幼年型类风湿关节炎及系统性红斑狼疮(SLE)表现相似。这2种病贫血程度轻,肝、脾、淋巴结明显肿大亦少见,周围血中亦不会出现幼稚细胞,疼痛主要局限于关节。骨髓检查及血清的免疫学检查可做出鉴别。

4. 传染性单核细胞增多症 它常有白细胞增高,肝、脾及淋巴结肿大,但无出血和贫血。外周血异形淋巴细胞增多,白细胞分类中无幼稚淋巴细胞。骨髓象正常或有异形淋巴细胞,嗜异性凝集试验和/或EB病毒抗体阳性。

5. 神经母细胞瘤(NB)及其他转移瘤 ALL与神经母细胞瘤具有相似的临床表现,如骨骼疼痛、发热及全血细胞减少,偶尔在外周血涂片可见与原始或幼稚淋巴细胞极为相似的NB细胞。儿童NB常有肝脏、淋巴结、骨髓浸润,骨髓浸润亦较常见。NB的患儿有突眼,常为单侧,尿VMA增高,且常能找到原发灶。

此外,ALL尚需与恶性组织细胞增生症、非霍奇金淋巴瘤、视网膜母细胞瘤等的骨髓浸润鉴别。

二、中枢神经系统白血病(CNSL)诊断标准

CNSL的诊断标准为:

1. 治疗前有或无中枢神经系统(CNS)症状或体征,脑脊液(CSF)中白细胞计数$>0.005\times10^9$/L(即$5/\mu l$),并且在CSF沉淀制片标本中其形态为确定无疑的原、幼淋巴细胞,可以确诊。

2. 能排除其他原因引起的CNS表现和CSF异常,临床可疑CNSL者,应暂时按CNSL处理,动态观察CNSL及CSF的变化。

三、睾丸白血病诊断标准

单侧或双侧睾丸肿大,质地变硬或呈结节状缺乏弹性感,透光试验阴性,睾丸超声波检查可发现非均质性浸润灶,活组织检查可见白血病细胞浸润。

第四节 治疗

一、化疗

儿童 ALL 的疗效近年来稳步上升,目前儿童 ALL 的完全缓解率可达 95% 以上,5 年无事件生存率接近 80%,德国 BFM 协作组的 8 年无病生存率已达 78%。这取决于联合化疗的应用,支持治疗的改善,CNS 庇护所的预防性治疗以及依据危险因素进行的分组治疗。目前认为,成熟 B 细胞急淋可应用 Burkitt 淋巴瘤的短程强化疗,总疗程 8 个月。其他 ALL 的治疗策略主要为诱导缓解、巩固治疗、髓外白血病预防治疗、早期强化、维持和加强治疗。诱导缓解方案仍以 VDLP 最常用,现认为将 VCR 改为 VDS 可减少手足麻木的不良反应。由于地塞米松可增加 CNS 的通透率,半衰期长,故在诱导缓解期及缓解后再诱导化疗中,控制 CNS 受累及全身受累的疗效较泼尼松为好。虽然强烈的联合化疗提高了长期生存率,但一些治疗相关的问题也日益引起重视,如蒽环类药物的心脏毒性、表鬼臼类药物继发第二肿瘤、颅脑放疗的神经精神毒性等。近年来白血病的研究,对患者的预后因素有了较清晰的了解,可较准确地评估患者复发的几率,从而对预后较佳患者主张减低化疗的强度,但复发几率较高者仍采用强烈化疗。COG 及荷兰方案只用 3 种药物:VCR+Asp+Dex,CR 率高,长期的 DFS 亦满意。减少 DNR 在诱导方案中的应用,可减低并发症发生率及相关病死率。即使应用 DNR,只给予 2 次,1 次/周,对骨髓抑制较轻。国外主要的儿童白血病治疗协作组主张除了在 HR-ALL 外,在 LR-ALL 和 MR-ALL 少用或不用表鬼臼毒素类药(VP-16,VM26 等),以避免继发性白血病;严格控制蒽环类药物的累计总剂量($360mg/m^2$ 或 $240mg/m^2$),以避免不可逆性心脏毒性。多数的临床方案将头颅放疗仅应用于 CNSL 复发或高白细胞性 T-ALL 者,且将放疗剂量由 18Gy 降至 12Gy。

(一)诱导缓解治疗

诱导缓解治疗是患儿能否长期存活的关键,如能杀灭白血病细胞 1~2 个对数级,则临床上贫血,出血及浸润症状消失,血象恢复正常,骨髓中幼稚细胞<5%,形态学上不能辨认,脑脊液(CSF)中无幼稚细胞,即达到完全缓解(CR)。对诱导治疗的反应性是 ALL 的重要预后因素,治疗 14 天达缓解者比较晚缓解者预后好,杀灭白血病细胞 2~5 个对数级以上者预后好。故须及早足量给药,多药联合,以尽量减少残留细胞,减少耐药性的发生。自 1948 年开始用单个药物化疗,如 VCR、Pred、6-MP、MTX、Aase、DNR 以来,40%~85% 患者达 CR,VP 联合化疗 95% CR,但是持续时间短,很快即复发。故需在 VP 基础上加用第 3 种药物,如 CY、DNR、MTX、L-asp 等,虽 CR 率提高不多,但长期生存率却明显改善。然而,联合用药须注意药效相加而毒性不增加。此外,须注意用药顺序,如抑制 DNA 合成达 10 天之久,所以 MTX 须在 L-asp 应用 10 天后再用,以免削弱 MTX 的效果。

1. HR-ALL

(1)诱导缓解治疗:VDLP 方案 4 周:长春新碱(VCR)$1.5mg/m^2$(每次最大量不>2mg/m^2)

静脉注射,于 d8、d15、d22、d29;柔红霉素(daunorubicin,DNR)30mg/m²,用 5% 葡萄糖液 100ml 稀释快速静脉滴注(30 分钟),于 d8～d10,共 3 次;左旋门冬酰胺酶(L-asp)6000～10 000IU/m²,静脉滴注或肌注,于 d11、d13、d15、d17、d19、d21、d23、d25、d27 和 d29 共 10 次;泼尼松(Pred)d1～d7,为泼尼松试验,60mg/(m²·d),分次口服,d8～d28 为 40mg/(m²·d),分次口服,d29 起每 2 天减半,1 周内减停。

①对于高白细胞血症(WBC≥100×10⁹/L)者,用戊羟脲 20～30mg/(kg·d),口服,至白细胞<50×10⁹/L 开始化疗。对有肺部低氧和/或脑部症状者,有条件的单位应做血浆置换去除高白细胞,预防细胞溶解综合征,并服用别嘌呤醇 200～300mg/(m²·d),预防高尿酸血症,充分水化和碱化尿液。DNR 推迟到白细胞<50×10⁹/L 时开始,连用 3 天;②于诱导缓解化疗的第 19 天必须复查骨髓涂片,可能出现 3 种不同的结果:(a)M1:骨髓明显抑制,原淋+幼淋<5%;(b)M2:骨髓呈不同程度抑制,原淋+幼淋 5%～25%;(c)M3:骨髓抑制或不抑制,原淋+幼淋>25%。M1 者提示疗效和预后良好;M2 者提示疗效较差,即改用 CAM 方案,用法见下述;M3 或不缓解者提示无效,属难治性白血病,必须及时改换为更为强烈的化疗方案,如 DAEL 方案等。

(2)DAEL 方案:地塞米松(Dex)20mg/(m²·d),分次口服或静注,d1～d6,阿糖胞苷(Ara-C)2g/m²,q12h×5 次,静滴 3 小时,d1～d3;依托泊苷(VP-16)100mg/m²,q12h×5 次,静滴 3 小时,d3～d5;L-asp 25 000IU/m²,静滴 4 小时,d6。第 3 天时 VP-16 与 Ara-C 间隔 12 小时。

2. MR-ALL 化疗 诱导缓解治疗:同 HR-ALL 的 VDLP 方案,但 L-asp 减为 8 次。

3. LR-ALL 诱导缓解治疗:同 HR-ALL 的 VDLP 方案,但 DNR 减为 2 次,d8 和 d9;L-asp 从 d10 起,并减为 6 次。

(二)巩固强化治疗

经诱导缓解后,体内白血病细胞由 10¹¹～10¹² 降至 10⁹～10¹⁰,白血病细胞减少了 99%。但这只是成功的开始,只有当白血病细胞降至 10⁴ 以下(即肿瘤重量<1mg)时,方可停止化疗,依靠免疫机制消灭残存白血病细胞克隆。在此之前仍需进行缓解后强化巩固治疗。如果诱导缓解后不再继续治疗,由于缓解后体内残存的白血病细胞经过一定时期增殖后可导致复发,而且残留细胞越多,复发及耐药也越快。有鉴于此,多数学者主张此期治疗剂量应偏大,骨髓需达到抑制程度。以下是治疗方案:

1. HR-ALL 的巩固治疗 在诱导缓解治疗达 CR 时,尽早在诱导缓解治疗 d36±d7 开始用 CAM 方案:环磷酰胺(CTX)1000mg/m²,置于 0.9%氯化钠 100ml,快速静滴,d1;Ara-C 1g/(m²·次),q12h×6 次,d2～d4,或 2g/(m²·次),q12 小时×4 次,d2～d3,静脉滴注,6-巯基嘌呤(6-MP)50mg/(m²·d),晚间 1 次口服,d1～d7。

2. MR-ALL 的巩固强化方案 CAM:CTX 1000mg/m²,快速静滴,d1;Ara-C 1g/(m²·次),q12 小时静滴,共 6 次,d1～d3;6-MP 50mg(m²·d),晚间顿服,d1～d7。

3. LR-ALL 的巩固强化方案 CAM:CTX 剂量 1000mg/m²,快速静滴,d1;Ara-C 75mg(m²·d),每天分 2 次,q12 小时,肌注,d1～d4,d8～d11;6-MP 50mg/(m²·d),晚间顿服,d1～d14。

(三)髓外白血病的预防性治疗

白血病是全身性疾患,各重要脏器或轻或重均有浸润,尤其是 CNS 和睾丸。由于血-脑屏障和血-睾屏障的存在,常规剂量的化疗药物不容易透过屏障到达 CNS 及睾丸,使得其中的白血病细胞不能被消灭,继续增殖,成为 ALL 的"庇护所"。随着儿童 ALL CR 期延长,CNSL 及睾丸白血病(睾白)的发生率提高。1961 年后 CNSL 发生率高达 50%,一旦发生 CNSL 则很难达到治愈。随后血液学复发而且产生耐药。1981 年,Stawart 报道 CNSL 发生率高达 40%~50%,最高报道有达 90% 者,且多数发生于开始治疗的 2 年以内,这是由于白血病细胞在脑脊液和睾丸中增殖较慢的缘故。这些白血病细胞是复发的根源,一旦复发则不易清除,最终导致骨髓复发而死亡。有效预防 CNSL 及睾白的发生将有助于降低复发率及死亡率,提高 CCR 率。近年来,国内外预防 CNSL 及睾白多采用放疗、全身化疗及鞘注等不同方法,CNSL 发生率明显降到 10% 以下。

1. HR-ALL 的髓外白血病的预防性治疗

(1)三联鞘注(IT):于诱导治疗的第 3 天起仅用甲氨蝶呤(MTX)+Dex。此后 d8、d15、d22、d29 用三联鞘注(表 13-2),诱导期间共 5 次,早期强化治疗末用 1 次。大剂量甲氨蝶呤(HDMTX)+甲酰四氢叶酸钙(CF)后三联鞘注每 8 周 1 次,共 22 次。初次鞘注时应避免损伤。

(2)HDMTX+CF:于巩固治疗休息 1~3 周后,视血象恢复情况,待中性粒细胞(ANC)>1.5×10^9/L,WBC 3×10^9/L,肝、肾功能无异常时尽早开始,每 10 天 1 个疗程,共 3 个疗程。每个疗程 MTX 5.0g/m^2,1/6 量(不超过 500mg/次)作为突击量在 30 分钟内快速静脉滴入,余量于 24 小时内均匀滴入。突击量 MTX 滴入后 0.5~2 小时,行三联鞘注 1 次。开始滴注 MTX 36 小时后用 CF 解救,剂量为 15mg/m^2,每 6 小时 1 次,首剂静脉注射,以后 q6h,口服或肌注,共 6~8 次。有条件者检测血浆 MTX 浓度(<0.1μmol 为无毒性浓度,不需要 CF 解救),以调整 CF 应用的次数和剂量。HDMTX 治疗前、后 3 天口服碳酸氢钠 1.0g,每日 3 次,并在治疗当天给予 5% 碳酸氢钠 5ml/kg 静滴,保持尿 pH 值 7.0。用 HDMTX 当天及后 3 天需水化治疗[4000ml/(m^2·d)]。在用 HDMTX 同时,每晚顿服 6-MP 50mg/m^2,共 7 天,HDMTX+CF 连续 3 个疗程后每 12 周重复 1 个疗程,共 6 个疗程。如没有条件监测血浆 MTX 浓度的医院,则建议用 3.0g/m^2 的 HDMTX+CF。但应创造条件监测血浆 MTX 浓度,尽量争取做 5.0g/m^2 的 HDMTX+CF,以提高高危 ALL 的远期疗效。

(3)颅脑放疗:原则上适用于 4 岁以上的患儿。凡诊断时 WBC 计数≥100×10^9/L 的 TALL,诊断时有 CNSL,在完成 HDMTX+CF 4 个疗程后,于 CR 后 5~6 个月后进行;因种种原因不宜做 HDMTX 治疗者也可做颅脑放疗。总剂量 12Gy,分 15 次于 3 周内完成,同时每周鞘注 1 次。放疗第 3 周用 VDex 方案,VCR 1.5 mg/m^2,静注 1 次;Dex 8mg/(m^2·d),d1~d7,口服。

2. MR-ALL 的髓外白血病的预防 三联鞘注及 HDMTX+CF 疗法同 HR-ALL,HDMTX+CF 每 3 个月 1 个疗程,共 2 个疗程,完成 HDMTX+CF 治疗共 5 个疗程后三联鞘注每 8 周 1 次,共 20 次。

第十三章 小儿急性淋巴细胞白血病

表 13-2 不同年龄三联鞘注的药物剂量

年龄(月)	MTX	Ara-c	Dex(mg)
<12	5.0mg/3ml	12mg/2ml	2
12~24	7.5mg/4ml	15mg/2ml	2
25~35	10.0mg/5ml	25mg/2ml	5
≥36	12.5mg/3ml	35mg/3ml	5

注：MTX 和 Ara-C 制剂均需有合适的冲配浓度，太浓时易引起化学性鞘膜炎

3. LR-ALL 的髓外白血病的预防 三联鞘注在诱导治疗期间用 4 次。HDMTX+CF 疗法，剂量是 $3g/m^2$（与 HR-ALL 相比），总疗程减少 2 次，共为 4 次。HDMTX+CF 后三联鞘注每 8 周 1 次，共 18 次。MTX 是细胞周期特异性药物，对增殖比较高的快速生长细胞均有效，故用药后 36 小时以内骨髓造血细胞、胃肠道黏膜细胞及白血病细胞均被杀伤，但胃肠道黏膜细胞和骨髓造血细胞的细胞周期较白血病细胞短，增殖快，故 36 小时后给四氢叶酸钙即恢复增殖，而白血病细胞对四氢叶酸钙需求量大，复苏较慢，仍处于抑制状态，此时给予四氢叶酸钙可使正常细胞的 DNA 修复，而肿瘤细胞则不能。利用正常细胞与肿瘤细胞复苏的时间差来解救，可减轻 MTX 的黏膜损害及骨髓抑制，同时又尽可能多地杀死了恶性细胞。

由于 MTX 90% 原形从肾脏排出，故水化及碱化尿液可使 MTX 溶解不导致结晶而堵塞肾小管，可用监测血清肌酐以了解有无肾损害。如用药后 24 小时 MTX 血浓度仍 $>10\mu mol/L$ 即会产生对骨髓细胞及胃肠道黏膜细胞、肝细胞损伤，应提早应用四氢叶酸钙解救。四氢叶酸钙的用量，随 MTX 量而增加，为 MTX 用量以 5%~10% 为宜，分次静脉或肌注。

(四)早期强化治疗

1. HR-ALL 早期强化治疗

(1)VDLDex 方案：VCR、DNR 均于 d1、d8，剂量和用法同诱导治疗方案；L-asp 6000~10 000IU/m^2，d1、d3、d5、d7、d9、d11、d13 和 d15，共为 8 次；Dex 6mg/(m^2·d)，d1~d14，第 3 周减停。休疗 1~2 周(待血象恢复，肝肾功能无异常)后用 VP16+Ara-C 3 次。

(2)VP16 或替尼泊苷(VM-26)+Ara-C：VP16(或 VM26)200mg/m^2，静脉滴注 3 小时；Ara-C 300mg/m^2，d1、d4、d8，静脉滴注 2 小时(每次均是 VP16 在先，Ara-C 在后)。

2. MR-ALL 早期强化治疗

(1)除了 L-asp 减为 6 次外，其余同 HR-ALL。

(2)DVL+中剂量阿糖胞苷(IDAra-C)(8d 为 1 个疗程)。Dex 8mg/(m^2·d)，tid 口服，d1~d8；VCR 1.5mg/m^2(最大量 2.0mg/次)，静注，d1、d8；L-asp 6000~10 000IU/m^2，静滴 3~4 小时，d4、d5；Ara-C 1g/(m^2·次)，q12h，d1~d3(共 6 次)，静滴 3 小时。

3. LR-ALL 早期强化治疗

(1)VDLDex：VCR、DNR 均于 d1、d8，剂量同前，L-asp 6000~10 000IU/m^2，d1、d3、d5、d7、d9、d11，共为 6 次；Dex 6mg/(m^2·d)，d1~d14，第 3 周减停。

(2)DVL+IDAra-C(8d 为 1 个疗程)：Dex 8mg/(m^2·d)，分 3 次口服，d1~d8；VCR

$1.5mg/m^2$(最大量2.0mg/次),静推,d1、d8;L-asp 10 000IU/m^2,静滴3~4小时,d4、d5;Ara-C $1g/m^2$,q12h,d1~d3(共6次),静滴3小时。

(五)维持及加强治疗

1. HR-ALL

(1)维持治疗:6-MP+MTX:6-MP 75mg/(m^2·d),夜间睡前顿服,d1~d21;MTX 20mg/(m^2·次),肌注,每周1次,连用3周。接着VDex(VCR+Dex)用1周,如此反复序贯用药,遇强化治疗时暂停。在6-MP+MTX用药3周末WBC计数保持$3×10^9$/L左右,ANC(1.0~1.5)$×10^9$/L。根据WBC,ANC计数和肝功能状况,调整6-MP和MTX剂量。

(2)加强治疗:COADex:自维持治疗起,每年第3、第9个月各用1个疗程。CTX为$600mg/m^2$,d1;VCR $1.5mg/m^2$,d1;Ara-C $100mg/m^2$,分2次,q12h,皮下或肌注,d1~d5;Dex 6mg/(m^2·d),d1~d7。

(3)加强强化治疗:维持治疗期每年第6个月用VDLDex(用法同早期强化治疗)。每年第12个月用VP-16(或VM-26)+Ara-C 1个疗程[用法同早期强化治疗(2)]。

(4)在连续3个疗程HDMTX+CF后3个月重复进行HDMTX+CF治疗,每3个月1个疗程,共3个疗程。此后,每8周三联鞘注1次,共22次。做过颅脑放疗者,不能再做HDMTX+CF治疗,只能采用三联鞘注,每8周1次。

总疗程:女孩2.5年,男孩3.0年。

有t(9;22)/BCR-ABL融合基因;t(4;11)/MLL-AF4融合基因者,完全缓解后在有条件的情况下做异基因造血干细胞移植。

2. MR-ALL

(1)维持治疗:6-MP+MTX及VDex序贯维持用药(用法及剂量同HR-ALL)。

(2)强化治疗:维持治疗期间每年强化1次,第1,第3年末选用VDLDex,第2年末选用DVL+IDAra-C。

(3)HDMTX+CF同HR-ALL,但比HR-ALL减少1个疗程HDMTX,共用5个疗程。

总疗程:女孩2年半,男孩3年。

3. LR-ALL

(1)维持治疗:6-MP+MTX,6-MP 75mg/(m^2·d),夜间睡前顿服,d1~d21;MTX 20mg(m^2·次),肌注,每周1次,连用3周。接着VDex,如此反复序贯用药,遇强化治疗时暂停。在6-MP+MTX用药3周末保持WBC计数$3×10^9$/L左右,ANC(1.0~1.5)$×10^9$/L。根据WBC,ANC计数和肝功能状况,调整6-MP和MTX剂量。

(2)加强强化治疗:CCR 12个月时用VDLDex[用法同早期强化治疗(1)]。强化治疗1次。

总疗程:女孩2.0年,男孩2.5年

(六)国外协作组治疗经验

先进治疗单位包括德国BFM协作组、美国DanaFarber协作组、St.Jude儿科研究所和

第十三章 小儿急性淋巴细胞白血病

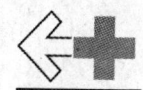

CCSG 协作组。他们的观点一致认为诱导治疗是关键时期。若诱导期用药不强,虽能达 CR,但 CCR 时间短,复发机会多。如 Dana Farber 协作组治疗小儿 ALL 以 4 个药诱导。纽约 CCSG 协作组前 4 周用 7 种药物,并指出诱导方案中包括 CY,则 5 年无病生存率达 83%,而不包括 CY 者仅 31%。

BFM-83-87 方案对标危 ALL 应用 VDP+L-asp[1000IU/(kg·天)×10]作为诱导方案,巩固方案为:

CY 1000mg/(m²·次),IV,第 1 天

6-MP 60mg/(m²·天),PO,共 4 周

Ara-C 75mg/(m²·天),IV,每周 4 天,共 4 周

CNSL 预防用 HDMTX[500mg/(m²·次)]每 2 周 1 次,加鞘注(IT)MTX,此后强化治疗如下:将标危 ALL 分成两组 SR-L1 和 SR-L2,SR-L1 不强化。SR-L2 强化治疗,方案如下:

前 2 周

DEX 15mg/(m²·d),PO,QOD,共 2 周

VCR 1.5~2mg/(m²·次),IV,第 1,第 8 天

Adr 30mg/(m²·次),IV,第 1,第 8 天

L-asp 10 000IU/(m²·次),IV,每周 2 次,共 2 周

后 2 周

Ara-C 75mg/(m²·天),IV,每周 4 天,共 2 周

6-MP 60mg/(m²·天),PO,共 2 周

MTX IT 每周 1 次,共 2 次

结果发现,SR-L1 与 SR-L2 相比,CR 率均为 99%,但 5 年无病生存率分别为 61% 和 82%($P<0.01$),说明早期强化可提高 EFS 率。

对于高危 ALL,BFM-83-87 的诱导缓解率为 89%,先给予 Pred 30mg/m² 口服、CY 200mg/m² PO 或 IV 治疗 5 天,第 1 天加 MDMTX(500mg/m²)静点,第 5 天加用 Ara-C(300mg/m²);5 天后再用 DEX 10mg/m² 口服、CY 200mg/m² PO 或 IV 治疗 5 天;间歇 2 周后复用 DEX、CY、MTX、Ara-C 治疗 5 天;然后按标危 ALL 的强化巩固方案化疗。CNSL 预防在标危基础上加颅脑放疗,剂量 1800~2000cGy,同时加 MTX 鞘注及全身应用 HDMTX[1g/(m²·次)]。1987 年,总结标危 ALLC CR 率为 79%±3%,高危者 CCR 率 59%,CNSL 发生率 4.5%,睾白复发率 2%,7 年 EFS 率为 48.8%。

Dana Farber 协作组对患者随机分组,发现诱导方案中加 DNR 者 5 年 EFS 率为 69%±9%,而不加 DNR 者 EFS 率为 47%±13%;强化治疗加 L-asp 者,追踪 13 年,复发率 25%,不加 L-asp 者复发率为 50%;诱导方案中加 L-asp 则 5 年 EFS 率 77%±8%,不加 L-asp 者 EFS 率为 43%±9%。此外,对 MTX 窗治疗的研究表明,治疗第 1 天 MTX 量为 40mg/m² 者,7 年 EFS 率为 64%±9%,而采用 HDMTX(4~33g/m²)者 7 年 EFS 率为 91%±5%。以上结果说明,蒽环类药物、L-asp 和 HDMTX 显著提高了 EFS 率,以最大耐受药物剂量用于诱导治疗,使复发率下降至 15%~20%。对于 CNSL 预防,从 1987 年起低危者不做颅脑放疗,替之以 Ara-C 鞘注或 Ara-C 与 MTX 联合鞘注,而高危者仍以 1800cGy 剂量放疗。

CCSG 观察了诱导治疗中加 L-asp 的效果。单用 VCR 加 Pred 者，CR 率仅 86%，而加 L-asp($6000IU/m^2$，肌内注射，每周 3 次，共 9 次)的患儿 CR 率为 93%。尤其对于高危 ALL 效果更好，加 L-asp 者 CR 率为 88%，不加者仅 77%。对于第 4 种诱导药物 CY 的研究发现，在 VPL 基础上加单剂量 CY[$1200mg/(m^2·次)$]，CR 率并不提高，而毒性增强。

St. Jude 儿科研究所研究观察 358 名 ALL 患儿，诱导治疗为 6 周的 Pred、VCR、L-asp 和 VM-26、Ara-C，治疗第 44 天及 51 天分别加 HDMTX 和四氢叶酸解救；巩固强化治疗用以下 4 组药物交替：VP-16＋CY，6-MP＋MTX，VM26＋Ara-C，VCR＋Pred，高危 ALL 每周或每 6 周交替使用 1 次。低危者不放疗，高危者于 CR 1 年后行颅脑放疗，剂量为 1800cGy，诊断时合并 CNSL 者剂量为 2400cGy。维持治疗时间为 120 周。观察 5 年 EFS 率平均为 71%±4%，其中标危 ALL 为 80%±6%，高危 ALL 为 67%±5%，高危者 4 组药物每周或每 6 周交替效果相同。5% 患儿单独出现 CNSL，时间为诱导治疗后 2～70 个月，平均为 7 个月，7 例发生睾丸白血病。

(七)复发 ALL 的治疗

尽管儿童 ALL 的治愈率已高达 60%～80%，但还有 30% 左右的患儿治疗失败，或早或晚出现复发。如治疗 1 年内复发，可能与原发耐药有关，而晚期复发多是由于治疗不规则或诱导方案不强，但经治疗后仍可长期存活。复发的解剖部位可为单独骨髓或髓外(CNS 或睾丸等)复发或混合性复发。

1. 骨髓复发 当外周血涂片发现幼稚细胞，临床出现骨痛等浸润症状，骨髓幼稚细胞≥25% 时，称为骨髓复发。此时需要注意有无 CNSL 及睾白。治疗期间出现骨髓复发常预示耐药白血病细胞克隆的存在，因此预后不好。再诱导治疗后再次缓解率虽较高，但持续时间短，再诱导常用 VPL 3 种药物或 VDPL 4 种药联合。随着复发次数的增加，再诱导效果渐差。更强的强化诱导方案是否能延长缓解期目前不能肯定。有些学者提出进行第二次 CNSL 预防治疗以延长长期存活时间。

St. Jude 儿科研究所的 Rivera 等发现，短疗程的 VM-26(或 VP-16)和 Ara-C 巩固治疗可以延长复发 ALL 的二次缓解期。20 世纪 70 年代中期，Capizzi 证实了大剂量 MTX 和 L-asp 对二次缓解的作用。美国 POG 协作组的研究者在 VDPL 诱导后加 Ara-C、VM-26 巩固治疗，以后 VM-26、Ara-C 诱导药物每周冲击治疗，中位缓解期为 10 个月。目前，对于复发 ALL 患儿最有效的治疗是再诱导治疗及其后的骨髓移植。

单独骨髓复发的患儿预后视其复发时间而不同。停药后较晚复发者(6 个月以后)，并不一定是耐药所致，而可能是由于某些白血病细胞未处在细胞周期而未被清除，或者停药过早。而停药后早期复发者(3～6 个月以后)，大多与耐药有关，预后较晚期复发者差。

2. CNS 复发 由于有效的 CNSL 预防治疗，近 10 年来 CNSL 发生率不高(<10%)。CNSL 的确诊有赖于临床表现及 CSF 检查。1/3 以上合并 CNSL 者最终发展为骨髓复发，已进行过 CNSL 预防治疗的 CNSL 者，给予鞘注 MTX 和全脑脊髓放疗可获缓解，同时需加强全身治疗。以脑室穿刺代替腰穿，Ara-C、MTX 及地塞米松三联鞘注及全身应用大剂量化疗药物以通过血-脑屏障均改善了治疗效果。

3. 睾丸复发 睾白发生率的升高,已引起人们重视。诊断时合并睾白的患儿占10%～15%,表现为单侧或双侧睾丸无痛性肿大,但不论肉眼看是否双侧肿大,实际上双侧均受累及。在维持治疗中出现睾白的患儿可能发生耐药,导致骨髓和CNSL复发的危险性大。治疗睾白除局部给予放疗(剂量2000～2400cGy)外,同时给予再诱导治疗和维持治疗,全身性治疗虽推迟了骨髓复发,但并不阻止骨髓复发。目前,用HDMTX $2\sim 3g/(m^2\cdot d)$,每6～8周1次,可使睾白发生率大大减少。

二、支持治疗及并发症防治

(一)支持治疗

1. 加强营养 给予充足热量、高蛋白、高维生素饮食,不能进食或进食极少者可用静脉营养。

2. 加强护理 加强保护性隔离,预防和避免院内交叉感染。白血病患儿应安置在相对洁净的病区,病房每天紫外线消毒。加强口腔、皮肤和肛周的清洁护理。中性粒细胞缺乏的患儿应入住超洁净单人病房或层流室,须严格按照消毒规则进行与外界相通的皮肤黏膜的护理,食物也须加热消毒,水果须用洗必泰溶液浸洗并去皮。

3. 成分输血 白血病患者起病或强烈化疗期间常常有严重贫血、出血,应及时合理给予成分输血。用少浆红细胞悬液或单采血小板悬液。血小板输注的指征:①血小板减少引起的持续出血或颅内出血;②血小板$<50\times 10^9/L$,临床有出血现象;③血小板$<20\times 10^9/L$,不管临床有无出血,均可做预防性输注,最好能维持血小板在$30\times 10^9/L$以上。IL-11是一种多向造血生长因子。体外实验及动物实验均表明,IL-11具有明显的促进巨核细胞和血小板生成的作用,因此可用于化疗所致的血小板减少症患者的治疗。1997年,FDA已批准白细胞介素IL-11用于预防化疗引起的血小板减少。化疗结束后6～24小时开始用IL-11 25～50$\mu g/$(kg·d),皮下注射,直至血小板$\geqslant 30\times 10^9/L$。常见的不良反应为乏力、恶心、局部红肿硬结及肌肉疼痛,少数患者出现房性心率失常,但均呈可逆性。

强化疗期间,尤其是淋巴细胞$<0.5\times 10^9/L$时,最好输注经照射(15～20Gy)的血制品,以避免发生输血相关移植物抗宿主病。

4. 感染的防治 感染是白血病患儿最常见和最危险的并发症。外周血WBC$<1\times 10^9/L$时,感染发生率为50%,而当WBC$<0.1\times 10^9/L$时,可达100%。

(1)预防性用药:①抗生素预防:主要是口服不吸收抗生素以清除肠道菌。预防性应用SMZco 25mg/(kg·d),每周连用3天;②细胞集落刺激因子(G-CSF或GM-CSF):3～5$\mu g/$(kg·d),至白细胞达到$10\times 10^9/L$时停药。可在化疗结束后24小时或中性粒细胞$<0.5\times 10^9/L$时,开始应用。常见不良反应有过敏反应、皮疹、发热、呕吐、头痛、疲倦、肌肉关节酸痛及肝功能轻度损害等。

有条件者还可预防性地用静脉丙种球蛋白输注、胸腺素等。

尽可能清除急、慢性感染灶。对疑似结核病者需要用抗结核等保护性治疗。

(2)感染的治疗:患儿极容易发生局部及全身严重感染,常常找不到明确病灶。如腋温>

38℃或连续 2 次(间隔 2 小时)≥37.5℃时,能除外输血、药物等的影响,都应考虑感染。应立即给予经验性广谱抗生素治疗,并及时做血、尿、咽部及导管部位细菌培养和药敏试验。在明确病原菌后应给予针对性治疗。G^-菌感染可选用广谱 β 内酰胺类抗生素,碳青霉烯类对 G^+ 和 G^- 菌及厌氧菌都有较强的杀菌活性,耐药性低,每次 15mg/kg,每 6 小时 1 次,每天剂量<2g。耐甲氧西林金黄色葡萄球菌(MRSA)和耐甲氧西林表皮葡萄球菌(MRSE)感染可选用万古霉素。若抗生素治疗 96 小时无效,应考虑真菌、病毒或原虫感染。

真菌感染的预防性治疗和针对性治疗可选用多烯类,如两性霉素、制霉菌素,唑类如氟康唑、伊曲康唑、伏立康唑,嘧啶衍生物如 5-氟胞嘧啶,棘白霉素类如卡泊芬净等,并积极治疗细菌、病毒、深部真菌及卡氏肺囊虫性肺炎等感染。

5. 预防高尿酸血症 在诱导化疗期充分水化及碱化尿液,液体 2000~3000ml/(m^2·d),口服或静滴碳酸氢钠,使尿液 pH 值>7.0。WBC>$25×10^9$/L 时,要同时服用别嘌呤醇 200~300mg/(m^2·d),共 5~7 天。WBC>$100×10^9$/L 的患者,可给予部分换血或白细胞单采。

(二)化疗注意事项

1. 每一个疗程化疗完成后,一旦血象恢复(WBC≥$3×10^9$/L,ANC>$1.5×10^9$/L),肝肾功能无异常,须及时做下一阶段化疗,尽量缩短 2 个疗程之间间隔时间(一般是 2~3 周)。

2. 在每一化疗疗程中,一旦疗程未完成或出现 WBC 低下,尤其是诱导过程中出现骨髓抑制时,不能轻易终止化疗,应该在做积极支持治疗的同时,继续完成化疗。

3. 维持化疗期间,尤其是维持化疗早期,应控制 WBC 在 $3×10^9$/L,ANC 在 (1~1.5)×10^9/L 左右,及时调整 MTX 和 6-MP 的剂量;若 WBC 始终>$4×10^9$/L,不能下降者,容易复发;若 ANC 过早或长时间<$1×10^9$/L,则容易发生严重感染。

4. 在化疗过程中,一旦出现严重感染,应延缓或暂时中断化疗,待积极控制感染后继续尽快完成化疗。

5. 遇严重出血时,及时大力止血,注意防治 DIC,血小板极低(<$20×10^9$/L)时,及时输注足量单采血小板悬液,以免发生致死性颅内出血。

6. 每一疗程前后必须检查肝肾功能,尤其是 HD-MTX 和 HD-Ara-C 治疗。肝肾功能异常时,须及时积极治疗,以期尽早恢复。

7. 在缓解后的治疗过程中,如遇不能用与化疗相关、感染相关解释的不明原因的白细胞和/或血小板低下时,并迟迟不能恢复者,要警惕早期复发,应及时做骨髓涂片检查,追查原因,不能盲目延长休疗时间。

8. 用 DNR 前后必须做心电图检查,注意维护心功能正常。为预防不可逆性的心肌毒性作用,须密切注意 DNR 累积量不超过 360mg/m^2;<2 岁不能超过 300mg/m^2。CTX 累计剂量最好不>3.0g/m^2,以预防继发性肿瘤和影响生育功能。

(三)高白细胞血症(外周血 WBC>$100×10^9$/L)的治疗

1. 泼尼松试验 见 HR-ALL 诱导方案。

2. 戊羟脲 20~30mg/(kg·d),口服至白细胞<$50×10^9$/L 后开始正规化疗。

3. 对有肺部低氧表现和/或有脑部症状者,有条件的应做交换输血或白细胞去除、血浆置换。小婴儿以交换输血为宜。交换血总量 100～150ml/kg;交换血血型配合新鲜(采集 5 日内)浓缩红细胞,CMV(－),经 30Gy 照射 1 份,AB 型冰冻血浆 3 份。

4. 预防细胞溶解引起的高尿酸血症

(张广舫　赵晓庆　马夫天)

第十四章

小儿急性髓系白血病

小儿急性髓系白血病(acute myeloid leukemia,AML)发病率比较低,约占小儿急性白血病的20%。其中以AML-M3型最常见,其次是伴有t(8;21)的AML-M2,其他类型AML均可见,但发病率更低。小儿M7多发生在Down综合征者。除AML-M3型外,小儿AML的预后较ALL差,5年生存率为40%~60%。

第一节 临床表现与实验室检查

一、临床表现

急性白血病临床表现按发生机制可分为:由于正常造血细胞生成减少,导致感染、发热、出血和贫血;也可由于白血病细胞浸润导致肝、脾、淋巴结肿大及其他器官病变。症状的缓急主要取决于白血病细胞在体内的积蓄增长速率和程度。

1. 发热和感染 约半数以上患者以发热起病,急性白血病本身不发热或仅有低热,当体温>38.5℃时常常由感染引起。感染是最常见的死亡原因之一。发生感染的机制为:①中性粒细胞数量减少和功能缺陷;②免疫缺陷;③皮肤黏膜屏障破坏,有利于病原体的入侵;④院内感染。

2. 出血 大部分患者起病时伴不同程度的出血。在未并发弥散性血管内凝血(DIC)者,出血的发生率为67%~75%,死于出血者占10%~15%。并发DIC的患者几乎全部有出血,其中死于DIC者占20%~25%。AML有出血倾向(58%)者明显高于ALL(42%)。

出血的发生机制如下:①血小板减少;②血管壁损伤;③凝血障碍;④抗凝物质增多。

3. 贫血 约2/3的AML患者在确诊时有中度贫血,某些AML在发病前数月甚至数年可先出现难治性贫血,多为正细胞正色素性,表现为皮肤黏膜苍白、倦怠,年长儿可诉头昏、头痛、心悸、耳鸣。

4. 淋巴结和肝脾肿大 淋巴结和肝脾肿大是患儿常见的就诊原因之一。初诊时41%的

AML 患者有淋巴结肿大,常见为浅表淋巴结肿大。在 AML 中以 M4 及 M5 发生淋巴结肿大多见,肝、脾肿大可引起食欲减退、腹胀、乏力、消瘦等。临床上 AML 的肝、脾肿大常不如 ALL 显著。

5. 中枢神经系统白血病(CNSL) CNSL 以蛛网膜及硬脑膜浸润最高,分别为 82% 及 78.6%,其次为脑实质(62%)、脉络丛(42%)及脑神经(22%),可发生在白血病初期或复发时。约有 2% 的 AML 初诊时有脑膜白血病,如未进行中枢神经系统白血病的预防处理,则 20%~40% 的 AML 可发生脑膜白血病。临床出现颅神经受损、颅内压增高、脑脊液改变,严重的有意识改变或抽搐、瘫痪等。脑脊液检查可见压力增高,细胞数增多甚至发生浑浊,蛋白增多,糖降低。涂片染色检查,可检出白血病细胞。白血病细胞在蛛网膜增生影响了脑脊液循环,引起颅内压增高和交通性脑积水,可出现头痛、恶心、视力模糊、视乳头水肿和眼外展麻痹。神经根周围浸润可造成脑神经麻痹,尤其是通过脑神经孔的Ⅲ和Ⅳ对脑神经。当周围血原始细胞显著增多时,常可引起白细胞瘀滞。大量白血病细胞在小血管以及血管周围的脑实质中集聚,导致小血管阻塞以及出血性梗死,常发生在大脑半球,很少在小脑及脑干或脊髓。患者有头痛、轻瘫,迅速进入昏迷,常致死亡。

6. 口腔及皮肤 白血病细胞浸润口腔黏膜可引起齿龈肿胀或巨舌等,多见于 AML-M5 及 AML-M4。白血病性齿龈炎常继发感染、出血,甚至发生继发性口干燥症。偶见 AML 可首发于皮肤。皮肤浸润表现有白血病疹、结节、斑块和溃疡等。白血病疹呈淡紫色小丘疹,常发痒,以 AML-M4 及 AML-M5 为明显。活检皮损印片有助于诊断。皮肤感染很多见,表现为蜂窝组织炎,常呈大片状,迅速发展,最常见于面部,多由革兰阳性细菌所引起。病毒性皮炎常发生在化疗中或以后,以单纯疱疹及带状疱疹为多见。绿色瘤和粒细胞肉瘤可发生在皮肤和乳腺部位。所谓 Sweet 综合征又称"急性发热性中性粒细胞性皮病",发生率约 10%,可能是白血病细胞抗原在皮肤沉积所致。

7. 心脏和呼吸系统 AML 的肺部表现可由感染、浸润及白细胞瘀滞等引起。以肺浸润常见,浸润多位于肺泡间隔,尤位于血管和小支气管周围,但引起肺动脉栓塞导致肺梗死者罕见,极少数可出现空洞。肺门和纵隔淋巴结肿大的发生率分别为 27% 和 36%。因浸润出现渗出性胸膜炎及血性胸水者可见于 AML-M5;并可与结核等并存。肺部浸润的 X 线表现可呈弥漫性网状结节样改变,也可散在分布,和感染并存可呈片状阴影。肺部血管的白细胞瘀滞可导致呼吸窘迫综合征,主要见于高白细胞 AML,病死率高。

8. 骨和关节 骨痛及胸骨下端压痛常见。骨痛可由于:①白血病细胞影响骨膜;②不明原因的骨梗死和骨髓坏死;③高尿酸血症致痛风发作;④溶骨性粒细胞肉瘤等。骨骼病变可通过 X 线摄片、骨扫描等检查而诊断。小儿以关节肿起病者常被误诊为风湿性关节炎或类风湿性关节炎,也可发生继发性痛风性关节炎。

9. 性腺 睾丸白血病的发生机会 AML 少于 ALL,病变睾丸可无症状,常呈双侧或单侧弥漫性肿大,质硬,不透光,可经局部穿刺或活检证实。

二、实验室检查

1. 血象 AML 初诊时 79% 的病例有中等程度贫血,且呈进行性发展。贫血呈正常细胞性,仅少数有红细胞大小不等、嗜碱性点彩、多染性红细胞及幼红细胞,半数病例网织红细胞数偏低。白血病可引起血型抗原减弱,造成血型鉴定困难。初诊时外周血白细胞计数可降低、正常、增高或显著增高。约 28.7% 的 AML 患者白细胞计数可 $<4\times10^9/L$,甚至 $<1\times10^9/L$。7.4% 的 AML 患者白细胞可 $>100\times10^9/L$,称为高白细胞急性白血病。外周血白细胞分类示原始和幼稚(早幼)细胞百分比显著增多,范围在 5%～100%,但白细胞不增多性白血病外周血中可仅有极少量甚至没有原始及幼稚细胞出现。初诊时均有不同程度的血小板减少,50.4% 的 AML 患者血小板数 $<50\times10^9/L$。

2. 骨髓象 初诊时骨髓象大多数呈增生活跃、明显活跃或极度活跃,分类中原始和幼稚(早幼)细胞大量增生,而正常造血细胞如幼红细胞和巨核细胞则明显受抑制。约 10% 的 AML 骨髓活检呈增生减低,称为低增生性急性白血病。白血病细胞具有共同的形态特点:大小不一,多数体积增大,核浆比例增大,细胞核形态不规则,常有异形;核染色质粗糙,分布不均,核仁较正常原始细胞大,核分裂象多见;核浆发育失调,细胞分化停滞在原始或幼稚(早幼)细胞阶段,而趋向于稍成熟的细胞极少见,杆状核及分叶核粒细胞尚有保留,呈现所谓"裂孔"现象。Auer 小体是白血病细胞的形态标记,系嗜苯胺蓝颗粒聚集和浓缩过紊乱融合而成,它的出现率按高低排列如下:AML-M1、M2、M4、M3(34.9%)、M6、M5。Phi 小体在 AML 中的检出率可达 92%,其诊断价值较 Auer 小体为高。

3. 细胞化学染色 它在急性白血病的分型诊断中有重要意义,常用的有过氧化物酶(POX)、过碘酸雪夫染色(PAS)、中性粒细胞碱性磷酸酶(NAP)、α萘酚醋酸酯酶(αNAE)及血清溶菌酶等。

4. 细胞免疫学检查 对 AML 的分型诊断具有重要意义,按目前细胞形态学和细胞化学检查作为分型的基础,其符合率为 60%～70%。20 世纪 80 年代以来,由于杂交瘤技术及分子生物学技术的发展,大量单克隆抗体相继问世,加上免疫荧光和免疫细胞染色方法的标准化,为建立急性白血病的免疫分型诊断奠定了基础。分型诊断甚为重要,与选择治疗方案和预后估计有密切关系。目前临床上仍以 FAB 形态学分型为基础,结合细胞遗传学和免疫表型逐步执行 MIC 分型和 WHO 分型。FAB 分型的主要依据为细胞形态学和组织细胞化学,由于人为因素,诊断一致率有较大差别。免疫表型可以提示白血病细胞的分化系列及分化阶段,鉴别率高达 98%。因此,对某些单纯以形态学难以分型的 AML,如 M0、M1、M7,急性未分化型白血病(acute undifferentiated leukemia,AUL)、急性杂合型白血病(acute heterozygosis leukemia,AHL)等,免疫分型检查十分重要。

(1) AML-M0 和 AML-M1:白血病细胞至少表达 CD13 或 CD33,同时伴有 HLA-DR 的表达及不成熟细胞标志 CD34 和 CD117 的表达。通常不伴髓系成熟抗原,如 CD15、CD11b 或 CD14 的表达,淋系抗原阴性。CD7 和 CD56 阳性,特别是髓系细胞伴 CD7+,提示为白血病细胞。胞浆 MPO+ 对髓系诊断更为特异,M0、M1 的白血病细胞胞浆 MPO+。

(2) AML-M2:HLA-DR+,小白血病细胞常 CD34+ CD117+,很少表达 CD15 等分化成熟抗原;大白血病细胞 CD33 表达强度减弱,出现 CD13、CD15 及 CD11b 等的表达。

(3) t(8;21)AML:原始细胞 CD34+。80% 以上患者的原始细胞表达 CD19。50% 左右的患者白血病细胞 TdT 可阳性。

(4)t(15;17)APL：HLA-DR 阴性，均一性 CD33＋，CD13 强弱不一，CD34 表达呈异质性。通常 CD14－、CD15－，可以 CD34－－CD15－/CD34－CD15＋/CD34＋CD15－。单一群体细胞 CD34 CD15 表达异质性，结合 CD13 异质性表达，高度提示存在 PML/RARα 重排。

(5)AML-M4E0：免疫表型类似 AML-M4，表达 CD33、CD13、CD15、CD4、CD11C、CD14、CD64 和 HLA-DR，CD2＋及 CD45 强阳性细胞增多高度提示该病。

(6)AML-M5：原始细胞常与正常单核细胞区域部分重叠交叉，与正常粒单细胞难于分辨，因此，鉴别 M5 通常需多个单抗进行分辨。通常 CD33 强阳性，CD13－ CD34－表型或单核细胞相关抗原 CD64、CD14 高表达时才能提示 AML-M5。CD11b 与其他抗原（粒细胞 HLA-DR-CD45 强阳性，单核细胞 HLA-DR＋CD45 弱阳性同时表达也能提示 M5。其他方法，如 CD36，CD56 和 CD4 用于鉴别单核细胞，但均不具特异性。

(7)AML-M6：免疫表型特征不典型。CD71 及血型糖蛋白抗原高表达，原始细胞具有不成熟髓系细胞表型，此时容易与 MDS 的 RAEB 和 RAEB-t 混淆。细胞对溶血过程敏感，因而 FACS 检测较为困难。

(8)AML-M7：本型的诊断需要免疫表型和/或电镜检查。原始巨核细胞常高表达 CD41、CD61，需注意细胞黏附血小板造成的假阳性结果。CD412b 为成熟巨核细胞标志，可在血小板表达，而不表达于 $CD61^+ CD42^-$ 的原始巨核细胞，可用于排除假阳性。

5. 染色体和基因改变 半数以上白血病患者有细胞染色体异常和基因改变，如 AML 具有 t(8;21)(q22;q22)AML1/ETO，11q23(MLL)，AML-M3 具有 t(15;17)(q22;q21)PML/RARα，M4E0 具有 inv(16)(q13;q22).t(16;16)(p13;q22)，(CBFβ/MYH11)，还有 N-ras 癌基因的点突变，活化等。这些异常有辅助诊断和判断预后的价值。

第二节 分 型

1976 年，FAB 协作组将 AML 分成 M0～M7 8 个亚型，包括 M0（急性微分化型髓细胞白血病）、M1（急性粒细胞白血病，未成熟型）、M2（急性粒细胞白血病，部分成熟型）、M3（颗粒增多的早幼粒细胞白血病）、M4（急性粒-单核细胞白血病）、M5（急性单核细胞白血病）、M6（急性红白血病）、M7（急性巨核细胞白血病）。1986 年，我国在天津召开了全国白血病分类、分型讨论会，根据 FAB 分型方法补充将 AML 分成 M1、M2a、M2b、M3a、M3b、M4a、M4b、M4c、M4E0、M5a、M5b、M6 及 M7 等亚型。

20 世纪 80 年代以来，国际上已提出急性白血病的新分类法，即结合形态学（M）、免疫学（I）和细胞遗传学（C）的 MIC 分型。近年来，发现分子生物学或基因水平的改变常在细胞增殖克隆分化的早期出现，因而对分化停滞在早期阶段的白血病的检出，不但灵敏度高而且特异性也强。应用常规方法，即 MIC 分型有困难时可借助于基因分型，即 MICM 分型。如 APL 的 PML/RARα 融合基因、AML M2b 的 AML1/ETO 融合基因等都有助于早期白血病的诊断和疑难白血病的分型诊断。染色体检测和分子生物学或基因检测，尚能应用于白血病缓解后微量残留病变的检出和疾病预后的估计。

一、细胞形态学分型

目前,WHO分类已获得国际公认,但在我国尚未普遍采用,仍以FAB分型为主。

M1(急性粒细胞白血病未分化型):骨髓中原粒细胞(Ⅰ+Ⅱ型)≥90%(非红系细胞),早幼粒细胞很少见,处于中性中幼粒细胞以下阶段者不见或罕见。

M2(急性粒细胞白血病部分分化型):可分为以下2个亚型。

M2a:骨髓中原粒细胞(Ⅰ+Ⅱ型)为30%～90%(非红系细胞),单核细胞<20%,早幼粒细胞以下阶段者>10%。

M2b:骨髓中异常的原始及早幼粒细胞明显增加,以异常的中性中幼粒细胞增生为主,其胞核常有核仁,有明显的核浆发育不平衡,此类细胞>30%。

M3(急性颗粒增多的早幼粒细胞白血病):骨髓中以颗粒增多的早幼粒细胞增生为主,>30%(非红系细胞),其胞核大小不一,胞浆有大小不等的颗粒,可分为以下2个亚型。

M3a(粗颗粒型):嗜苯胺蓝颗粒粗大,密集甚至融合。

M3b(细颗粒型):嗜苯胺蓝颗粒密集而细小。

M4(急性粒单核细胞白血病):依原粒和单核细胞系的形态不同,可包括以下4个亚型。

M4a:原始和早幼粒细胞增生为主,原幼单和单核细胞>20%(非红系细胞)。

M4b:原幼单和单核细胞增生为主,原始和早幼粒细胞>20%(非红系细胞)。

M4c:原始细胞既具有粒系,又具有单核细胞系的形态特征者>30%。

M4EO:除上述特点外,有嗜酸性颗粒粗大而圆、着色较深的嗜酸性颗粒,占5%～30%。

M5(急性单核细胞白血病):可分以下2个亚型。

M5a(未分化型):骨髓中原始单核细胞(Ⅰ+Ⅱ型)>80%(非红系细胞)。

M5b(部分分化型):骨髓中原始和幼稚细胞>30%,原单核细胞(Ⅰ+Ⅱ型)<80%。

M6(红白血病):骨髓中红细胞系>50%,且常有形态学异常,原粒细胞(Ⅰ+Ⅱ型或原始+幼稚单核细胞)>30%;血片原粒(Ⅰ+Ⅱ型或原单)细胞>5%,骨髓非红系细胞中原粒细胞(或原始+幼稚单核细胞)>20%。

M7(巨核细胞白血病):可分2型:①未分化型:外周血有原巨核(小巨核)细胞,骨髓中原巨核细胞>30%。原巨核细胞有组化、电镜或单克隆抗体可证实;骨髓造血细胞少时往往干抽,活检有原始和巨核细胞增多,网状纤维增加;②分化型:骨髓及外周血以单圆核和多圆核的病态巨核为主。

二、免疫学分型

随着免疫学的发展,对白血病细胞的来源及分化的认识不断完善。应用单克隆抗体检测白血病细胞的表面标志,进行免疫分型不但能客观地反映各类白血病细胞源性及分化发育阶段,较准确地鉴别类型,还有助于早期指导临床治疗,在判断预后方面也起着重要作用。AML的细胞免疫表型特征见表14-1。

表 14-1　AML 的细胞表型

组别	对应细胞	表型特征					
	（FAB 分型）	HLA-DR	CD34	CD33	CD13	CD15	CD14
Ⅰ	髓系祖细胞(M1 M2)	+	+	+	+	−	−
Ⅱ	原始粒细胞(M1 M2 M4)	+	+/−	+	+	+	−
Ⅲ	早幼粒细胞(M3 M1 M2)	−	−	+	+	+	−
Ⅳ	单核系细胞(M4 M5)	+	−	+	+	−/+	+

髓系免疫标志还有 CDw65、CD45、MPO 等，红系免疫标志：CD71、血型糖蛋白；巨核系免疫标志：CD41、CD42、CD64、CD62。免疫表型常伴有淋系抗原表达，较常见的有 CD7、CD19 等，则诊断为伴有淋系标记的 AML(Ly^+-ML)。

三、细胞遗传学分型

应用高分辨分带技术，发现 80% 患者有染色体组型异常，而特异的细胞遗传学白血病的不同临床亚型及形态学有密切关系。因此，细胞遗传学分型对急性白血病型诊断和预后判断均有重要价值。

AML 的细胞遗传学改变：①染色体数量改变：高二倍体（≥47），低二倍体（≤45），+27，−7，−8，−11 等；②染色体核型改变：t(9;11)，MLL-AF9 融合基因（儿童急性白血病中该融合基因阳性者 86% 为 AML，其中 75% 为 M5）；t(9;11)，ENL-MLL 融合基因（该融合基因阳性者儿童可为 AML，也可为 ALL，成人则均为 AMML）等。

在急性白血病分型中，必须强调以形态学为首位，细胞遗传学及 MIC 分型可补充形态学的不足（见表 14-2）。

表 14-2　白血病部分亚型的染色体和基因改变

类型	染色体改变	基因改变
M2	t(8;21)(q22;q22)	AML1/ETO
M3	t(15;17)(q22;q21)	PML/RARα
M4E0	inv/del(16)(q22)	CBFβ/MYH11
M5	t/del(11)(q23)	MLL/ENL

AML 诊断的关键是确定恶性克隆细胞的起源细胞系及分化程度。最近世界卫生组织（WHO）组织了 100 多位国际著名血液病理学家、临床专家及相关专家，基于寻证医学、临床和病理学研究的新成果，制订了新的造血系髓性疾病的分类，将 AML 分为 4 型 19 种。

WHO 分类与 FAB 分类的区别在于前者将细胞形态学、免疫标记、细胞基因学及临床特征综合考虑，使每一个生物学亚型成为一种单独的疾病。同时重新确定了诊断 AML 的骨髓白血病原始细胞的百分比，即将诊断 AML 的骨髓中原始细胞的 30% 降为 20%。然而，对于具有特定克隆性染色体或基因学标记的患者，如 t(8;21)(q22;q22)，t(15;17)(q22;q12)， inv(16)(p13q22)或 t(16;16)(p13;q22),即便骨髓中原始细胞比例未达 20%,也可确定为 AML 的诊断。

四、AML 的 WHO 分型

1. 具有特定细胞遗传学异常的 AML
(1)AML 具有 t(8;21)(q22;q22),(AML1/ETO)。
(2)急性早幼粒细胞白血病具有 t(15;17)(q22;q11~22),(PML/RARα)及变异型。
(3)AML 伴骨髓异常嗜酸细胞和 inv(16)(q13;q22)或 t(16;16)(p13;q22),(CBFβ/MYH11)。
(4)AML 具有 11q23(MLL)、-5、-7、+8 等。

2. 具有多系病态造血的 AML
(1)有 MDS 或 MDS/MPD 史。
(2)无 MDS 或 MDS/MPD 史,但具有二系和二系以上病态造血(病态细胞≥50%)。

3. 治疗或职业相关的 AML
(1)烷化剂相关的 AML。
(2)拓扑异构酶Ⅱ抑制剂相关的 AML。
(3)其他治疗相关。

4. AML 其他类型(不符合以上类型者)
(1)AML,微分化型(=FABM0)。
(2)AML,未分化型(=FABM1)。
(3)AML,部分分化型(=FABM2)。
(4)急性粒单核细胞白血病(=FABM4)。
(5)急性单核细胞白血病(=FABM5)。
(6)急性红白血病(红血病/白血病和纯红白血病)(=FABM6)。
(7)急性巨核细胞白血病(=FABM7)。
(8)急性嗜碱细胞白血病。
(9)急性全髓增殖性疾病伴骨髓纤维化。
(10)髓性白血病肉瘤。

五、AML 的危险因素及临床危险度分型

1. 与小儿 AML 预后相关的危险因素　①诊断时年龄≤1 岁;②诊断时 WBC≥$100×10^9$/L;③染色体核型-7;④MDS-AML;⑤标准方案 1 个疗程不缓解。

2. 临床危险度分型　低危 AML(LR-AML):APL(M3),M2b,M4E0 及其他伴 inv(16)者;中危 AML(MR-AML):非低危型以及不存在上述危险因素者;高危 AML(HR-AML):存在上述危险因素中任何一项。

第三节 诊断与鉴别诊断

一、AML 基本诊断依据

1. 临床症状、体征 有发热、苍白、乏力、出血、骨关节疼痛及肝、脾、淋巴结肿大等浸润灶表现。

2. 血液学改变 血红蛋白及红细胞降低,血小板减少,白细胞增高、正常或减低,分类可发现数量不等的原、幼粒(或幼单)细胞或未见原、幼粒(或幼单)细胞。

3. 骨髓形态学改变 是确诊的主要依据,骨髓涂片中有核细胞大多呈明显增生或极度增生,仅少数呈增生低下,均以髓细胞增生为主,原粒、早幼粒(或原单、幼单)细胞必须≥20%才可确诊为 AML。红白血病(M6)除上述外,尚有红系≥50%且伴形态异常;急性巨核细胞白血病(M7)骨髓中原巨核细胞≥30%。除了对骨髓涂片做瑞氏染色分类计数并观察细胞形态改变外,应该做过氧化酶(POX)、糖原(PAS)、非特异性酯酶(NSE)和酯酶氟化钠(NaF)抑制试验等细胞化学染色检查,以进一步确定异常细胞性质并与急性淋巴细胞白血病(ALL)鉴别。

二、鉴别诊断

1. 类白血病反应 其是由于某些因素,如感染、中毒、恶性肿瘤骨髓转移及急性失血、溶血等原因刺激机体造血组织引起的一种类似白血病的血液学改变,如外周血白血病总数增高、分类中可见幼稚细胞、部分病例可同时伴有贫血及血小板减少,但并非真正的白血病。诊断时仔细询问病史并进行相应的实验室检查容易鉴别。

2. 神经母细胞瘤 它的患儿常以眼眶部骨浸润为首发表现,需要与 AML 的绿色瘤相鉴别。

第四节 治 疗

AL 的治疗方法虽多,但抗肿瘤化学治疗仍为最有效的疗法。20 世纪 70 年代,AL 的化学治疗取得了很大进展。3~5 年无病存活率在儿童 ALL 高达 70%以上,但 AML 仅为 25%~40%,如果首次 CR 后进行异基因造血干细胞移植,长期生存率可达 50%~60%。

化疗的目的在于消灭尽可能多的白血病细胞群或控制其大量增殖,以解除因白血病细胞浸润而引起的各种临床表现,并为正常造血功能的细胞恢复提供有利条件。目前常用化疗药物一般都有抑制造血功能的不良反应,并且对肝、肾、胃肠道也有毒性反应。所以,化疗过程中要严密观察病情,紧密随访血象、肝肾功能,随时调整剂量。既要大量杀灭白血病细胞,又要尽可能地保护正常细胞群。化疗方案及剂量必须个体化,根据白血病的类型、病程进度和患者的客观条件而定。在化疗同时必须加强各种支持疗法,以防治出血和感染,保证化疗的顺利进行。

一、化疗

1. 诱导缓解治疗 其目的是达到完全缓解,使幼稚细胞<5%,骨髓造血功能恢复,Hb、Plt 和 WBC 恢复正常,临床浸润症状消失。这是治愈 AML 的前提,尽可能多地杀灭恶性细胞,才能减少残留的恶性细胞,减少复发率。

Ara-C 是 AML 治疗中最重要的药物之一,可用于治疗的各个阶段。尽管进行了大量的临床与基础研究,其体内代谢及作用机制仍不完全明确,最合理的剂量及给药方式仍有争论,从低剂量、常规剂量、中剂量到高剂量,可相差 100 倍。

Ara-C 于 1986 年 Ellison 等首先用于临床。Ara-C 可以皮下给药、肌内注射或静脉点滴,小剂量 $10mg/m^2$,q12h,给药 14~21 天;常规剂量 $100~200mg/m^2$,给药 5~10 天;中高剂量 $0.5g/m^2$,QD 或 q12h,给药 3~6 天或 8~10 天。峰浓度与剂量呈正相关,小剂量时血药浓度 $<0.1\mu mol/L$;常规剂量时浓度 $0.5~1.0\mu mol/L$;高剂量则可达 $20~100\mu mol/L$。剂量与效应的关系亦很明确,小剂量 Ara-C 的 CR 率 10%~30%,常规剂量可达 30%~50%,中高剂量则可升到 70%,特别是对于复发或难治患者效果更好。Capizzi(1992)测定 Ara-C 血药浓度,发现 $100mg/m^2$,持续 IV×5 天,血浓度 $0.4\mu mol/L$,$200mg/m^2$ 持续 IV×5 天,血浓度为 $0.8\mu mol/L$,$3g/m^2$ 持续 3 小时 IV×3(第 1、第 3、第 5 天),血浓度为 $100\mu mol/L$。

细胞摄取 Ara-C 依赖于血药浓度,通过细胞膜扩散或通过核苷载体系统易化扩散,后者在常规剂量 Ara-C 时(血药浓度 $<2\mu mol/L$)起作用,且受核苷载体数量的限制。因此,跨膜核苷系统的改变就可以限制细胞对 Ara-C 的摄取,即形成常规剂量 Ara-C 的耐药机制。当中高剂量 Ara-C 时血药浓度可达 $5~10\mu mol/L$ 以上,此为渗透浓度,可自由扩散到细胞内,无需载体协助。这是临床应用大、中剂量克服耐药的理论基础。

在细胞内 Ara-C 转化为活性形式 Ara-CTP。Ara-CTP 是 DNA 多聚酶强烈抑制剂,抑制了 DNA 复制,对 S 期细胞最敏感,Ara-C 在胞苷脱氨酶作用下转化为 Ara-U 而失活。

Ara-C 治疗失败的原因常与耐药有关。在初治 AML 中原发耐药者可占 13%~71%,在继发 AML 或复发 AML 中则高达 50%~85%。耐药产生的机制为:①膜转运系统的损伤,致细胞不能摄取 Ara-C;②脱氧胞苷激酶缺乏,或在高水平胞苷脱氨酶作用下 Ara-C 或 Ara-CMP 细胞内脱氨,不能形成 Ara-CTP;③细胞内 d-CTP 增加,抑制了 Ara-C 磷酸化,与 Ara-CTP 竞争 DNA 多聚酶;④Ara-CTP 去磷酸化或胞内代谢;⑤DNA 多聚酶变异使 Ara-CTP 不能起作用;⑥DNA 修复机制加强;⑦进入细胞周期的细胞减少。

诱导方案中加 HDAra-C 并不提高 CR 率。因此,初治的 AML 中大多数细胞对常规剂量 Ara-C 敏感,即使提高 Ara-C 剂量,CR 率也不提高。

Ara-C 联合蒽环类药物是 AML 治疗中的里程碑。Ara-C 加上 DNR,CR 率为 50%~85%,加 VP-16 并不能提高 CR 率。而澳大利亚白血病研究协作组认为 VP-16 虽不能提高 CR 率,但可延长 CR 期,使儿童 AML 生存率提高,最高可达 80%。Ara-C 加 DNR 治疗 7 天优于 5 天,而延长到 10 天并不提高疗效,反而增加了胃肠道反应等毒副反应。Ara-C $100~200mg/(m^2·d)$ 持续静点和皮下注射与 $100mg/(m^2·次)$,q12h 点滴效果不同,前者效果优于后者。

第十四章 小儿急性髓系白血病

由于儿童 AML 治疗强度需要完善的、有经验的支持治疗及监护,因此 AML 患儿应尽可能到条件较好的、有儿童血液肿瘤专业的医院进行诊断治疗。

(1)基本治疗方案

1)DAE 方案:柔红霉素(DNR)40mg/($m^2 \cdot d$),d1~d3,静滴 30 分钟;阿糖胞苷(Ara-C)200mg/($m^2 \cdot d$),d17,分 2 次,q12h,皮下注射;依托泊苷(VP-16)100mg/($m^2 \cdot d$),d5~d7,静滴 3~4 小时。

2)HAD 方案:高三尖杉酯碱(HRT),3mg/($m^2 \cdot d$),d1~d7,静滴 2~3 小时;Ara-C 200mg/($m^2 \cdot d$),d1~d7,分 2 次,q12h,皮下注射;DNR 40mg/($m^2 \cdot d$),d1~d3,静滴 30 分钟。

3)HAE 方案:仅限于不宜用环蒽类药物者。HRT 3mg/($m^2 \cdot d$),d1~d7,静滴 2~3 小时;Ara-C 200mg/($m^2 \cdot d$),d1~d7,分 2 次,q12h,皮下注射;VP-16 100mg/($m^2 \cdot d$),d1~d3,静滴 3~4 小时。

4)IA 方案:去甲氧柔红霉素(IDA)10mg/($m^2 \cdot d$),d1~d3,静滴 30 分钟;Ara-C 200mg/($m^2 \cdot d$),d1~d7,分 2 次,q12h,皮下注射。

5)HA 方案:HRT 3mg/($m^2 \cdot d$),d1~d7,静滴 2~3 小时;Ara-C 200mg/($m^2 \cdot d$),d1~d7,分 2 次,q12h,皮下注射。

6)DA 方案:DNR 40mg/($m^2 \cdot d$),d1~d3,静滴 30 分钟;Ara-C 200mg/($m^2 \cdot d$),d1~d7,分 2 次,q12h,皮下注射。

7)EA 方案:VP-16 100mg/($m^2 \cdot d$),d1~d3,静滴 3~4 小时;Ara-C 200mg/($m^2 \cdot d$),d1~d7,分 2 次,q12h,皮下注射。

8)CE 方案:环磷酰胺(CTX)200mg/($m^2 \cdot d$),d1~d5,静滴 30 分钟;VP-16 100mg/($m^2 \cdot d$),d1~d5,静滴 3~4 小时。

(2)AML 诱导缓解治疗

1)MR-AML 及除 APL 以外的 LR-AML:首选 DAE 方案,次选 HAD 方案。

2)APL:以下方案任选其一。方案①:全反式维甲酸(ATRA)25~30mg/($m^2 \cdot d$),d1~d60,口服;DNR 40mg/($m^2 \cdot d$),d8~d10,静滴 30 分钟;Ara-C 100mg/($m^2 \cdot d$),d8~d14,分 2 次,q12h,皮下注射。方案②:ATRA 25~30mg/($m^2 \cdot d$),d1~d60,口服;三氧化二砷(As_2O_3)0.15~0.3mg/($kg \cdot d$),d1~d20,静滴。

3)高危 AML:①IA 方案;②DAE 方案(无经济条件用 IA 方案者,其缓解率较 IA 方案低)。诱导化疗前 WBC 计数≥100×10^9/L 者,用 HRT 2mg/($m^2 \cdot d$),d1~d7,VCR 1.5mg/m^2,QW,1~2 次,以减轻白血病细胞负荷,有效防止肿瘤溶解综合征,直至 WBC 计数<50×10^9/L 时,再进入 IA 方案或 DAE 方案。

4)低增生性 AML:先用 HRT 2~3mg/($m^2 \cdot d$),d7~d14,VCR 1.5mg/m^2,QW,1~2 次,待骨髓象、血象增生状态改善后再进入上述诱导缓解化疗。

2. 巩固治疗 诱导化疗达完全缓解(CR)者再用原方案治疗 1 个疗程,APL 用 DAE 方案治疗 1 个疗程。

3. 根治性强化治疗或骨髓抑制性维持治疗

（1）根治性强化治疗：完成巩固治疗后选择化疗或造血干细胞移植。选择化疗用中、大剂量 Ara-C 治疗可以提高长期无病存活率。化疗按以下顺序进行，①中、大剂量 Ara-C＋DNR（或 VP-16）：DNR 40mg/(m^2·d)，d1～d2，静滴 30min 或 VP-16 100mg/(m^2·d)，d1～d2，静滴 3～4 小时；Ara-C 2g/m^2，d1～d3，q12h，静滴 2～3 小时或 Ara-C 1g/m^2，d1～d4，q12h，静滴 2～3 小时；间隔 3～4 周，连用 3 个疗程；②HA 方案：2 个疗程；③中、大剂量 Ara-C＋DNR（或 VP-16），1 个疗程。如果 Ara-C 剂量为 1g/m^2 的中剂量治疗，则再进行 2 个疗程（共 6 个疗程）。疗程之间间隔是 3～4 周。总疗程约 12～15 个月。

异基因造血干细胞移植应用指征：①HR-AML 第 1 次 CR 后（CR1）；②复发 AML 第 2 次缓解后（CR2）；③有优裕条件的 MR-AML，第 1 次缓解后（持续缓解 6 个月时）；④APL 治疗 1 年后融合基因持续阳性者。

（2）骨髓抑制性维持治疗：只限于因经济条件不能进行上述治疗者。DA 方案、HA 方案、EA 方案、EC 方案中选 3 个有效方案轮替应用，CR 后第 1 年每 4 周为 1 个疗程，第 2 年每 6 周为 1 个疗程，第 3 年每 6～8 周为 1 个疗程，持续缓解 3 年终止治疗。

4. 髓外白血病的预防性治疗　对于 AML，中枢神经系统（CNSL）发生率较低，占 5%～10%，表现为头疼、呕吐、视乳头水肿及颅神经瘫痪。CNSL 预防性治疗，包括放疗和鞘注 MTX、Ara-C 及地塞米松，HDAra-C 全身给药也用于预防 CNSL。

考虑到 Ara-C 鞘内给药可导致神经系统毒性，全颅放疗影响儿童大脑发育、智力发育及继发肿瘤，主要采用 HDAra-C 全身用药来预防 CNSL。

（1）CNSL 的预防：AML 各形态亚型（除 M4、M5 外）在诱导治疗期进行 1 次三联鞘注，CR 后进行 2～3 次三联鞘注。M4、M5 患儿诱导化疗期进行三联鞘注 3～4 次，CR 后每 3 个月鞘注 1 次，至终止治疗。鞘注药物剂量与急性淋巴细胞白血病相同。

（2）CNSL 的治疗：参照 ALL 合并 CNSL 的治疗。

5. 治疗中注意事项

（1）诱导缓解化疗中要用别嘌呤醇 10mg/(kg·d)，d1～d14。

（2）诱导缓解化疗力争 1 个疗程达到 CR，1 个疗程用药结束后 48 小时（d9）复查骨髓象观察：若原、幼细胞≥15%，骨髓抑制不显著，预计 1 个疗程难获 CR 者，可追加 Ara-C 200mg/(m^2·d)，3 天。若原、幼细胞＜15%，有明显骨髓抑制者，不排除应用 G-CSF 或 GM-CSF。

（3）诱导缓解化疗 1 个疗程未达到 CR，应再进行下 1 个疗程争取达到 CR。

（4）必要时加强支持治疗（成分输血和大剂量静脉丙种球蛋白等），积极防治感染。

（5）DNR 总剂量必须≤300mg/m^2。

二、复发与难治 AML 的治疗

尽管对 AML 的治疗目前已有了长足进展，但仍有 30%～40% 的患者在 2 个疗程标准诱导化疗后，仍不能达到 CR（称为原发耐药），而且 CR 后患者中 40%～80% 发生或早或晚的复发。对于标准诱导 2 个疗程仍不 CR 及第 1 次 CR 后 6～12 个月复发者均称为难治 AML。复发 AML 来源于体内存在的白血病细胞群，由于诱导治疗成功，白血病细胞大大减少，但未被完全消灭。由于细胞动力学、生物化学和遗传性保护机制而对抗白血病药物原发耐药的白血病细胞的存在,是导致复发的原因。

对于复发及难治的 AML,异基因 BMT 效果优于化疗。故有条件进行 BMT 者首选异基因 BMT,自体 BMT 效果差于异体 BMT。不进行 BMT 者进行挽救化疗,对无原发耐药者,可重新采用标准诱导治疗。对标准诱导方案无反应者,可试用无交叉耐药的新药组成的方案,如 IDA 等,CR2 率可达 40%~70%。Herzig 报道,HDAra-C 的 CR2 率为 20%,联合蒽环类药物则可达 56%。单用 Ara-C 的量为 $3g/(m^2 \cdot 次)$,q12h,共 8~12 次。此外,HDMTX 加 L-asp 治疗 CR2 率达 35%,VP-16 及 VM-26 对 M4、M5 效果较好,合理用药可使 CR2 达 25%~50%。

即使如此,难治与复发 AML 的中位缓解期不超过 6 个月。单独采用化疗,难治 AML 的长期存活率为 0;复发 AML 持续 CR2 1 年以上者仅 10%。而若在 CR1 后或早期复发时做 BMT,难治 AML 的 3 年存活率可达 10%,复发 AML 达 20%。故对于复发者,应尽量争取于早期复发时或 CR2 后做异基因 BMT。

三、支持疗法

1. 感染发热 白血病本身可以发热,但大部分患者都是由于继发感染而发热,主要有皮肤、黏膜、软组织感染、呼吸道感染、消化道和尿路感染等。住院早期以大肠杆菌、肺炎杆菌为最多,绿脓杆菌、真菌、葡萄球菌次之。G^+ 菌中表皮葡萄球菌、金葡菌及粪球菌是最主要的。1987 年以后,表皮葡萄球菌感染有显著增加,可能与第三代头孢菌素等药物的普遍应用有关。对怀疑有感染发热的患者应千方百计地寻找病原菌及药敏。在细菌培养获得阳性结果前立即按经验早期应用广谱高效杀菌剂,以后再根据病原学检查及药敏试验结果调整用药。最好静脉内给药,剂量要充分。

当中性粒细胞 $<0.5\times10^9/L$ 时,根据 2002 年美国 IDSA 颁布的《中性粒细胞减少的癌症患者抗生素应用指南》,经验用药时可以首选单药头孢吡肟或碳青霉烯类或头孢他啶,也可以上述药物联合氨基糖苷类或万古霉素。一旦病原菌明确,应立即调换敏感药物积极治疗。

如果是真菌感染,局限在口腔或咽部,可涂制霉菌素。全身性念珠菌病或隐球菌病给予静脉注射氟康唑。治疗深部真菌染时两性霉素 B 的疗效优于氟康唑,但不良反应较大。

病毒感染如带状疱疹可用阿昔洛韦或 α-干扰素。卡氏肺囊虫病用复方新诺明。

化疗后中性粒细胞减少可选用细胞因子粒-单核细胞集落刺激因子(GM-CSF)或粒细胞集落刺激因子(G-CSF),可以缩短粒细胞减少期,减少感染率,利于患者安全渡过强烈化疗后的骨髓抑制期。一般在强烈化疗后 2~3 天开始使用,剂量均为 $5\mu g/(kg \cdot d)$ 皮下注射,每日 1 次直至 WBC$\geqslant 4.0\times 10^9/L$ 时停药。

2. 贫血 纠正贫血最有效的方法为积极缓解白血病。有显著贫血可酌量输注浓缩红细胞或悬浮红细胞。疾病开始缓解血红蛋白恢复不满意者,可加用丙酸睾酮注射液或红细胞生成素皮下注射。

3. 出血 疾病缓解也是纠正出血最有效的方法。严重出血时可用肾上腺皮质激素和输注血小板。输血小板直到达 $(40\sim 50)\times 10^9/L$ 以上才可进行强烈化疗。尤其是 M3 型容易并发DIC,一经诊断,应迅速给低分子量肝素治疗,持续至凝血好转。当DIC并发纤维蛋白溶解症时,可在肝素治疗同时并用抗纤溶药物(如对氨甲苯酸、氨甲环酸等),局部出血(如鼻咽部)用填塞或明胶海绵止血。

4. 高尿酸血症 大量白血病细胞破坏分解时血尿酸增高。有时尿路为尿酸结石所梗阻,引起少尿等急性肾功能衰竭。开始治疗时应大量输液和碱化尿液。输入液体量为2000～3000ml/($m^2 \cdot d$),给予适当碱性液使尿pH值维持在7.0左右。别嘌呤醇为黄嘌呤氧化酶抑制剂,阻断次黄嘌呤和黄嘌呤变为尿酸,可纠正血尿酸过高。剂量为10mg/(kg·d),分3次口服,共3～8天。

第五节 急性粒细胞白血病

急性粒细胞白血病,简称"急粒"。主要表现为粒系原始细胞的恶性增殖。急粒有2个亚型:粒细胞白血病未分化型(M1)与粒细胞白血病部分分化型(M2)。

一、临床表现

本病患者常突然起病,进展较快,临床常见发热、感染和出血,并常因此致死。约10%的病例进展缓慢。

大量白血病细胞主要是原粒细胞浸润骨组织或骨膜下,并聚集成淡绿色肿块称为绿色瘤。绿色瘤几乎都见于急性粒细胞白血病,少数绿色瘤由粒-单系细胞组成。偶尔肿瘤不呈绿色,称之为粒细胞肉瘤。若组织暴露于空气中,则绿色瘤很快转变成暗黄色,在紫外线下呈现强红色荧光,这是由于绿色瘤组织中有大量原卟啉和绿色过氧化物酶所致。绿色瘤常见于儿童及青少年,颅面骨侵袭是其特征性表现。瘤块附着颅骨缝向硬脑膜的上、下和内部生长,并充满整个眼眶、鼻窦和乳突。临床出现眼眶疼痛、突眼、眼睑水肿、结膜外翻、失明、眼肌麻痹、眩晕、听力减退、面神经麻痹、中耳炎、乳突瘤等。胸骨是第二个好发部位,并可侵入肌肉、胸膜,甚至心肌、肋骨。脊椎和骨盆也常累及,但长骨很少见。绿色瘤可与急性白血病的血象和骨髓象同时或先后出现,也可始终无白血病征象,后者称为非白血病性绿色瘤。

二、实验室检查

1. 骨髓象 根据以下骨髓象作为确诊依据。

M1:骨髓中原粒细胞(Ⅰ+Ⅱ型)≥90%(非红系细胞),早幼粒细胞很少见,处于中性中幼粒细胞以下阶段者不见或罕见。

M2:分为2个亚型。

M2a:骨髓中原粒细胞(Ⅰ+Ⅱ型)30%～90%(非红系细胞),单核细胞<20%,早幼粒细胞以下阶段者>10%。

M2b:骨髓中异常的原始及早幼粒细胞明显增加,以异常的中性中幼粒细胞增生为主,其胞核常有核仁,有明显的核浆发育不平衡,此类细胞>30%。

2. 免疫表型与预后

(1)CD33 缺失多见于 M2 型中 ETO 阳性患儿,1 个月 CR 率明显高于其他患儿,预后好。检测 AML1-ETO 融合基因是对 M2 白血病患儿染色体未检测出 t(8;21)易位的补充,也能作为患儿缓解、长期生存、MRD 的检测指标。

(2)CD13 阳性患儿 1 个月 CR 率明显高于其他患儿。

(3)CD14、CD11b 均与 1 个月时低 CR 率、低 EFS 率密切相关,是预后差的指标之一。

(4)淋巴系抗原 CD7、CD19 和 CD38 表达可见于 30%~45% 的 AML 患儿,M2 型最多见,占 60.7%。CD7 阳性患儿比阴性患儿 CR 率明显降低,存活时间缩短,CD7 阳性与 CD34、GP-170 及异常染色体有关,与高白细胞数有关。

(5)CD56 的阳性患儿中大部分伴 t(8;21)(q22;q22)染色体易位,是预后差的重要指标之一。CD56 表达不仅与 FAB 分型中 M2、M5 有关,还常与其他预后差抗原表型 CD7、CD34 相关。AML 中具有 t(8;21)易位的患儿预后较好,但伴 CD56 阳性表达的患儿预后差。

急粒的治疗主要是化疗,包括诱导缓解及缓解后治疗。具体方案见前 AML 的治疗部分。非白血病性绿色瘤如能早期手术切除或局部放疗,可获得较长缓解期。

第六节　急性早幼粒细胞白血病

急性早幼粒细胞白血病(APL)是一组特异性基因活化性恶性造血系统肿瘤,属特殊类型的白血病,其最大的临床特点是容易发生 DIC 导致出血而死亡。APL 是临床上第一个应用诱导分化治疗取得显著疗效的人类恶性肿瘤,是人类从分子水平上认识白血病的一个成功例子。

一、发病机制

在 APL 中,染色体易位使得 17 号染色体的 RARα 基因突变,即导致维甲酸受体与位于其他染色体上的配偶基因发生融合,并表达相应的融合蛋白。融合蛋白在导致 APL 的发生过程中会引起某些因子的上调/下调,目前已确定 RARα 有 5 种不同的配偶基因,即 PML、PLZF、NPM、NuMA、STATSb 基因。

1. PML/RARα 融合基因　是由于 15 号染色体的 PML 基因与位于 17 号染色体上的 RARα 基因发生易位而形成。该融合蛋白具有不同于正常 RARα 等位基因编码的野生型维甲酸受体的功能,可阻断粒细胞的分化成熟,导致 APL 发生,是治疗 APL 的靶向基因。其致病机制为:①PML/RARα 与野生型 RARα 具有相同的活性位点,与 RXR 结合形成二聚体,然后与结合 RAREs 竞争抑制野生型 RARα 功能;②高水平的 PML/RARα 融合基因可"扣押"PML,从而改变 PML 的正常核定位,使其丧失抑制细胞生长和诱导凋亡的功能。染色体易位形成机制并不清楚,可能为造血细胞正常分裂过程中 DNA 修复重新组合染色体所致,亦不排除外在因素(如理化因素)干扰引发的可能。PML/RARα 与 APL 的发生密切相关,在小鼠粒系祖细胞中若存在较完整的 PML/RARα 基因则可导致 APL 的发生。Alcalay 等研究结果也表明,PML/RARα 融合蛋白可诱发某些维持造血干细胞表型和抑制 DNA 修复的基因开放,使 DNA 损伤累积,并活化某些增强干细胞自我更新的信号途径,从而大大增加了白血病发生的危险性。

2. PLZF/RARα 融合基因 在 t(11;17)(q23;q21) 易位的早幼粒细胞白血病的患者中，PLZF 的 N-末端 455 氨基酸与 RARα 结合，形成 PLZF/RARα 融合基因。PLZF/RARα 的 BTB/POZ 结构域把辅助抑制因子和 HDAC(S) 募集到 RARα 靶基因，抑制粒细胞生长分化所需要的关键因子的表达干扰了 RARα/R 及 R 信号传导。陈丽娟等从生物整体水平上研究了 PLZF RARα/RARαPLZF 双融合基因的表达在 APL 发病中的作用及发病机制，通过交配建立 PLZF RARα/RARαPLZF 双阳性转基因小鼠模型，结果表明 PLZF RARα/RARαPLZF 在小鼠发病存在异质性。

3. NPM/RARα 融合基因 由于 t(5;17)(q35;q2l) 易位产生了 NPM/RARα 融合基因，保留了 NPM 的 N 端结构，即保留了 DNA 连接区及二聚体形成区。同样 RARα 保留了 E-F 区，即 DNA 连接 224 区、配体结合区及二聚体形成区。故 NPM/RARα 可形成同二聚体或与 RXR 结合形成异二聚体，然后与结合 RAREs 竞争抑制野生型 RARα 功能。

4. NuMA/RARα 融合基因 NuMA 基因被定位在 11q13 染色体上，由于 t(11;17)(q13;q21) 易位产生了 NuMA/RARα 融合基因，这个融合基因保留了 NuMA N 端的球形区域及 coiled-coil 区结构而 RARα 保留了 E-F 区。由于 NPMC 端的丢失，完全破坏了细胞进入有丝分裂。像 APL 的其他融合蛋白 PML/RARα、PLZF/RARα 和 NPM/RARα 一样，NuMA/RARα 形成同二聚体或与 RXR 结合形成异二聚体，竞争抑制野生型 RARα 功能。

5. STATSb/RARα 融合基因 STATSb/RARα 是最新的融合基因，和 RARα 一样，STATSb 定位在 17q21，距离/RARα 为 3Mb，由于 17 号染色体的缺失，导致 STATSb/RARα 的融合。和 APL 的其他型一样，RARα 保留了 E-F 区，故可竞争性结合 RXR，干扰 RARα 信号的转导。同时 STATSb/RARα 保留了 STATSbN 端的 coiled-coil 区及 SH2 区，故 STATSb/RARα 可与 STATSb 形成二聚体，而且因保留 SH2 区，能竞争野生型的 STATSb 与酪氨酸激酶受体的结合，干扰 STAT 信号的转导。

二、临床表现

与其他类型 AL 相似，APL 一般起病急，主要是骨髓恶性细胞增殖，正常造血受阻，发生感染、出血、贫血。又因为广泛组织器官浸润，可导致肝脾淋巴结肿大、心肺、骨关节、神经系统、皮肤等器官功能不全。

APL 最显著特点是容易发生 DIC，约有 33.1% 的患者发生 DIC。因恶性细胞对凝血、纤溶系统的干扰，使血管内皮损伤而发生某些凝血因子减少或促凝增加，继发性纤溶亢进、肝素类物质增多等。DIC 常发生在大剂量化疗后。

三、实验室检查

APL 特有的 t(15;17)(q22;q21) 异位形成特异的 PML/RARα 融合基因，是 APL 发病和 ATRA 诱导分化治疗的分子细胞遗传学基础，可以作为 APL 的细胞遗传学和分子生物学标记物。它不仅能够帮助 APL 的诊断，而且可以作为 APL 治疗过程中病情和疗效检测的主要指标。另外，由于 APL 特殊的临床特点，初治的 APL 患者比较容易发生 DIC，如没有及时发现积极处理,可能会成为患者早期死亡的主要原因。故临床上对于初治的 APL 患者,应常规监测 PML/RARα 融合基因以判断预后,及时行 D-D 二聚体和凝血 4 项检查,以早期发现 DIC,尽早处理,防止因 DIC 大出血而引起患者早期死亡。

(一)诱导缓解治疗

1. 全反式维甲酸(ATRA) 自从 20 世纪 80 年代末 ATRA 应用于临床以来,国内外大量的临床实验证明其对于初治 APL 有较高的 CR 率,可达到 90%,而且 ATRA 的应用减少了 APL 患者因化疗骨髓抑制而引起的感染,降低了 DIC 的发生率,故目前临床上常采用 ATRA 诱导缓解治疗。

其治疗 APL 的机制目前尚未完全清楚,可能主要有下列 3 条途径:①诱导分化:使 APL 细胞在形态和部分功能方面向成熟粒细胞分化,进而死亡;②诱导程序化死亡,又称凋亡:ATRA 在诱导白血病细胞成熟后,启动某种机制,使其生物学行为发生改变,进入程序化死亡而自行消失,正常造血得以恢复;③抑制白血病细胞生长:体外研究证实,ATRA 可抑制早幼粒细胞株(HL-60)细胞生长。

具体方法:ATRA 30~60mg/(m^2·d),分 2~3 次口服,直至骨髓 CR。这种方法可达到较高的 CR 率,并且减少了 APL 患者因化疗骨髓抑制而引起的感染,降低了 DIC 的发生率。近年来报道,在 ATRA 治疗中可出现一些严重的综合征,如不及时认识和处理,可危及患者生命。①一般不良反应:皮肤、结膜干燥,食欲不同程度的降低,肝功能受损,上述反应一般较轻,可耐受;②颅内压增高:一般患者有头痛,甚至剧烈头痛,对患者行腰椎穿刺检查并测脑脊液压力可证实,但还需要根据脑脊液化验排除中枢神经系统白血病的可能。经甘露醇脱水后头痛在短时间消失,考虑为单纯性颅内压增高;③维甲酸综合征:发生的中位时间为 11 天(2~47 天),临床上主要表现为发热、呼吸困难、伴或不伴有肺部毛玻璃样改变、体重增加、胸腔心包积水、腹水、足部水肿及低血压等,可经胸透、腹部 B 超等检查明确,应尽早采用糖皮质激素治疗,效果较好;④高组胺综合征:用 ATRA 治疗后,部分早幼粒细胞分化成熟为嗜碱性粒细胞,释放组胺,引起高组胺血症。临床表现为发热、全身潮红、心动过速和休克。这种综合征较少见,一旦发生可给予抗组胺药,休克可给予多巴胺纠正;⑤白细胞升高:此不良反应在临床上最常碰到,白细胞升高出现在治疗后 2~21 天,高峰出现在治疗后 1~2 周,治疗后白细胞上升至 >$30×10^9$/L 时,可适当予以化疗,以防止白细胞过高引起的白细胞瘀滞症。

2. 砷剂 研究表明,砷是一种细胞原浆毒,可选择性诱导 NB4 细胞(一种具有 APL 特征的细胞株)凋亡,并在一定程度上触发 NB4 细胞部分分化。临床观察表明,亚砷酸用于 APL 的治疗,不仅能够取得良好的效果,而且不引起出血和骨髓抑制等毒性反应,尤其适用于对维甲酸耐药的难治病例。

亚砷酸促进 APL 细胞凋亡和部分分化的分子机制尚未完全清楚,以往的研究显示,可能和其降低 Bcl-2 基因表达、降解 PML/PML-RARα 蛋白和降低 BCR-ABL 蛋白的酪氨酸蛋白激酶活性有关。APL 中血管内皮细胞生长因子的分泌增加,抑制血管新生是亚砷酸的抗白血病作用机制之一。亚砷酸诱导细胞凋亡的部分机制与谷胱甘肽氧化还原系统有关(主要是还原型谷胱甘肽水平)。目前研究认为,还原型谷胱甘肽主要与亚砷酸结合成 As(GS)$_3$,使亚砷酸极易被药物泵排出,同时清除活性氧能力降低,而维生素 C 正是通过降低还原型谷胱甘肽浓度导致细胞清除活性氧能力减弱,对亚砷酸敏感性增强。因此,维生素 C 与亚砷酸联合应用可能为 APL 提供新的治疗策略。1997 年,Yaguchi 等发现,维生素 K 类药物(维生素 K_1 除外)具有诱导 NB4 细胞株、急性髓系白血病细胞发生凋亡的作用。临床实验证明,维生素 K 与亚砷酸在诱导髓系白血病细胞凋亡方面具有协同作用。因此,维生素 K_3 与亚砷酸的联合应用可能为 APL 治疗提供新的思路。也有实验表明,粒细胞-巨噬细胞集落刺激因子与亚砷酸联合作用时能显著增强亚砷酸诱导 APL 患者单核细胞的分化作用,从而增强 APL 患者的疗效。

As_2O_3 的剂量为 0.15mg/(kg·d),静脉滴注。其不良反应主要是白细胞增多症和肝功能损害。前者与药物诱导的生物反应和分化过程有关,用糖皮质激素治疗有效。ATRA 和 As_2O_3 治疗均能下调 APL 细胞溶解产生的组织因子 mRNA 的表达,降低 APL 细胞中促凝活性和组织因子水平,明显地抑制凝血,纠正继发纤溶和其他止血障碍,大大降低了 APL 的早期出血死亡率。

(二)缓解后治疗

治疗 APL 的主要目的是减少复发,维持患者的长期无病生存。因此,APL 患者 CR 后的治疗显得尤为重要。缓解后治疗分为巩固治疗、维持治疗 2 个阶段:①巩固治疗:采用 Ara-C ＋蒽环类药物,如蒽环类药物选用 IDA,则巩固化疗 3 个疗程;如选用其他蒽环类药物,则巩固化疗 4～6 个疗程;②维持治疗:根据大量的临床观察和临床实验,以下序贯治疗方案可降低 APL 患者的复发率。第 1 年按下列方案循环 4 个周期,第 1 个月:ATRA 20mg/(m^2·d),每天 2 次×14 天;第 2 个月:Ara-C＋蒽环类药物化疗 1 个疗程;第 3 个月:As_2O_3 0.15mg/(kg·d)× 14 天。第 2 年按下列方案循环 4 个周期,第 1 个月:ATRA 20mg/(m^2·d),每天 2 次×14 天;第 2 个月:As_2O_3 0.15mg/(kg·d)×14 天;第 3 个月:MTX 15mg/m^2 静脉滴注,每周 1 次×4 次。这种方法的机制可能在于所选用的联合化疗方案对 APL 敏感反复强化治疗,有可能彻底清除残留的异常细胞克隆,而且在 CR 后应用,可避免强烈化疗所诱发的凝血功能障碍的弊端。序贯治疗方案中仍保留 ATRA,可对体内残留的 APL 细胞起到持续促分化作用。2006 年,美国国家肿瘤综合网治疗指南中指出,ATRA、6-TG、MTX 联合应用也可达到满意的效果。

(三)复发 APL 的治疗

1. 砷剂 目前在临床上亚砷酸常用于 APL 复发的治疗,具体用法如下:As_2O_3 0.15mg/(kg·d)加入 5％葡萄糖溶液 500ml 中静脉滴注,连用 28 天为 1 个疗程。

2. 脂质体 ATRA 由于口服血药浓度会随给药时间的延长而降低,所以绕过肝脏这一代谢通路避免了 ATRA 血药浓度降低成为治疗复发性 APL 的可能措施之一。临床预实验也得到了类似结果,给 APL 复发患者连续 15 天静脉注射脂质体 ATRA,在给药第 1 天,剂量为 15mg/m^2 的脂质体 ATRA 血药浓度峰值比口服剂量为 45mg/m^2 的 ATRA 还要高。有临床资料表明,给 54 例 APL 患者注射脂质体 ATRA,23 例初诊患者有 20 例(87％)、18 例第 1 次复发患者中有 14 例(78％)获得 CR,13 例 2 次及以上复发的患者中的 CR 人数为 3 例(23％)。

可见,脂质体 ATRA 可能适用于那些不能耐受口服 ATRA 的患者。

3. 单克隆抗体 APL 复发后也可以采用免疫治疗。CD44 在所有亚型的白血病细胞均有表达,是细胞跨膜糖蛋白及细胞外基质糖胶聚糖成分透明质酸的细胞表面受体,是一种与细胞和附有关的黏附分子。由于 CD44 与正常髓系分化有关,且位于细胞表面,使 CD44 可作为诱导 AML 原始细胞分化的一个可能靶位。Charrad 等,用特异的 CD44 单克隆抗体 A3D8 和 H90 作用于 M1~M5 的原始细胞,发现特异性 CD44 抗体能诱导原始细胞分化,降解 PML-RARα 蛋白,抑制细胞增殖,促进细胞凋亡。这说明以 CD44 为靶点的诱导分化疗法是一种值得探索的治疗策略。

4. 骨髓移植 在治疗多种恶性血液病方面都有很好的疗效。由于骨髓内的恶性细胞难于净化,所以大多数急性髓细胞白血病在第 1 次缓解以后,建议采用异基因骨髓移植。但是,异基因骨髓移植却具有病死率高、供体少、费用高等缺点。由于大多数 APL 患者对常规治疗方法敏感,所以在第一次缓解之后患者不一定必须进行骨髓移植,除非患者具有高危复发因素,如白细胞偏高和 PML-RARα 融合基因持续阳性等。从目前已有的资料来看,在 2 次或多次复发以后选择骨髓移植进行治疗,无微小残留病存在的自体骨髓移植可能是一个非常好的选择。

5. 复方青黛片 主要由青黛、太子参、丹参、雄黄等中药组成。对急性早幼粒细胞具有显著的杀伤作用,作用出现较快。其药力作用于细胞核,表现为核固缩、核仁消失、核碎裂、细胞死亡。该药对复发的 APL,特别是再次应用 ATRA 无效的复发 APL 有很好的疗效,再次缓解率高,与 ATRA 无交叉耐药,不发生骨髓抑制,无严重感染和出血。但需要注意的是,患者再次缓解后必须选择合适的化疗方案,重新坚持强化巩固治疗,以防再次复发。

四、APL 的预后相关因素

1. WBC 对于用 ATRA 加化疗的患者,WBC 是最重要的预后相关因素。有结果显示,WBC$<10\times10^9$/L 且 PLT$>40\times10^9$/L 的患者,复发危险性低;WBC$>10\times10^9$/L 的患者,则存在较高的复发危险性。

2. PML/RARα 巩固治疗后,PML/RARα 阳性提示血液学复发,反复多次的阴性结果则预示长期生存。动态检测 PML/RARα,可使转阳的患者尽早化疗以迅速控制疾病发展。另外,PML/RARα 不同转录本的检测对预测预后亦是极为重要的,S 型 PML/RARα 患者的 CR 率及 CR 期均差于长型患者,而 V 型 PML/RARα 对 ATRA 更不敏感,预后更差。

3. 遗传因素 遗传学检测有 90% 以上的 APL 患者具有特征性的 t(15;17),对 ATRA 和化疗均较敏感,与其他细胞遗传学改变相比,有较好的预后,长期生存率达 60%。大样本研究发现,APL 克隆性染色体附加异常的发生率高达 29%~43%。三体 8(+8)是最常见的附加异常,其次是 ider(17q),分别占附加异常的 33% 和 18%。有报道提出,+8 附加异常无明显预后意义,而 ider(17q)可能提示预后不良。

4. CD56 Ferrara 等,将 APL 患者诊断时 20% 及以上的原始细胞有 CD56 表达定义为 CD56+。结果表明:15% 的患者 CD56+,且年龄、性别、WBC 及 PLT 计数方面没有差别,Hb 和纤维蛋白原水平、凝血紊乱发生率、PML/RARα 类型及 CR 方面亦无统计学差异。CD56+ 较 CD56− 的患者 CR 间期和 OS 均短。故对于应用目前一线治疗方案即 ATRA+化疗的患者,CD56 阳性与较短的 CR 期及生存期是密切相关的。干祖细胞标记 HLA-DR、CD34 缺失是预后良好指标,其 1 个月 CR 率、3 年 EFS 率明显高于阳性者。

5. HLA-B13 Bolognesi 等认为,HLA-B13 与 APL 复发之间有显著关联性,对评判预后有显著的意义。

第七节 急性粒-单核细胞白血病(M4 型)

急性粒-单核细胞白血病(acute myelomonocytic leukemia,AMML)简称为急粒-单,是一种由于粒细胞和单核细胞两系同时发生恶性增生的急性白血病。

一、临床表现

临床上兼有急粒和急单白血病的特征,约占 AML 发病率的 15%。其中一类独特的嗜酸性粒细胞亚型 M4E0 发病率占 M4 的 20%,外周白细胞计数高,常伴有肝脾、淋巴结肿大,除粒、单系增生外,伴有增多的异常嗜酸性粒细胞,本病脑膜白血病发生率相对较高,非随机染色体为 inv/del(16)。

二、实验室检查

1. 血象 血红蛋白和红细胞数为中度到重度减少;白细胞数可增高、正常或减低,可见粒及单核两系早期细胞,原单核和幼单核细胞有时可达 30%~40%,且有较活跃的吞噬现象,而粒系早幼粒细胞以下各阶段均容易见到。血小板呈重度减少。

2. 骨髓象 骨髓增生极度活跃或明显活跃。粒、单核两系同时增生,红系、巨核系受抑制。

本病是一组异质性很强的疾病,至少包括 2 种类型:①异质性白血病细胞增生型:白血病细胞分别具有粒系、单核系形态学特征;②同质性白血病细胞增生型:白血病细胞同时具有粒系及单核系特征,核染色质细网状,核圆,易见凹陷、扭曲、折叠及分叶,核仁较明显,胞质丰富,呈浅蓝色或蓝灰色,有的可见大小不一的嗜苯胺蓝颗粒,部分可见特异性中性颗粒。成熟粒单细胞在形态上类似正常成熟单核细胞,但胞质内可见中性颗粒。M4 型中约 60% 的病例可见到 Auer 小体,浆细胞常增多。

依据增生细胞特征及数量,本病可分为 4 个亚型:M4a、M4b、M4c 及 M4E0。

3. 细胞化学染色

(1)POX、SB 染色:原单和幼单细胞呈阴性或弱阳性反应;而幼粒细胞呈阳性强阳性反应,故以此可与 M2,M3 等做初步鉴别。

(2)非特异性酯酶染色:应用 α-醋酸萘酚为底物进行染色,原始和幼稚细胞呈阳性反应,其中原粒细胞不被氟化钠(NaF)抑制,而原单细胞可被 NaF 抑制。

(3)酯酶双重染色:可呈现醋酸萘酚酯酶阳性细胞、氯醋酸酯酶阳性细胞或双酯酶阳性细胞。

4. 免疫学检验 白血病细胞主要表达粒、单系抗原 CD13、CD14、CD15、CD33、HLA-DR。

5. 遗传学及分子生物学检验 常累及11号染色体长臂的异常,包括缺失和易位;后者尤以 t(9;11)(p21;q23)为多见。11q23 重排断裂点位于 HRX(或称 MLL)基因内,故 t(9;11)导致 MLL-AF9 融合基因。不到 0.1% 的 AML 有+4 异常,多数出现在 M4 型,骨髓可有病态造血和 MDS 病史。此外,还可见到 5q-/-57q-/-7、inv(16)或 16q-、t(6;9)等。

M4E0 常有非随机 16 号染色体异常,主要表现为 inv(16)、del(16)和 t(16;16) 3 种类型,伴 inv(16)的 M4E0 患者 CR 率较高。WHO 分型将之列入伴再现性遗传学异常的 AML,命名为伴 inv(16)(p13;q22)或 t(16;16)(p13;q22);(CBFβ-MYH11)AML。

三、诊断

骨髓中原始粒细胞、原始单核细胞、幼稚单核细胞异常增生。M4a 以原粒和早幼粒细胞增生为主,原、幼单核细胞超过 20%(NEC);M4b:以原、幼及单核细胞增生为主,而原粒和早幼粒细胞超过 20%(NEC);M4c 有粒、单二系标记的原始细胞≥30%(NEC);M4E0:除上述特征外,异常嗜酸性粒细胞≥5%,异常嗜酸性粒细胞其核多为圆形和单核样,不分叶,胞质嗜酸性颗粒大而圆,常伴粗大而多的嗜碱性颗粒。染色体 inv(16)导致 CBFβ-MYH11 融合,此融合基因为 M4E0 的诊断、疗效监测提供一个新的特异的敏感标志。

四、治疗

主要是化疗,包括诱导缓解及缓解后治疗。具体方案见前 AML 的治疗部分。

第八节 急性单核细胞白血病

急性单核细胞白血病(acute monocytic leukemia,AMOL)即 FAB 分型 M5 型,是 AML 的一种常见类型,具有缓解率低、容易复发等特点。其核型常见染色体的易位,如 t(8;16)(p11;p13)、t(10;11)(p13;q23)等。22% 的 M5 型患者出现 t/del(11)(q23),其中 60% 以上的病例为 M5a,其次为 M5b 和 M4,具有该异常的患者,预后大多不佳。

一、临床表现

M5 除了有急性髓系白血病常见症状外,临床上较其他亚型更容易同时伴有高白细胞血症、髓外侵犯及凝血功能紊乱等表现。

患者起病时有头晕、乏力、贫血、发热,出血表现为鼻出血、齿龈出血、皮肤出血点或瘀斑,发生淋巴结肿大多见。白血病细胞浸润口腔黏膜可引起齿龈肿胀或巨舌等,白血病性齿龈炎常继发感染、出血,咽部淋巴组织浸润可致扁桃体肿大,甚至累及腮腺发生继发性口干燥症。皮肤浸润表现有白血病疹、结节、斑块和溃疡等。白血病诊断呈淡紫色小丘疹,常发痒。

肺部浸润和骨髓白血病细胞增生程度及外周白细胞的总数有关。总数高者,浸润明显,且细胞在肺血管黏滞而表现为呼吸窘迫综合征。X 线表现缺乏明显的特征,常和感染并存,白血病细胞浸润胸膜可导致胸腔积液。

电解质紊乱常发生低钾血症,因这类白血病的血清溶菌酶增高导致肾小管损害。低钙血症也是抗白血病化疗中的严重并发症。

二、实验室检查

1. 电镜检查 细胞形态学检查和组织化学染色是 FAB 分类诊断白血病的主要依据,原始和幼稚单核细胞总数超过非红系细胞的 80%,就可以诊断为 M5。在组织化学染色中,髓过氧化物酶(MPO)不仅是区别淋系和髓系白血病的重要指标,而且也是鉴别 M5 和其他髓系亚型的有力工具。电镜观察不但可以对白血病的细胞超微结构进行形态学研究,提高光镜 MPO 阳性率,有效辨认极低分化的 AML 和 M7 等少见类型,而且有助于分析 MPO 在细胞中的表达位置和阳性细胞率分布状况。

光镜下部分原始单核细胞 MPO 呈阴性,部分幼稚单核细胞 MPO 呈弱或中等阳性,定位于细小颗粒。电镜下大部分原始和幼稚单核细胞 MPO 呈阳性反应。原始单核细胞的阳性颗粒细小而稀少,常分布于核凹陷内或核的一侧,部分细胞仅核膜和内质网阳性,阳性细胞率高于光镜。幼稚单核细胞大部分阳性反应为大量碎小颗粒,散在分布于胞质,有时伴内质网、核膜和高尔基体阳性;少数情况下胞质中可见较大颗粒,容易误诊为急性粒系白血病。极少数 M5 病例全部细胞 MPO 阴性,其他细胞器较少,容易判断为 ALL。

2. 细胞免疫表型 CD56 抗原作为超免疫球蛋白家族的成员,被认为是人类神经细胞黏附分子的异构体和自然杀伤细胞的标志,伴 CD56 表达的造血系统肿瘤是一组罕见的具有高度攻击性的恶性疾病。CD56 阳性的 M5 患者常出现异常核型,高表达 CD11b、CD14,外周血白细胞计数偏高,骨髓及外周血中原始加幼稚细胞百分比较高,且常出现髓外浸润,较低的 CR 率和较短的 DFS。

CD68 与 CD11b 的表达在 M5a 更高,但在目前可用的治疗手段下 M5a 和 M5b 两组患者的 CR 率和 DFS 率并无差别。

三、治疗

主要是化疗,包括诱导缓解及缓解后治疗。具体方案见前 AML 的治疗部分。体外药敏试验证实,M5 对 VP-16、MIT、Ara-C、蒽环类抗生素等药物较其他 AML 亚型更为敏感。

第九节 急性红白血病

急性红白血病(acute erythroid leukemia,AEL)是临床少见的急性髓细胞白血病的亚型,占急性髓细胞白血病的 3%~5%。AEL 是一组异质性造血系统恶性肿瘤,以病态红系造血为病理学背景的原始粒(单)核细胞和/或原始红细胞的异常增殖与成熟障碍,为该组疾病的主要特征。

一、概念演变与诊断分型

20 世纪初,意大利医师 DiGuglielmo 首次发现,人类造血细胞的恶性增生既可局限于红系,也可同时累及红系与粒系。前者原始红细胞异常增高,粒和/或单核系无明显受累征象,称为DiGuglielmo病;后者原始粒和/或单核细胞异常增高,红系优势增生但无明显成熟障碍,称为DiGuglielmo综合征。1962年,DiGuglielmo综合征(病)作为累及人类红系造血系统的恶性肿瘤,统称为红白血病。此后,FAB协作组将红白血病归为急性髓系白血病M6型(AML-M6),并规定:只有骨髓原始粒细胞达到或超过全部非红系有核细胞的30%时,才能诊断,否则划入MDS。因此,以粒和/或单核系原始细胞比例为诊断依据的FAB分类,虽涵盖了DiGuglielmo综合征,但未包括DiGuglielmo病。

DiGuglielmo病为纯红系早期前体细胞的恶性增殖与分化障碍(或称"成熟停滞"),骨髓原始红细胞比例是确立其诊断的主要依据。1997年的造血组织肿瘤的新诊断体系——WHO分类正式将DiGuglielmo病作为一种独立的疾病实体命名为AML-M6b,而将FAB分类中的AML-M6改称为AML-M6a。之后,Mazzella等又在此基础上将骨髓原始红细胞、原始粒细胞的比例(分别相比于全部红系、粒单系有核细胞)均超过30%的另一种临床病理实体称为AML-M6c。

二、临床表现

AEL患者均有不同程度的贫血,部分有皮肤黏膜出血和肝脾肿大,发热多见。2000年,Kowal-Vem等的临床研究表明:①M6a、M6b及M6c患者在年龄、性别、前驱MDS史和/或细胞毒药物治疗史等方面均无显著差异;②与M6a不同,M6b及M6c对目前临床上常用的化疗药物均无任何反应性(原发性耐药);③M6b中位生存期为3个月,而M6c、M6a则分别为10个月和25个月;④M6b及M6c患者骨髓恶性造血细胞的增殖活性显著高于M6a;⑤M6b的主要核型畸变率依次高于M6c、M6a,其中5号和/或8号染色体的异常率高达90%,可能与M6b、M6c患者不良的临床预后(生存期短、原发性耐药等)密切关联。源自或主要累及红系早期前体细胞(如原始红细胞)的M6b,其生物学本质及临床特征,与源自或主要累及粒系早期前体细胞(如原始粒细胞)的M6a迥然不同;而源自或同时累及红系与粒系的M6c则介于两者之间。

三、实验室检查

1. 血象、骨髓象 AEL患者多数表现为外周血为正细胞或大细胞性贫血,伴病态造血,三系减少。有研究认为,半数病例有前驱MDS病史或做过化疗,主要表现为巨幼样变、双核及多核红细胞、核碎裂等。骨髓涂片粒、红、巨核三系增生且伴有不同程度的细胞发育异常,尤以红系、巨核系的病态造血最常见,以巨核系的病态造血最严重。骨髓有核红细胞PAS+~+++。

2. 核型改变 AEL患者有下述3种核型改变:①重度核型异常涉及3条或更多条染色体的异常;②轻度核型异常涉及1~2条染色体的异常;③正常二倍体核型:50%以上的AEL患者有染色体核型的异常,较常累及的有3、5、6、7、8、12、17、20、21、22号染色体,其中+8、-7、+5最常见,而-5或-7是继发性的AEL常见染色体改变。AEL有一半是继发于MDS或化疗后,但一直未见有特征性的染色体改变。

3. 免疫表型标志 AEL患者较常表达的抗原有CD13、CD33、CD34、CD11b等与其他类型的 AML 相似,部分病例伴有淋巴系抗原的表达,如 CD3、CD4、CD190 又有研究表明,AEL 患者均表达血型糖蛋白 A(Gly-A),而其他类型 AML 均为阴性。因此,Gly-A 阳性是 AEL 特异性免疫表型标志。临床上可将 Gly-A 作为 AEL 与其他 AML 鉴别的一个指标。

四、治疗

AEL 化疗同其他类型 AML,采用 DA、IA、HA 及 DAT 等方案。CR 率 40%~62%。中位生存期 25 个月,有复杂核形异常的 AEL CR 率低。各种继发于 MDS 和化疗后的 AEL 患者治疗反应差,缓解率低,预后差(继发耐药有关)。另外,伴有 CD7 抗原阳性 AEL 化疗 CR 率低,预后差。

第十节 急性巨核细胞白血病

急性巨核细胞白血病(acute megakaryoblastic leukemia,AMKL)是巨核系造血细胞被阻滞在某一分化阶段并异常增殖所致的白血病。自 1931 年,Van BorosJ 首次报道了 1 例儿童 AMKL,至 1985 年,儿童 AMKL 的病例报道仅有 20 例,发病率占同期 MDS/AML 患儿的 5%~7%(除了有 Down 综合征的儿童)。1985 年,急性巨核细胞白血病即 FAB 分型中的 M7 被正式命名。自此,Carroll、Lion 和 Creutzig 等报道发展中国家儿童 AMKL 占同期 AML 儿童患者的 4%~7%。Rogelio 等,统计墨西哥 1990—2000 年间 834 例白血病患儿,AMKL 占同期 AML 的 19.1%。儿童 AMKL 的发生率明显超过成人(0.5%~1.2%),应引起足够的重视。

一、临床表现

AMKL 各年龄组男、女均可患病,在人群中的发病率有 2 个高峰:1~2 岁的儿童和伴有骨髓纤维化的成年患者。儿童多有原发性和 Down 证候群伴发。AMKL 的临床表现与其他类型 AL 相似,常有发热、贫血、出血、胸骨压痛、中枢神经系统症状、牙龈增生、口腔损害等。但也有所不同,如白细胞减少,血小板计数往往正常,甚至升高,可见巨大畸形血小板。发热频率高,肝、脾淋巴结多不肿大;少数脾可显著肿大;骨髓常干抽,活检多伴骨髓纤维化;而尤其突出的表现是病情凶险、病程短、疗效差而又确诊晚。

二、实验室检查

1. 细胞形态学及细胞化学 按增生巨核系细胞分化、成熟程度不同,AMKL 可分为未分化型和部分分化型,前者以原巨核细胞增生为主,后者除原巨核细胞外,尚有幼巨核细胞或成熟巨核细胞的异常增生。部分分化型在光学显微镜下较容易辨认。未分化型的原始巨核细胞光镜下不容易辨认。细胞大小不等,呈多形性;胞核较大,呈圆形或不规则形,核染色质浓集深染,易见核仁,核浆比例不一;胞浆嗜碱性,边缘极不整齐,几乎每个细胞均有瘤状或刺状突起,有突起胞浆量较多,浆中有少量不等的颗粒,少数无突起者一般胞浆量较少,浆中无颗粒。另有一部分胞浆在突起后呈球状或片状脱落而成游离状,幼巨核细胞也可有上述细胞特征,但核仁不清，胞浆量较多，色灰，少数细胞有血小板生成。

白血病细胞过氧化物酶染色（POX）阴性，非特异性酯酶染色（NAE）阳性或阴性，且不被氟化钠抑制。酸性磷酸酶染色（ACP）、糖原染色（PAS）在细胞周围也有粗大阳性颗粒。原始巨核细胞 PAS 染色在所报道的病例中均有不同程度的阳性反应，可见 PAS 阳性可出现在巨核细胞的早期，这在细胞化学染色中对该病的诊断有着重要的参考价值。

2. 免疫表型及电镜检查 原始巨核细胞除了表达 CD41、CD42、CD61 外，还可同时表达早期髓系抗原 CD33，部分表达 CD13。CD41 和 CD61 在幼稚及分化较差的巨核细胞内多见。CD42 多见于比较成熟的巨核细胞。CD41 和 CD42 是确认原始巨核细胞最有用的单克隆抗体。

确定为原始巨核细胞的最有效的方法是用电镜证实有血小板过氧化物酶（PPO）活性的存在。它在细胞内有特殊的定位，分化极差的原始巨核细胞也呈阳性反应，是巨核细胞系的特异性标志酶。但目前国内电镜检测 PPO 还未能普及，因此在很大程度上仍然依靠形态学及免疫学等综合判断。

3. 骨髓活检 AMKL 往往伴有骨髓纤维化（MF），骨穿干抽。目前认为，骨髓纤维化的原因是血小板和巨核细胞产生过多的血小板生长因子刺激成纤维细胞增殖所致。但有人认为 AMKL 与急性骨髓纤维化是同一疾病，FAB 将其列为诊断标准之一。但国内也有报道 AMKL 的病例并无骨髓纤维化，认为原发性 AMKL 与 MF 两者并非同一疾病，同时提出在诊断 AMKL 时骨髓纤维化并非必备条件。

三、诊断

1985 年，FAB 协作组将 AMKL 列为 AML 的 M7 亚型，并提出了诊断标准：①骨髓原始巨核细胞＞30％；②原始、幼巨核细胞经电镜 PPO 或抗血小板特异性的单克隆抗体证实；③外周血有原、幼巨核细胞或巨核细胞碎片；④骨穿干抽，活检有巨核细胞及网状纤维增加。但目前国内电镜检测 PPO 和单克隆抗体的检测尚不能广泛应用，且费用昂贵，致使有些患者可能失去早期诊断的机会。也有人经研究后认为，常规形态及细胞化学染色也能诊断本病。所以，当发现形态学上与其他类型的白血病有明显的不同时，应仔细观察细胞形态，查找有无分化较好的细胞，有时能看到部分细胞已经产生可以辨认的血小板，光镜结合细胞化学染色、临床表现等，对 M7 仍具有一定的诊断作用，而且简便快速。

四、治疗与预后

本病相当一部分病例由其他血液病转化而来，给治疗带来了极大困难。目前尚无对 AMKL 特别有效的化疗方案，大多试用急粒方案，如 DA、DAT、HOAP、VP-16 等，但缓解率低，部分缓解后生存时间也较短，最理想的治疗方法是骨髓移植。由于 AMKL 病情凶险、病程短、化疗效果差而又确诊晚，故与其他 AL 相比预后较差。

（张宝玺　赵晓庆　马夫天）

第十五章

婴儿白血病

婴儿急性白血病(IAL)的发病率很难准确估计。而且新生儿白血病、婴儿白血病和先天性白血病等名词仍没有统一,使得发病率更难评估。严格意义上讲,出生后1个月内发生的白血病应为先天性,而出生后1年内发生的任何肿瘤都属于先天性范畴。婴儿白血病通常指<12个月的AL,但有些国家是指出生后18个月的。除神经母细胞瘤外,急性白血病是婴儿期最常见的恶性肿瘤,是围生期因肿瘤死亡的第一位原因。IAL中白血病的形态构成类型与年长儿相比有显著不同,主要表现为IAL中AML所占比例较大,且M4、M5占大多数。国内王忠报道30例IAL中,AML为17例,占56.7%;M4、M5共13例,占17例AML的76.5%。上海第二医科大学附属新华医院顾龙君等报道了24例IAL,其中AML为13例,占54.1%,M4、M5共7例,占13例AML的53.8%。IAL的临床显著特征是高白细胞数、肝脾肿大明显、中枢神经系统浸润发病率高等。这些特征均为临床高危因素,加上低年龄因素,使IAL疗效普遍低于年长儿,表现为诱导时间长、缓解困难、早期死亡及早期复发率高等。

第一节 婴儿急性淋巴细胞白血病

一、临床表现

婴儿ALL占儿童急淋的2%~3%。IAL具有与年长儿明显不同的临床特征,起病急骤,病情发展迅速,病程短,病死率高。但临床症状无特异性,容易误诊为急性感染或出血性疾病。患儿主要临床表现为:面色苍白、纳差、神萎、持续或间断性发热;皮肤黏膜出血较为突出,表现为红斑疹、瘀点、紫癜、瘀斑、血肿、鼻衄、便中带血等,有的患儿以皮肤黏膜出血为首发症状;髓外浸润明显,可见不同程度的肝、脾、淋巴结肿大,或伴有中枢神经系统白血病、突眼、腮腺浸润等。14%~41%的婴儿ALL在诊断时有CNS浸润,而在儿童ALL仅有5%。ALL也可出现皮肤浸润和绿色瘤,而这通常出现在儿童期的AML病例中。

婴儿ALL初诊时WBC中位数>$50×10^9$/L,多数患儿>$100×10^9$/L,易出现白细胞瘀滞综合征,化疗后容易发生肿瘤溶解综合征。患儿血小板数常较低。

二、实验室检查

婴儿 ALL 的 FAB 分型,L1 型多于 L2 型。髓过氧化物酶高表达是婴儿 ALL 的特征,表明典型的婴儿 ALL 起源于不完全向淋巴系分化的定向干细胞。免疫学分型显示 2/3 的婴儿 ALL 为 CD10 阴性的 B 系前体细胞亚型,主要为普通和前 B-ALL,多数患者同时伴有髓系抗原表达。有些患者很难区分为 ALL 或 AML,且在化疗中有可能发生 B 系到单核系的克隆内转化。T-ALL 在儿童 ALL 中占 20% 以上,但在婴儿少见。3/4 的婴儿 ALL 表现为细胞遗传学异常,但与年长儿童不同的是,费城染色体阳性、超二倍体和 t(12;21) 产生的 TEL/AML1 等很少见。50% 的婴儿 ALL 有 11q23 易位,如果应用分子生物学技术(如采用 MLL 特异性探针的荧光原位杂交或 Southern blot),则 80% 的婴儿 ALL 有 MLL 基因重排。近年来发现,染色体 11q23 区带中存在着 1 个与 IAL 发生相关的重要基因,它和果蝇的 Trithorax(三胸)基因有较高的同源性,故命名为 HRX(homolog of drosophila trithorax)基因。分子生物学研究提示,11q23 上几乎所有的断裂点都集中在 HRX 基因的一个狭窄区域内。和 11q23 发生易位的区域至少有 40 个,其中以 4q21、9p22 和 19p13 最为常见,分别形成 t(4;11)(q21;q23)、t(9;11)(p22;q23) 和 t(11;19)(q23;p13)。它们在 IAL 的病因学、临床表现及生物学特点方面起着重要作用,并形成 IAL 的分子生物学的特征。60%～70% 的 11q23 为 t(4;11),15% 为 t(11;19),t(9;11) 较低。典型的婴儿 ALL 是 CD10 阴性,MLL 基因重排频率高,髓系抗原联合表达,高白细胞等。这些危险因素均有很高的相关性,而且均与年龄呈负相关。约 90% 的 CD10 阴性者有 MLL 基因重排,而 CD10 阳性者只有 20%。另外,90%～100% 的 MLL 重排者为 CD10 阴性。2/3 的 MLL 基因重排者年龄 <6 个月。MLL 基因重排者白细胞数高,而且表达髓系抗原更常见。

婴儿 ALL 的预后因素包括诊断时的年龄小(≤6 个月),高白细胞计数,CD10 阴性以及 MLL 基因重排。MLL 基因重排是最重要的独立预后因素,伴有 MLL 基因重排的婴儿 ALL,EFS 仅 13%～34%,而不伴有的则为 50%。诊断时年龄 <6 个月的婴儿较 6～12 个月的治疗效果差。美国 CCG 报道,治疗第 14 天的骨髓效应也是一种重要的影响因素,未达到 M1 的患儿,治疗失败的可能性增高 3 倍。泼尼松早期治疗反应有很好的预后意义,BFM 总结了 1983—1995 年的 106 例婴儿 ALL 临床实验,认为泼尼松早期治疗是重要的预后因素,独立于 MLL 基因重排。泼尼松反应好的婴儿 6 年 EFS 为 58%,而反应差者仅 16%。早期治疗反应与年龄、MLL 基因重排和白细胞数密切相关。上述的这些预后因素之间密切相关,多变量分析显示诱导化疗第 14 天骨髓达 M1 状态、MLL 基因重排、年龄、CD10 和白细胞计数都是独立的预后因素。

婴儿 ALL 治疗效果不佳,采用多药物的化疗方案,虽然可使 90%～95% 的婴儿 ALL 在诱导缓解后达到完全缓解,但即使加强化疗强度,近 10 年来婴儿 ALL 的 3 年无事件生存率仅为 20%～40%。治疗失败的主要原因为复发;复发率为 54%,其中 80% 为骨髓复发,中枢神经系统为 30%,睾丸为 8%;大多数为早期复发,中期复发时间约为 39 周。BFM 组显示在强化疗的半年内,泼尼松不敏感者占复发的 2/3。CCG 报道中,2/3 的复发者为化疗 1 年内发生,约80%患者死亡与复发有关,表明婴儿 ALL 的主要死亡原因为早期复发。早期复发是婴儿 ALL 治疗的重要部分,因此治疗的第1年是相当重要的。婴儿 ALL 进行自体干细胞移植的病例很少,异体干细胞移植的疗效也有争议。CCG-1883 方案在首次缓解后移植的 127 例患者中,无病存活者仅2例,5例死于缓解状态,5例死于复发。欧洲组显示,76 例患者存活率为 40%,提示婴儿 ALL 进行 BMT 的疗效不佳。

大剂量阿糖胞苷被认为可以改善具有 t(4;11) MLL 的婴儿和成人 ALL 的临床预后,目前正在进行它的前瞻性临床实验。这类细胞对阿糖胞苷的敏感性增强是因为运送阿糖胞苷通过细胞膜的载体 hENT1 的水平增高所致。目前还不清楚 hENT1 是直接转录产物,还是 MLL 融合蛋白转录活性的下游元件。耐药性的产生可能为婴儿 ALL 预后差的原因之一。体外实验表明,婴儿 ALL 对泼尼松和门冬酰胺酶更容易耐药。婴儿 ALL 更容易出现对泼尼松不敏感。Dana-Farber 肿瘤协会在诱导缓解后立即开始婴儿强化治疗,包括给予大剂量 Ara-C 100mg/kg[相当于 3g/(m^2·次)]静滴,每12小时1次,共6次,结果50个月的 EFS 为 (54 ± 11)%,较以往的治疗方案(不包括大剂量 Ara-C)的(9 ± 9)%有显著提高。

三、全美儿童肿瘤协作组的婴儿 ALL 治疗方案

1. 诱导治疗(d1~d21)

VCR:0.05mg/kg,静脉推注,d1、d15;0.03mg/kg,静脉推注,d8。

泼尼松:40mg/(m^2·d),分3次口服,d1~d21,d22~d29 减停。

柔红霉素:d1、d2,通过中心静脉管道持续静滴 30 分钟以上,剂量根据诊断时年龄如下:<6个月者 2mg/(kg·d),6~9 个月者 2.5mg/(kg·d),≥9 个月者 3mg/(kg·d)。

CTX:250mg/(m^2·d),d3~d4,同时每次用药前用美司那 125mg/m^2。

左旋门冬酰氨酶(L-Asp)6000IU/m^2,肌内注射,d4、d6、d8、d10、d12、d15、d17、d19。

三联鞘注:≤1岁者:MTX 7.5mg,氢化可的松 7.5mg,Ara-C 15mg,d1、d8、d15;>1岁者:MTX 8mg,氢化可的松 8mg,Ara-C 16mg,d1、d8、d15。

d5~d20 用 G-CSF 5μg/(kg·d),d8 行骨髓检查。

2. 强化(d22~d40)

d22:大剂量 MTX 4g/m^2,其中 200mg/m^2 静脉注射 20 分钟,3.8g/m^2 在24小时内注射完;鞘内注射:药物及剂量同诱导治疗。MTX 开始后 42 小时用亚叶酸钙解救,10mg/m^2,静脉推注每6小时1次,用2次,后改为口服每6小时1次,用3次。

d29:重复1次大剂量 MTX。

d36~d40:VP16 100mg/(m^2·d),2小时滴完,用5天;CTX 300mg/(m^2·d),30分钟滴完,用5天,同时用美司那 150mg/(m^2·次)。

3. 再诱导 重复诱导方案3周,其中在 d1、d15 时鞘内注射,药物及剂量同诱导治疗,年龄以患者接受本次治疗时为准。

4. 巩固(第11~15周)

疗程1(第11周):大剂量 MTX 加鞘内注射,药物及剂量同诱导治疗,年龄以患者接受本次治疗时为准。

疗程2(第12周):大剂量MTX。

疗程3(第13周):CTX/VP16。

疗程4(第15周):大剂量Ara-C/L-asp。Ara-C:3g/m² 加300ml盐水静脉注射3小时,每12小时1次,共4次;L-Asp:末次Ara-C后3小时用L-asp 6000IU/m²,肌内注射。

5. 继续治疗(第18～46周)

(1)第1周期(18～25周)

第18周:VCR:0.05mg/kg,静脉注射,d1;泼尼松:40mg/(m²·d),分3次口服,连用5天;d1行三联鞘注。

第19～21周:MTX 20mg/h,肌内注射,1次/周;6-MP 75mg/(m²·d),口服,连用21天。

第22周:同第18周。

第23、第24周:同第19～第21周,6-MP用14天。

第25周:CTX/VP16,剂量同前。

第26、27周:休息。

(2)第2周期(第28～第35周):重复第1周期。第36、37周:休息。

(3)第3周期

第38周:同第18周。

第39～第41周:MTX:20mg/m²,肌内注射,每周1次;6-MP:75mg/(m²·d),口服,连用21天。

第42周:同第18周。

第43～第46周:MTX:20mg/m²,肌内注射,每周1次;6-MP:75mg/(m²·d),口服,连用28天。

第47周:结束治疗。

第二节 婴儿急性髓系白血病

一、临床表现

同婴儿ALL一样,婴儿AML的特征为高白细胞计数、肝脾肿大、绿色瘤和中枢神经系统受累率高等。

二、实验室检查

AML占已报道婴儿白血病的一半以上。FAB分型以M4和M5型为主,M7和急性红白血病(M6)较少。AML-M7约占10%,而且可能为Down综合征患者。

11q23重排是婴儿AML最常见的异常。40%～50%的患者为11q23受累,58%～66%有MLL基因重排。90%的婴儿M4,M5有11q23重排,其他婴儿AML仅为10%。儿童AML以t(4;11)、t(9;11)和t(11;19)为最常见,t(1;22)仅为1%～4%,但婴儿M7为6%～28%。既往M7诊断较少的原因可能与光学显微镜下很难辨认幼稚阶段的巨核细胞,主要依靠电子显微镜下观察血小板过氧化酶活性等有关。随着诊断方法的不断完善，目前的资料显示，M7 占婴儿 AML 不伴 Down 综合征患者的 18%，伴 Down 综合征患者的 80%，肝脾肿大是最常见的临床特征。t(1;22) 的 M7 的其他表现可能为白细胞数的减少，严重贫血和血小板减少等。

目前的资料表明，婴儿 AML 的预后并不比年长儿差。在婴儿 AML 中，高白细胞数和男孩预后差。MLL 重排的 AML 5 年的无病生存率为 42%～44%。婴儿 Down 综合征发生的 M7 预后相对较好。

与婴儿 ALL 相比，婴儿 AML 的化疗方案与年长儿无差别。婴儿 M7 对鬼臼类效应需要进一步证实。

异基因干细胞移植的价值与年长儿 AML 大体相近，但资料很少。最近 Woolfrey 报道了 34 例<2 岁的 AML 患儿异基因骨髓移植的效果，总体生存率为 54%，与年长儿的大致相当。但第一次缓解后 CR1 移植的患儿的 DFS 仅为 38%，低于年长儿的 50%～60%。44% 的患儿移植前有髓外白血病，其 DFS 显著低于无髓外白血病的(7% vs 32%)，表明髓外白血病与预后密切相关。移植失败第一位的原因是白血病复发，而不是移植相关并发症。因此研究者建议，对婴儿 AML 可采用较强的预处理方案，以最大可能减轻白血病负荷。研究结果提示，应在第一次缓解时行异基因骨髓移植。Down 综合征伴白血病患者化疗效果好，其白血病细胞对蒽环类和 Ara-C 较其他 AML 者更敏感。异体干细胞移植不用于 Down 综合征的患者。

三、治疗

婴儿急性白血病是独特的。伴 MLL 基因重组的婴儿 ALL 和 AML 的临床表现及分子生物学方面相似，提示根据婴儿 ALL 双表达的特征，以 ALL 化疗方案为基础，再加入 AML 的治疗元素似乎是合理的。婴儿 ALL 国际协作组正在分析所谓双表达的有效性，尤其是小剂量和大剂量 Ara-C 加入 ALL 的基本方案。

（王秀兰　韩　静　马夫天）

第十六章

慢性白血病

慢性白血病在儿童少见,其中绝大多数为慢性粒细胞白血病(CML)。本病以白细胞升高和脾肿大为主要特征,急变后呈急性白血病表现。CML 在婴儿期的临床及生物学特性与成人 CML 有显著差别,因此 CML 可分为成人型和幼年型 2 种类型。

第一节 成人型慢性粒细胞白血病

CML 是起源于骨髓异常多能干细胞的慢性骨髓增殖性疾病(CMPD),占儿童白血病的 3%~5%。早在 1845 年,人们即已发现 CML 的临床特征:脾肿大、贫血、粒细胞增多。1960 年,Nowell 等第一次发现 Ph 染色体与 CML 的发病密切相关,从而在遗传学上对 CML 有了进一步的认识。随着基础研究和临床研究的不断深入,人们进一步发现 CML 是与染色体异常导致遗传物质从一条染色体向另一条染色体易位形成融合基因(BCR/ABL)并产生一种异常融合蛋白有关的疾病。儿童慢性粒细胞性白血病分为 2 种类型:成人型和幼年型。CML 是目前惟一被确认为具有特异遗传学特征的慢性骨髓增殖性疾病。流行病学显示,成人型慢粒(ACML)在儿童发病率低,多在 5 岁以上儿童,3 岁以下少见发病,10~14 岁最多见,无明显的性别差别。

一、病因和发病机制

CML 的病因不明,放射线和苯被认为是成人型 CML 的危险因素。有学者对日本广岛和长崎原子弹爆炸后的幸存者进行了 30 年的研究,发现 CML 的发病率是非原子弹爆炸区的 10 倍,尤其是 5 岁以下的儿童。国内研究者发现,接触苯的制鞋工人 CML 的发病率高,因而推测苯有可能导致基因突变,是另一致病的危险因素。

在发病机制中,染色体异常是发病的关键因素。1960 年,Nowell 等第一次发现 CML 的骨髓细胞中有特征性的费城染色体(Ph 染色体),10 年后有人证明 Ph 染色体是 9 号染色体长臂 3 区 4 带与 22 号染色体长臂末端 1 区 1 带相互易位后形成的一个异常染色体,即 t(9;22) (q34;q11)，称为 Ph 染色体[der(22q)]。这种易位使 22 号染色体 BCR 位点基因序列与 9 号染色体 ABL 位点的基因序列融合，即所谓融合基因 BCR/ABL。BCR/ABL 融合基因是恶性克隆的基因标志，存在于 CML 患者的红系、粒系、巨核系和淋巴系细胞。

BCR/ABL 融合基因有 7 种融合转录方式，编码 3 种蛋白：P210、P190、P230。ABL 基因属非受体蛋白-酪氨酸激酶家族，BCR/ABL 融合基因所编码的 P210 融合蛋白，表达于细胞浆中，产生酪氨酸激酶（TK）活性，导致酪氨酸过度磷酸化，激活了 Ras，Jak/stat 等多条细胞内信号传送途径，引起细胞增殖期（G_2/M）时间延长，DNA 损伤修复时间延长，阻止和延迟白血病细胞凋亡，是 CML 发病的重要原因。

另外，BCR/ABL 融合基因还可以激活细胞的周期蛋白依赖性激酶（CDK），诱导细胞由 G_1 期进入 S 期，使正常细胞不依赖生长因子即可呈肿瘤性生长，引起造血细胞的恶性转化。动物实验证明，用 BCR/ABL cDNA 转染的造血细胞系，在体外出现生长因子非依赖性增殖，而在体内则可使细胞恶变，产生肿瘤。以 BCR/ABL cDNA 转染的干细胞植入小鼠体内，可使小鼠出现脾肿大，粒细胞增多，与 CML 临床特征相似。

二、临床表现

CML 在临床一般分为 3 期：慢性期（CML-CP）、加速期（CML-AP）、急变期（CML-BP）。多数患者处于慢性期，临床症状不明显，可表现为全身乏力、消瘦、贫血、夜间盗汗等非特异性症状，重者可有发热、腹胀、腹部包块及脾脏肿大。在慢性期肿瘤细胞的浸润性差，主要局限性于血液、骨髓和肝脾。在加速期和急变期白血病细胞可浸润全身各个脏器，如结缔组织、肝脏、肺脏、骨髓、皮肤、视网膜及中枢神经系统等。由于高白细胞，患儿可出现骨痛、关节疼痛、高热、积液、抽搐、皮肤结节、出血等髓外浸润的症状。脾肿肿大是本病突出的临床表现，几乎出现于所有的患者，可表现为轻中重度肿大，严重时发生脾栓塞而出现脾区剧痛。

三、实验室检查

（一）血象

1. 慢性期 外周血白细胞计数增高（中位数为 $170\times10^9/L$），主要是不同成熟阶段的中性粒细胞，其中中、晚幼粒及成熟粒细胞的比例偏高，原始粒细胞的比例不超过 2%。几乎所有患者均有嗜碱性粒细胞增多，同时可伴有嗜酸性粒细胞和单核细胞增多。慢性期患者呈轻度贫血，血小板正常或增多。

2. 加速期 加速期与慢性期外周血象不同的是白细胞总数持续增多，原始粒细胞增多占 10%～19%，嗜碱性粒细胞≥20%，血小板可以持续性减少＜$100\times10^9/L$ 或持续性增多至≥$1000\times10^9/L$。

3. 急变期 与加速期比较，急变期主要是原始细胞占外周血白细胞总数的 20% 以上。恶性克隆转变主要是急性髓系变，包括中性、嗜酸性、嗜碱性、单核细胞性、红系或巨核细胞系的细胞增多，少数为急性淋巴系变，可见原始淋巴细胞增多。

(二) 骨髓象

在慢性期、加速期和急变期骨髓增生均明显或极度活跃,粒系增生明显,伴巨核细胞增生,巨核细胞小于正常的巨核细胞。粒红比例增高,为(15～20):1,粒系各阶段细胞均增加,嗜碱性和嗜酸性粒细胞增多,原始细胞在慢性期、加速期和急变期的比例分别为<5%、10%～19%、≥20%,可出现髓系变或淋巴系变。

(三) 染色体检查

FISH法检测Ph染色体阳性率可达95%以上,几乎所有患者BCR/ABL融合基因阳性。

(四) 其他实验室检查

患者白细胞增高,乳酸脱氢酶升高,尿酸及溶菌酶增高,中性粒细胞碱性磷酸酶活性降低,系由增多的粒细胞均为不成熟的细胞所致。少数患者HbF增多。干细胞检查示,CFU-GM培养在慢性期集落或集簇增多,加速期集簇增多,与集落的比值增高,急变期则呈小簇状生长或不生长。

四、诊断和鉴别诊断

(一) 诊断

持续性白细胞增高,以粒细胞增多为主,伴有典型的血象和骨髓象改变,同时具有发热、乏力、贫血、脾肿大等临床表现,Ph染色体阳性或特异性融合基因阳性即可确定诊断。

(二) 分期

目前,CML最多采用Kantajian提出的病期划分标准如下:

1. 慢性期
(1)无显著的临床自觉症状。
(2)没有加速期和急变期的症状。

2. 加速期
(1)一般临床标准:①慢性期所用维持药物增加剂量才有效;②治疗时巨脾;③有骨髓纤维化;④骨髓或外周血原始细胞为10%以上,30%以下;⑤骨髓或外周血嗜碱性粒细胞或嗜酸性粒细胞达10%以上;⑥外周血白细胞数为$50×10^9/L$及以上,红细胞压积>25%,血小板为$100×10^9/L$以下,治疗无好转;⑦持续存在不明原因的发热或骨痛。
(2)血液学及分子生物学特征:①外周血原始细胞为15%以上,30%以下;②外周血原始细胞+早幼粒细胞为30%以上;③外周血嗜碱性粒细胞为20%以上;④治疗无关的血小板下降($<100×10^9/L$);⑤细胞遗传学出现新的异常染色体。

3. 急变期
(1)骨髓或末梢血原始细胞为30%以上。

(2)髓外浸润形成髓外肿瘤。

(3)病理可见较多原始细胞浸润。

(三)鉴别诊断

1. 类白血病反应 患者白细胞增多,中性粒细胞中可见中毒颗粒,无嗜碱性粒细胞增多,外周血少见原始或幼稚细胞,中性粒细胞碱性磷酸酶活性增强,常合并严重感染;无 Ph 染色体,BCR/ABC 融合基因阴性,感染被控制后白细胞可降至正常。

2. 急性粒细胞性白血病 急性粒细胞性白血病起病急,多见于儿童,临床表现为发热、出血、贫血及肝脾淋巴结肿大,白细胞急性增高或减少,少见嗜碱性粒细胞增多。

3. Ph^+ 的急性淋巴细胞性白血病 两者融合蛋白的长短不同,CML 患者融合蛋白长度为 210kD,急淋为 185kD;急淋以淋巴细胞增多为主;急淋经化疗后临床表现迅速好转,Ph 染色体可以消失。

五、治疗

(一)CML 的传统治疗

1. 马利兰或羟基脲 马利兰为传统治疗药物,曾经使 50%~80% 的患者骨髓缓解,但不能改变细胞遗传学异常,不能延缓疾病进展。马利兰剂量为 2~6mg/d,白细胞降至 20×10^9/L 时停药。羟基脲不良反应少,可迅速降低白细胞,口服安全,已成为治疗 CML 首选的药物,剂量为 20~40mg/(kg·d),白细胞降至 15×10^9/L 时用 1/4 量维持治疗。

2. α-干扰素 20 世纪 80 年代,有学者通过广泛大规模的随机临床实验证明,干扰素可使 CML 患者遗传学异常消失,其生存期优于马利兰,与羟基脲近似,能使 70%~80% 的患者获得血液学缓解,使 6%~26% 的患者 Ph 染色体消失。近年来的研究显示,干扰素虽然能使少数患者获得遗传学缓解,但只对慢性期效果最好,对急变期患者只有 20% 可获得血液学缓解,无遗传学缓解。常用剂量为 200 万 IU/(m^2·d)。干扰素的常见不良反应为发热,减少干扰素用量可减轻,还可出现消瘦、乏力、注意力不集中及自身免疫性疾病(包括甲低、溶血性贫血)等。

3. 造血干细胞移植 是理论上治愈 CML 的惟一方法。目前世界上采用 2 种异基因造血干细胞移植方法:清髓性和非清髓性。清髓性移植是常用的方法,在一组 131 例接受移植的 CML 患者中,3 年无病生存率为 70%。这种方法要求供体提供者年龄在 50 岁以下,受者最好为慢性期患者,其 5 年生存率可达 50%~90%,加速期、急变期患者生存率降低。非清髓性移植不彻底清除患者的骨髓,不摧毁患者的免疫系统功能,而是依靠移植物抗白血病效应(GVL)来清除白血病细胞,其长期生存率(40%~85%)与清髓性移植相似,GVHD 发生率为 20%~54%,移植风险低于清髓性移植。

(二)生物分子靶向治疗

甲磺酸伊马替尼(格列卫)是近年来研制出的一种分子靶向药,是针对 CML 基因产物的药物。它主要是模拟 ATP 并与之竞争 ATP 位点，竞争性与 BCR/ABL 酪氨酸激酶 ATP 结合位点结合，从而阻止 ATP 与之结合，阻断其水解，使 BCR/ABL 酪氨酸激酶因无法磷酸化而失活，导致 BCR/ABL 基因活化的信号传导通路受阻。通过临床验证，伊马替尼对慢性期、加速期、急变期患者均有效，其血液学缓解率可分别为 95%、34% 和 8%，遗传学缓解率可为 41%、17% 和 7%。另有研究证明，伊马替尼与干扰素＋阿糖胞苷治疗相比，其血液学缓解率和遗传学缓解率均高，具有统计学意义。

伊马替尼的常见不良反应，包括恶心、呕吐、腹泻、皮疹、呼吸困难、肌肉震颤、水肿、贫血、粒细胞减少、血小板减少等。

伊马替尼可用于慢性期、加速期、急变期或传统药物治疗失败的患者。儿童推荐剂量为 $260\sim340mg/(m^2 \cdot d)$。

目前正在研制的酪氨酸激酶抑制剂还有 AMN107，其 ATP 竞争抑制作用是伊马替尼的 10～50 倍，可下调 BCR/ABL 蛋白水平，主要用于伊马替尼耐药的患者，目前推荐成人剂量为每日 400mg，每日 2 次。达沙替尼是另外一种多靶点激酶抑制剂，其作用为伊马替尼的 325 倍，可使 88% 的耐伊马替尼患者血液学缓解，成人推荐剂量为每次 50～100mg，每日 2 次。此外，还有 BMS-354825 和 ON-012380 2 种酪氨酸激酶抑制剂正在研制和临床验证中。分子靶向治疗使 CML 的预后有了很大的改观。

六、预后

CML 多数患者是慢性期，临床经过差异较大，其生存期由数月至数年不等，多数于 5～10 年进入加速期，其后 3～6 个月进入急变期，数月内死亡，病程进度迅速。伊马替尼问世后，CML 的缓解率有了很大的提高，即使是干扰素治疗失败的患者，使用伊马替尼治疗仍有 50% 以上可以达到血液学缓解。

第二节　幼年型粒-单核细胞白血病

幼年型粒-单核细胞白血病(JMML)是一种来源于髓系多能干细胞的增殖性疾病，多发生于儿童，主要以粒细胞及单核细胞增殖为主，同时具有骨髓增生异常综合征(MDS)和骨髓增殖性疾病(MPD)的特征，占所有白血病的 1.9%～3.2%。多见于 3 岁以下小儿，男女之比为 (2.1～2.5)∶1。约 10% 的病例伴有神经纤维瘤病Ⅰ型。

一、发病机制

目前认为 JMML 发病机制之一是染色体异常，包括单体 7 和染色体易位，如 t(7;12)、t(7;20)、t(1;13)，染色体异常导致 JMML 发病的确切机制尚不清楚。

JMML 另一发病机制是基因突变。JMML 中有 15%～30% 的患者有 ras 基因的点突变，激活 ras 信号传导途径，ras 为原癌基因，这一通路的激活是肿瘤产生的前提条件。值得注意的是，约 10% 的 JMML 患者伴发神经纤维瘤病Ⅰ型(NF1)，NF1 为常染色体显性遗传病，是由 NF1 基因丢失所致。NF1 基因位于 17q11.2，编码 ras-GPT 酶活性蛋白。NF1 是一种肿瘤抑制基因，通过影响 ras-GPT 而负调节细胞生长。NF1 基因缺乏，使抑癌作用缺失，造血异常细胞生长，形成白血病。NF1 与另一抑癌基因 p53 亦有关联，部分 JMML 患者 NF1 基因缺失或突变后，可伴发 p53 基因第 6 外显子的丢失，导致恶性克隆的形成。

二、临床表现

JMML 的临床表现与成人型 CML 临床表现不同，成人型 CML 主要为白细胞增多，贫血与巨脾，而 JMML 则多种多样。JMML 可以浸润全身各脏器，其中淋巴结、皮肤和呼吸道是最常见受累部位。80% 的患者以发热为首发症状，合并咽峡炎，气管炎多见。一般表现包括乏力、贫血、低热，多数患者初诊时因血小板减少而导致出血。皮疹见于约半数的患者，以颜面及耳部比较多见，呈丘疹样，合并神经纤维瘤病的患者皮肤见牛奶咖啡斑。

几乎所有的病例均有淋巴结、肝、脾肿大，系肿瘤细胞浸润所致，以脾肿大为著。

三、实验室检查

1. 血象 白细胞增多，血红蛋白降低，血小板减少。白细胞多为 $(25\sim35)\times10^9/L$，仅 10% 的患儿白细胞 $>100\times10^9/L$，中性粒细胞增多，包括早中晚幼粒细胞，单核细胞增多在 $5\times10^9/L$ 以上。原始细胞 $<5\%$，少数患者嗜碱性细胞和嗜酸性粒细胞增多。

2. 骨髓象 增生极度活跃，粒系细胞增殖，中性粒细胞内颗粒过少，可有病态造血，单核细胞一般为 5%～10%，偶可 $>30\%$，原始细胞 $<20\%$，但无 Auer 小体，巨核细胞可以减少。

3. 染色体检查 约 1/3 患儿染色体异常，常见 7 号染色单体，无 Ph 染色体和 BCR/ABL 融合基因。

4. 造血祖细胞检查 JMML 患儿骨髓细胞在不加集落刺激因子(CSF)时仍可形成粒单核细胞集落(GM-CFU)，去除单核细胞则不形成 GM-CFU。

5. 其他 患儿血清 LDH 值较高，HbF 增高。

四、诊断和鉴别诊断

(一)诊断

1. 临床表现 肝脾肿大，淋巴结肿大，贫血，发热，皮肤损害。

2. 必需的实验室指标 ①外周血单核细胞 $>1\times10^9/L$；②外周血和骨髓原始细胞(包括前单核细胞) $<20\%$；③无 Ph 染色体或 BCR/ABL 融合基因。

3. 附加条件(至少具备 2 项) ①HbF 比同年龄者增高；②外周血出现幼稚粒细胞；③白细胞数 $>10\times10^9/L$；④克隆性染色体异常(如 7 号染色单体)；⑤体外髓系祖细胞对 GM-CSF 敏感性高。

(二)鉴别诊断

1. 传染性单核细胞增多症 患者白细胞增多，临床表现为发热、扁桃体炎、肝脾淋巴结肿大，与 JMML 相似。但外周血无原始细胞，可见异型淋巴细胞，有 EB 病毒感染的证据，据此可与 JMML 鉴别。

2. 类白血病反应 白细胞增多,以中性粒细胞为主,可伴发感染、贫血和肝脾肿大,外周血无原始细胞,粒细胞碱性磷酸酶活性增高,抗感染治疗有效,与 JMML 容易区别。

五、治疗

JMML 目前尚无满意的治疗方法,主要是联合化疗,类似于急性髓系白血病,如小剂量阿糖胞苷、干扰素、维甲酸等,疗效均不佳。

巨脾伴血小板减少、出血明显的患者可采用脾切除治疗,但不能改善本病的预后。

异基因造血干细胞移植是理想的治愈方法。欧美目前造血干细胞移植后 5 年无病生存率达 67%,7 年生存率 64%。移植后主要死亡原因是早期复发、GVHD 反应、骨髓衰竭。

六、预后

2 岁以下患儿病情进展缓慢,但大多数患者病情进展迅速,若不经治疗,30% 的患者在 1 年内死亡。1/3 的患儿经过治疗可以达到完全缓解,但多在 6 个月内复发。1 岁以下的儿童预后较好,5 年生存率 30%～40%;2 岁以上预后差;血小板 $<30\times10^9$/L 或 HbF$>15\%$ 是预后不良的表现。

(韩 静 王秀兰 翟小颖)

第十七章

其他特殊类型白血病

一、淋巴肉瘤性白血病

淋巴肉瘤性白血病系指淋巴肉瘤的病程中发生骨髓广泛转移。小儿时期淋巴瘤约有30%发生急性淋巴细胞白血病,发病率远较成人为高。患者常有颌下、颈部、纵隔等淋巴结肿大,以及肝脾肿大。有淋巴瘤的表现,同时有 ALL 的血液和骨髓检查所见。一般常按 ALL 治疗,但预后比较 ALL 差,容易复发。

二、绿色瘤

绿色瘤系指白血病过程中骨骼等部位出现肿瘤病变,表现为局部结节状或块状隆起。多见于眶骨、颧骨、鼻骨、胸骨、肋骨、骨盆骨以及其他扁平骨的骨膜,全身各处的淋巴结、肝、脾、肾、肺、肌肉、乳房及硬脑膜等,其他内脏也均可侵犯。肿块外观与切片呈青绿色,故名绿色瘤。切片与空气和阳光接触后绿色能迅速消失,经过氧化氢或亚硫酸钠处理后绿色又可复现。多见于急性粒细胞白血病,极少合并于其他类型白血病。除白血病的一般症状外,根据受累部位不同,可出现相应症状。如侵犯眼眶可导致眼球凸出、眼睑浮肿、结膜外翻、复视或失明等症状。X 线检查可见骨板外层增厚、骨质破坏、疏松等。治疗依照白血病的类型而定,一般采用联合化疗后,局部肿块多在短期内消失。亦可加局部放疗。

三、先天性白血病

先天性白血病系指新生儿时期(4 周以内)发病者。绝大多数是急性粒细胞白血病。其临床表现除一般急性白血病的共同特征外,皮肤损害最为突出,甚至可为首发症状。多为结节性皮肤浸润,结节较硬,可移动,表面皮肤常呈蓝色或灰色。直径为 0.2~0.3cm,多见于头部、面部、耳、鼻或躯干部,表面偶可形成溃疡。皮肤损害亦可表现为丘疹、多形性红斑、出血斑、湿疹或疱疹样损害。初生时贫血常不明显,但生后血红蛋白常很快下降而出现贫血。血小板减少。白细胞一般增高,甚至可高达 $1000×10^9/L$。急性粒细胞白血病时原始粒细胞约为 10%~

第十七章
其他特殊类型白血病

80%。骨髓所见与其他时期的白血病相同。本病可合并其他先天畸形。诊断本病时应与新生儿败血症、新生儿溶血以及其他疾病引起的类白血病反应相鉴别。本病一般病程较短,患儿多于2~3个月死亡,对化疗药物不敏感。

四、多毛细胞白血病

多毛细胞白血病(hairy cell leukemia,HCL)旧称白血病性网状内皮组织增生。本病以出现形态学上特异的多毛细胞为特征。这种细胞在光镜下为圆形、椭圆形或多角形,胞浆边缘不规则,呈锯齿状或毛状突起,因而得名。细胞核常不规则,核周常有一圈光晕,偶见核仁,胞浆量中等,瑞氏染色呈天蓝色。扫描电镜下可见细胞膜表面有较多散射状的细长毛状突起,一部分细胞呈皱褶状突起。其细胞膜单克隆抗体表型属成熟B淋巴细胞,膜表面免疫球蛋白(5m/g)大多为阳性。酸性磷酸酶阳性,而且不被酒石酸抑制。

临床表现在成人以慢性病程者多见,70%~90%的病例有明显脾肿大,部分患者常因体检时发现脾肿大而确诊,约半数病例有肝肿大,淋巴结肿大多不显著。周围血象常表现全血细胞减少,多数病例有明显粒细胞减少。骨髓检查比较困难,往往呈"干抽"现象,需做骨髓活检。骨髓表现粒系增生减低,网状纤维增多,有中度至广泛的毛细胞浸润。小儿时期此病罕见,多为急性病程,一般为3~10个月。

诊断主要依据找到典型的毛细胞。此病对目前常用化疗效果不佳。脾切除可使生存期明显延长,并能纠正全血细胞减少。文献报道应用α-干扰素治疗有一定效果。

五、嗜酸粒细胞白血病

本病罕见,临床除具有急性白血病的共同症状外,常有心脏、中枢神经系统和肺等脏器的浸润症状。心脏浸润可出现心室壁血栓、心内膜、心肌纤维化和坏死,表现为充血性心力衰竭以及心电图异常改变。尚可见嗜睡、昏迷、抽搐、偏瘫等中枢神经系症状。肺浸润可出现慢性咳嗽、呼吸困难、青紫、肺部啰音等。

血象中嗜酸粒细胞明显持续增多,多数高达60%以上,并常有幼稚型嗜酸粒细胞。骨髓中嗜酸粒细胞增多、形态异常、核左移、有各阶段幼稚嗜酸粒细胞、原粒细胞>5%。

诊断需要排除其他原因所致的嗜酸粒细胞增多。本病化疗效果不好。

六、嗜碱粒细胞白血病

本病亦少见。临床症状以贫血、出血症状较突出,肝、脾、淋巴结肿大少见。

血象中嗜碱粒细胞明显增多,并有幼稚型嗜碱粒细胞。骨髓中可见大量嗜碱粒细胞,原始粒细胞增多,各阶段嗜碱粒细胞增多,核左移。胞浆中有粗大颗粒,甲苯胺蓝或闪花蓝染色阳性,以此可与中性颗粒细胞相区分。

诊断应排除其他原因所致的嗜碱粒细胞增多。化疗效果不佳,常引发DIC,多在短期内死于颅内出血及内脏出血。

(张宝玺 王素明)

第十八章

微小残留白血病

近年来,采用联合化疗、放疗、骨髓移植等方法治疗急性白血病,国内外先进治疗单位小儿 ALL 5 年生存率也高达 70%~80%,但仍有部分患者于缓解后平均 1.5~2 年最终出现复发。由传统的细胞学研究方法可知,急性白血病经过诱导缓解阶段,可杀死 2~4 个对数级的白血病细胞,如以缓解前体内的白血病细胞为 10^{12} 计算,所谓完全缓解后,体内仍存留多至 10^8~10^{10} 的白血病细胞。这些残留的白血病细胞就是导致复发的根源。为了最终治愈白血病,目前对微小残留病(MRD)的检测及治疗策略已成为许多实验室的工作重点。

所谓微量残留白血病是指经治疗达到完全缓解后,用传统的方法不能测出的体内微量残留的与复发有关的白血病细胞。最早提出此概念的是荷兰学者 Hagenbeek,他对此进行了深入的实验研究,并主持召开了多次急性白血病 MRD 的国际讨论会。MRD 与白血病之间没有显著界限,取决于检测方法的敏感性。患者获完全缓解时,体内 MRD 水平可能是 100,也可能高达 10^{10},这样对白血病的进一步治疗带来极大的盲目性。部分已获治愈的患者接受了过多的强化疗,不仅加重了经济负担,更严重的是影响了生活质量。另外,有可能复发的高危患者可能由于过早停药而出现复发。因此迫切需要寻找可靠的方法检测 MRD,根据体内白血病细胞的负荷决定治疗方案,达到个体化治疗水平,同时可及早发现药物的耐药,以更换适宜的治疗药物,此外有助于了解 MRD 的生物学特性、消长规律及与临床复发的关系。

第一节 残留白血病检测的临床意义

联合化疗使得儿童急性淋巴细胞白血病缓解率(CR)目前已达 90% 以上。但从生物学意义上说有很大部分患者并未获得完全缓解。白血病患者在临床诊断时体内白血病细胞负荷数约是 10^{12} 个,CR 时骨髓中原始细胞比例<5%,而人体内骨髓造血细胞数约为 $2×10^{12}$,因此,CR 时体内能可尚存 10^{10}~10^8 白血病细胞。复发已是影响白血病儿童获得长期生存的主要原因之一,故当 MRD 存在时即存在"分子水平复发",但低于这个水平,形态学方法难以检测出来,此时只能通过免疫学、分子生物学等方法,采用灵敏度高、特异性强的技术进行检测。

第十八章 微小残留白血病

一、判断白血病患儿的预后

以往临床判断白血病患者预后主要靠 2 类指标：一类是临床特征，包括患者的年龄、性别、白血病浸润、白细胞数、中枢神经系统白血病(CNSL)及首次 CR 的质量等；另一类是白血病细胞的生物学特征，包括细胞遗传学、免疫学标志和 DNA、RNA 指数等。这些指标结合起来分析对临床判断预后有一定帮助，但不好掌握也无把握，属间接分析。多项研究表明，MRD 水平是判断儿童 ALL 的预后指标，具有重要的预后判断价值。目前研究表明，在诱导缓解治疗结束(治疗开始后第 46 天)和治疗第 14 周时，如果 MRD 水平较高(分别 $>10^{-2}$ 和 $>10^{-3}$)，提示患儿的预后特别差。如诱导治疗第 19 天 MRD 检测已呈阴性结果($<10^{-4}$)的患儿其 3 年累积复发率 $<5\%$。

二、早期预报复发

多项研究表明，白血病复发的根源在于 MRD 的复燃。停止化疗或不适当的治疗后体内残留白血病克隆形成细胞(即干、祖细胞)不断增殖，经过一段时间后体内白血病细胞负荷又增至 10^{12} 以上，并出现临床症状。定期检测 MRD 能够预测白血病复发的意义在于早期治疗。早期治疗可能控制和消除 MRD 从而有可能延长 CR 期和长期存活率。复发后再治疗很困难，主要原因是复发的白血病细胞对化疗药物产生了较初治时更广泛、顽固的耐药。

当某一患儿在治疗过程中 MRD 的走向呈持续阳性(定性检查)或高水平，则可判断此患者可能出现复发，可给予及时的补救治疗措施或进行造血干细胞移植。

三、对化疗药物的杀伤效应进行定量分析，使白血病的化疗个体化

白血病的治疗目标是清除体内所有的白血病细胞，理想的治疗应通过监测白血病细胞的杀灭效果来设计。近年来，国际上一些先进治疗组采用 MRD 定量检测结果来评估早期治疗反应，进行精确的危险度分型，进一步优化治疗方案，提高疗效，避免过量化疗的毒副反应和不足化疗的不彻底性，初步实现了个体化治疗。通过检测 MRD 可相对准确了解每一个白血病患者体内白血病负荷量，充分了解患儿间存在的个性异质性，适时适量地安排缓解后治疗提高化疗效果，延长患儿 CR 期。

四、评价自身干细胞移植物(骨髓、外周血)中净化效果

白血病复发率高是自体干细胞移植(ASCT)的主要问题，主要原因是体内和/或回输的移植物中含有微小残留白血病细胞(MRLC)。定量检测 MRD 水平可快速地评估移植前的肿瘤负荷，帮助选择自体干细胞移植(ASCT)的最佳时机，评价体外净化效果，选择净化手段。

第二节 微小残留白血病的检测方法

目前 MRD 的检测方法有多种多样，各种方法的精确度、敏感度及特异度各不相同。白血病患儿异质性很大，单一的检测方法不能满足需要，应根据患者的特点选择相应的手段或综合

几种方法以提高检出率。

一、染色体核型分析

它是基于诊断时患儿染色体核型异常检测 MRD。初诊时检出异常核型细胞的患者，绝大多数形态学完全缓解的同时伴随着异常核型的消失。处于完全缓解期患者检出核型异常细胞，提示短期内有复发的可能。但核型分析依赖于检测细胞的增生率，仅能分析处于分裂中期的细胞，而且个体差异较大，检测灵敏度为 $10^{-2} \sim 10^{-1}$，临床应用受限。

二、荧光原位杂交技术（FISH）

是近年来兴起的一项新技术，是针对白血病基因水平的特异性改变而采用特异性探针检测白血病细胞，是检查细胞分裂间期和中期染色体的有效工具，FISH 检测灵敏度为 $10^{-2} \sim 10^{-3}$，能够发现常规染色体检查不容易检出的核型异常。FISH 的基本原理是标记了荧光素的单链 DNA（特异性探针）和与其互补的 DNA（标本）杂交，通过荧光信号的数量和位置反映标本相应特异性基因的情况。用于 MRD 检测的常用 FISH 探针是根据染色体异位的断裂点融合基因设计的单一序列探针。与细胞遗传学方法相比，FISH 提供了分裂间期细胞的信息，提高了低增殖细胞群染色体异常的检出率，适用于造血干细胞移植后动态观察 MRD。但在实际检测过程中受到非整倍体细胞（非白血病细胞）和技术误差的限制，而且标记探针及检测试剂过于昂贵，不利于临床应用。

三、流式细胞术（FCM）

FCM 是具有单克隆抗体，综合光学、电子学、流体力学、细胞化学、生物学、免疫学以及激光和计算机等多门学科的技术。通过检测在正常骨髓或外周细胞上不表达或低表达而在白血病细胞上或高表达的白血病相关抗原表型来定量 MRD。FCM 具有检测速度快、测量指标多、采集数据量大、分析全面、方法灵活等特点，价格相对便宜，而且所需时间短，1～2 天即可。检查灵敏度为 $10^{-3} \sim 10^{-4}$。FCM 可对 80% 左右急性白血病患儿检出 MRD。已广泛用于急性白血病的免疫学分型及 MRD 检出。通过流式细胞仪核型分析，可以显著提高检测速度及 MRD 的检测水平，而以荧光探针标记染色体后可以提高异常核型的检出能力。

FCM 是基于对白血病细胞相关抗原表型（LAIP）进行识别来定量检测 MRD。LAIP 有以下特点：抗原不同步表达，抗原交叉表达，抗原过表达，抗原缺失，抗原异位表达。其优势是可在单细胞水平辨认细胞形态、大小和荧光特征，从而准确地定量残余白血病细胞数，还可用计算机进行处理，快速地对各个细胞进行多参数（MP）分析。对于 ALL 而言，区别 T 系白血病细胞与正常细胞主要以末端脱氧核糖核苷酸转移酶（TdT）伴 T 系相关抗原，如 CD7、CD5、CD2、CD3 等为标记，这些标记在正常个体的胸腺 T 细胞可同时表达，但在胸腺外组织极其罕见或表达量极低，而 95% 以上的 T-ALL 在骨髓或外周血中具有 TdT 和 T 系抗原这二类标记，因此 TdT 与一种以上的 T 系相关抗原标志物可以作为检测 T-ALL 的 MRD 的分子标记。由于 B 祖细胞也表达 TdT，同时绝大多数 B-ALL 表达 CD19、CD10、CD20、CD22 等分化抗原，结合 TdT 与上述 B 系分化抗原也可用于 B-ALL 的 MRD 检测。美国 St. Jude 儿童医院应用

第十八章 微小残留白血病

FCM 检测 90% ALL 的敏感度可达 $10^{-4} \sim 10^{-5}$。随着八色流式细胞术的出现,敏感度更高。FCM 检测 MRD 出现假阴性与以下几方面有关:①与敏感性有关:FCM 检测 MRD 敏感度达 $10^{-4} \sim 10^{-5}$,敏感度以下的白血病细胞不能检测;②白血病的异质性高:有的白血病患者可无异常表型,或存在不同亚型,且在治疗过程中可能出现免疫表型转变,从而失去白血病细胞克隆的表型特异性而造成假阴性。因此,较多研究中心建议对每例受检患者使用 2 种不同的免疫表型可减少假阴性结果。

四、聚合酶联反应(PCR)

PCR 技术简单、快速、灵敏度高,检测敏感度为 $10^{-4} \sim 10^{-6}$,可对 85% ALL 及 30% AML 患儿进行 MRD 检测,是目前应用最广泛的检测 MRD 的实验技术。采用的方法包括普通 PCR、巢式 PCR、荧光定量 PCR 或半定量 PCR 等,其中以实时定量 PCR(RQ-PCR)最为灵敏,敏感度可达 $10^{-5} \sim 10^{-6}$。RQ-PCR 方法主要是通过扩增免疫球蛋白(Ig)/T 细胞受体(TCR)基因重排和白血病细胞特殊染色体易位所形成的融合基因检测 MRD。

1. Ig/TCR 基因重排 Ig 和 TCR 是由分隔在胚系基因组染色体上的多处基因编码,在淋巴细胞发育过程中,这些基因经过重组结合到一起形成完整的基因。Ig/TCR 基因重排时,由于不同 V、D、J 基因片段的随机组合,及其连接处随机丢失或插入部分碱基形成 N 区,使重排具有高度多样性,此外,体细胞突变进一步扩大了多样性。因此,Ig/TCR 基因重排对每一细胞及其子细胞是特异的,可作为肿瘤特异性的标志。通常,TCR 基因重组不仅见于 T 细胞 ALL(T-ALL),亦见于 B 系-ALL(B-ALL)。IgH、TCRδ、TCR-γ 和 TCR-β 在 B-ALL 的表达率分别为 95%、84%、55% 和 33%,而在 T-ALL 的表达率则分别为 14%、68%、91% 和 89%,并且每个患者基因重排具有特异性,因此 Ig 或 TCR 基因重排序列常作为 PCR 检测 ALL MRD 的靶基因。需注意的是,已重排的 Ig/TCR 基因可以再次重排,形成寡克隆或克隆演化。Li 检测了 18 例复发的 B-ALL 患儿,重排形式改变的有 14 例(78%)。为了减少假阴性率,因此,目前认为在 MRD 检测中对于每例患者应同时检测至少 2 个 Ig/TCR 靶分子。

2. 染色体易位和相应的融合基因 染色体易位常导致断裂点或其附近的基因结构或表达异常,与白血病的发生、发展密切相关。根据 2 条染色体断裂位点上的基因序列设计引物,采用实时定量逆转录 PCR(RQ-RT-PCR)扩增易位后形成的白血病特异性融合基因转录本,是 MRD 检测的良好指标。常见的融合基因包括:TEL/AML1、BCR/ABL、E2A/PBX1、MLL/AF4 等。融合基因直接反映白血病的病理特征,检测方法特异性强,敏感性高($10^{-4} \sim 10^{-6}$),对同一类患者只需合成少数探针和引物,具有良好的应用前景。缺点在于,只有 40% ALL 患者发现有断裂点明确的染色体易位,因此覆盖面不够广泛。

目前用于 MRD 检测的方法虽然很多,但没有一种方法适用于所有患儿。美国 St. Jude 儿童医院用 PCR 和 MP-FCM 方法同时检测了 62 例 B-ALL 临床缓解患儿的骨髓标本,证明抗原受体基因重排的 PCR 与 MP-FCM 检测抗原异常表型有很好的一致性,同时应用可检测几乎所有 ALL 的 MRD,减少假阴性结果的发生。其后的几项报道也得出相同的结论。

近年来,对于 MRD 的检测方法有了显著的发展,但反复多次的损伤性骨髓穿刺患儿不容易接受,这就涉及到外周血(PB)代替骨髓(BM)用于检测 MRD 的可行性问题。研究发现

T-ALL中BM和PB的MRD水平高度一致,而B-ALL中PB的MRD水平比BM低至少10%。提示PB的MRD是依赖于白血病细胞特殊的生物特征而不是打破了血-骨髓屏障。因此,T-ALL检测MRD可仅取PB标本,与BM标本检出率基本一致;而B-ALL的BM MRD检出率高于PB,PB不能完全代替BM,如PB检测到MRD则提示高危复发。

第三节 残留白血病细胞动力学

最常选用的动物模型是棕色挪威大鼠粒细胞白血病(BNML)模型,其细胞形态和细胞化学检查与人类粒细胞白血病(M3)极为相似。

Hagenbeek等,给BN大鼠的不同器官注入相同数目的白血病细胞(100个),发现在骨髓和脾脏中白血病细胞发展较其他脏器快,说明骨髓及脾的内环境适于白血病细胞的生长。

另一组实验显示,若事先将正常BN大鼠做致死量化疗和放疗处理,然后输入同型骨髓,再接种 10^3 BNML细胞,则其生存时间明显延长[(36.8 ± 0.8)天与(31.6 ± 0.9)天,$P<0.001$],分析可能由于内环境受放疗和化疗的影响,产生了不利于白血病细胞生长的某种因子。上述资料表明MRD有其特有的生长内环境,同时内环境的改变也会影响其生长。

MRD较正常细胞的生长要慢,细胞周期较长,处于G_0/G_1期的细胞的比例高于正常细胞,而处于S期细胞较少。Hagenbeek曾分析BNML模型,发现骨髓内处于S期细胞占14.7%~29.1%,而正常细胞则占44.9%。虽然MRD增殖较慢,但其能不断增殖而且不继续分化,生长大于死亡,故经过一段时间后即可达到一定数量,局部增殖到4×10^5个细胞后开始播散,导致复发。

人们已经发现MRD在体内分布不均匀,在不同部位取材,所测得MRD不尽相同。Hagenbeek采用FITC间接标记单抗Rm124的方法,通过FACS分析BNML治疗前后不同部位骨髓和不同个体同一部位骨髓内MRD的最高值与最低值。发现在接种BNML 10^7个细胞后第7天和第10天,不同个体的同一部位骨髓内MRD含量相近,而同一个体的不同部位骨髓内MRD含量有明显差异。但随着疾病的进展,差异逐渐缩小。但在化疗之后,不同个体的同一部位MRD则出现明显差异,特别是在小骨,最高与最低MRD可相差4219倍;同一个体的不同骨髓差异也高达8439倍。MRD分布如此不均匀,说明不同个体对化疗的敏感性不同。小骨内分布更不均匀,可能由于小骨在化疗时白血病负荷低,经大剂量化疗后MRD清除较彻底,检测出的MRD可能由其他部位转移而来。

综上所述,MRD作为独立的预后因素,使白血病的缓解标准提升到分子水平。随着MRD的检测技术飞速的进展,人们对MRD的认识不断加深,应用灵敏度高、特异性强、快速有效、重复性好的MRD检测手段,在临床缓解期间准确地定量测定MRD对鉴定有复发危险的患儿至关重要,对治疗方案的选择有重要的指导意义。MRD监测已越来越多地用于指导治疗以提高治愈率。尽管受到疾病类型、取样时间及标本质量等的限制,MRD检测已经逐渐成为指导化疗和监测复发的重要手段。

(赵 丽 张宝玺 尚玉兰)

第十九章

恶性淋巴瘤

恶性淋巴瘤(简称淋巴瘤)是原发于淋巴结或淋巴组织的恶性肿瘤,表现为进行性、无痛性浅表淋巴结肿大,常伴有肝脾肿大,晚期有发热、贫血、出血和恶液质。本病的确诊依靠病理组织学检查,一般根据肿瘤组织结构不同,分为霍奇金病(Hodgkin's disease,HD)及非霍奇金淋巴瘤(non-Hodgkin's lymphoma,NHL)。

第一节 病因和发病机制

淋巴瘤的病因和发病机制至今仍不清楚。多数学者认为,人类淋巴组织增生与病毒感染有关,如疱疹病毒、病毒SV5等。非洲淋巴瘤被认为与EB(Epstein-Barr)病毒有关。该病的诱发因素与机体的免疫缺陷也有关,在异体器官移植应用免疫抑制药物的患者,发生淋巴系统恶性肿瘤比正常同龄人高100~200倍,其机制可能与:①器官移植损害细胞免疫功能;②异体组织抗原可刺激宿主淋巴组织过度增生;③在免疫缺陷时免疫反应障碍,以致淋巴组织过度增生;④免疫抑制剂损害正常免疫监视功能等有关。先天性免疫缺陷病患者家族中,淋巴瘤发病率明显升高,伴14号及X染色体畸形者尤为明显。另外,种族因素与发病亦有关,白种人高,亚洲人低,我国HD在淋巴瘤中的比例为5%左右,而英美则为40%左右。

第二节 霍奇金淋巴瘤

一、定义

霍奇金淋巴瘤(Hodgkin's lymphoma,HL)又名霍奇金病(Hodgkin's disease,HD),是淋巴组织慢性进行性增殖所致的恶性淋巴瘤,常发生于一组淋巴结,然后扩散到其他淋巴结及结外器官或组织。其病理学特征为:①能找到双核或多核巨大的镜影细胞(Reed-Sternberg cell,R-S细胞);②存在多种反应性细胞增生,如淋巴细胞、嗜酸细胞、中性粒细胞、单核细胞、浆细胞和纤维细胞。R-S 细胞来源于单核巨噬细胞,巨大,直径 20~60μm,双核或多核,核仁巨大明显。R-S 细胞并非 HD 所特有,在传染性单核细胞增多症、EB 病毒感染、接受苯妥英钠治疗,亦可出现 R-S 细胞,须结合其他组织学改变全面分析。

二、病理分型

目前多采用 Rye(1966)分类法,依预后良差分为 4 型:

1. 淋巴细胞为主型(LP) 是分化最好的类型。肿瘤组织中以小淋巴细胞增生为主,R-S 细胞较少见或不典型。占本病 10%~20%,预后最佳。

2. 结节硬化型(NS) 最常见,好发于纵隔。病变中有较多胶原纤维束将肿瘤细胞分割成结节状,其间分布淋巴细胞、浆细胞、中性及嗜酸性粒细胞,R-S 细胞常巨大,在福尔马林固定后,胞浆收缩与周围组织形成间隙,有时被称为"裂隙细胞"。约占 50%,预后次之。

3. 混合细胞型(MC) 临床症状明显,病变中有各种不同的细胞,包括淋巴细胞、浆细胞、中性粒细胞、嗜酸性粒细胞及中等量 R-S 细胞混合存在。约占 10%,诊断时多有淋巴结外浸润,预后较差。

4. 淋巴细胞削减型(LD) 为淋巴瘤的晚期,是分化最差的类型,病情进展迅速,病变中淋巴细胞很少,又分为 2 种形式:一种由透明胶原纤维构成的弥漫性硬化,淋巴细胞显著稀少;另一种由大量异形网状细胞组成,R-S 细胞容易找到。预后最差,病情险恶。

三、临床分期

国内外均采用 1971 年 Ann Arbor 分期方案,根据病变侵犯的解剖部位又可分为临床分期(CS),即指临床检查所发现的侵犯范围;病理分期(PS)包括剖腹探查外科活检所发现的侵犯范围。

1. Ⅰ期 病变局限于一个淋巴结,或一个解剖区域的淋巴结(Ⅰ期),或只有一个结外器官/部位受侵(ⅠE 期)。

2. Ⅱ期 病变局限于在同侧膈肌的两组或多组淋巴结受侵(Ⅱ期),或局限器官/部位受侵伴有膈肌同侧的一组或多组淋巴结受侵(ⅡE 期)。

3. Ⅲ期 膈两侧淋巴结区同时受侵(Ⅲ期),或同时伴有局限性结外器官/部位受侵(ⅢE 期),或伴有脾受侵(ⅢS 期),或两者皆有(ⅢSE 期)。

4. Ⅳ期 病变广泛地侵犯淋巴结外组织,如骨髓、肝、肺、骨骼、皮肤、肾、胃肠等器官,伴或不伴淋巴结肿大。

各期还按无或有以下特定全身症状分为 a 型或 b 型:①体重减轻:来诊前 6 个月内无其他原因体重减轻 10% 以上;②发热:经常发热 38℃ 以上;③盗汗:夜间或入睡时出汗。

四、诊断要点

本病诊断关键主要根据临床上无痛性浅表淋巴结肿大、淋巴结活检的病理组织发现 R-S 细胞,并进行病理分型,再做必要的影像学检查,最后进行临床分期,以指导选择治疗方案与判断预后。

1. 临床特点

(1)全身症状:低热、盗汗、食欲减退、进行性消瘦。

(2)原发瘤灶表现:80%～90%原发于颈部淋巴结,呈无痛性进行性肿大,可融合成块状。1/3～2/3的病例表现纵隔肿块。

(3)局部压迫症状:右颈部淋巴结肿大者,常累及纵隔。肿大的淋巴结压迫食管,可引起吞咽困难;压迫上腔静脉引起上腔静脉综合征;压迫气管导致咳嗽、胸闷、呼吸困难;压迫喉返神经引起声音嘶哑;压迫星状神经节引起霍纳综合征(患侧瞳孔小,上睑下垂)。

2. 实验室检查

(1)血常规、血沉。

(2)肝功能检查,血清碱性磷酸酶,血浆蛋白电泳。

(3)尿常规及肾功能检查。

(4)骨髓象:晚期可发现 R-S 细胞。

3. 辅助检查

(1)淋巴结活检:做病理组织学检查是确诊霍奇金淋巴瘤的关键,霍奇金淋巴瘤的免疫组化染色可以用 CD30 和 EB 病毒潜在膜蛋白 LMP 进行染色。

(2)影像学检查:在霍奇金淋巴瘤诊断确定后,对患儿必需做骨髓穿刺及影像学检查(B超、X线、CT、MRI、ECT 或 PET)等检查,必要时做骨、肝脾核素扫描等检查。有助于了解病变累及范围,以利于诊断和分期,确定疾病程度,从而选择合理的治疗方案。

五、治疗

Ⅰa、Ⅱa 期放疗为主,3～4周给3500～4000rads,个别肿大淋巴结可手术治疗。

Ⅰb、Ⅱb、MC、LD 型有血管侵犯应放疗,加辅助化疗。

Ⅲ、Ⅳ期化疗为主,局部巨大瘤块可辅以放疗。

化疗通常采用才 COPP 方案,如下:

环磷酰胺(C):750mg/(m^2·次),IV,第1、第8天。

长春新碱(O):1.5mg/(m^2·次),IV,第1、第8天。

甲基苄肼(P)100mg/(m^2·d),PO,第1～第14天。

泼尼松(P):1～2mg/(kg·d),PO,第1～第14天。

休息14天,进入下1个疗程。

也可采用 ABVD 方案,如下:

阿霉素(A):30mg/(m^2·次),IV,第1、第14天。

博来霉素(B):8～10mg/(m^2·次),IV,第1、第14天。

长春花碱(V):6mg/(m^2·次),IV,第1、第14天。

氮烯咪胺(D):250mg/(m^2·次),IV,第1～第5天。

休息14天,进入下1个疗程。

COPP/ABVD 每月1个疗程,交替应用12个月,总疗程1.5～2年,约80%获得缓解。

也可应用以下方案:

COMP/ABV 方案(A 方案):

环磷酰胺:600mg/(m²·次),IV,第 1 天。

长春新碱(O):1.5mg/(m²·次),IV,第 1 天。

甲氨蝶呤(M):30mg/(m²·次),IV,第 1 天。

泼尼松(P):45mg/(m²·d),PO,第 1~第 14 天。

阿霉素(A):30mg/(m²·2h),IV,第 8 天。

平阳霉素(B):8mg/(m²·5min),IV,第 8 天。

长春地辛(V):3mg/(m²),IV,第 8 天。

EA 方案(B 方案):

依托泊苷(E):150mg/(m²·2h·q12h),IV,第 1、第 2 天。

阿糖胞苷(A):2000mg/(m²·2h·q12h),IV,第 2 天。

CHOP 方案(C 方案):

环磷酰胺:1200mg/m²,IV,第 1 天。

阿霉素(A):30mg/m²,IV,第 2 天。

长春新碱(O):1.4mg/m²,IV,第 1 天。

泼尼松(P):100mg/(m²·d),PO,第 1~第 5 天。

A、B、C 3 种方案交替应用,4~9 个疗程。≥12 岁化疗结束时,及时加用相关野低剂量放疗(1800~2000Gy)。

六、疗效标准

1. **完全缓解(CR)** 可见肿瘤完全消失超过 1 个月。
2. **部分缓解(PR)** 病灶最大横径×最大垂直直径减少 50%。
3. **稳定(NC)** 病灶两径乘积缩小不足 50% 或增大不超过 25%,持续 1 个月。
4. **进展(PD)** 病灶两径乘积增大 25% 以上,或出现新的病灶。

第三节 非霍奇金淋巴瘤

一、定义

非霍奇金淋巴瘤是一组高度异质性的淋巴组织恶性增殖性肿瘤。在小儿大多数为弥漫性、高度恶性的肿瘤。

二、病理分型诊断

儿童 NHL 与成人不同,多为弥漫性高度恶性病变,目前多采用以下分类方法:

1. **淋巴母细胞型** 免疫表型多数为成熟 T 细胞型,少数为早期前期 B 细胞型。常见遗传学异常有 t(11;14)、t(1;14)、t(1;19)、t(10;14)等,及由此产生的等基因重组表现。

2. **小无裂细胞型(Burkitt 淋巴瘤)** 免疫表型全部为成熟 B 细胞型。常见的遗传学异常有 t(8;14)、t(8;22)、t(2;8)等。及相应的 Igμ/C-myc、Igλ/C-myc、Igκ/C-myc 基因重组。该型又分为非洲型及类非洲型 Burkitt 淋巴瘤。

3. 大细胞型 是一组异质性 NHL,多起源于 B 细胞型,少数为 T 细胞型及真性组织细胞。约 30% 病例为间变性大细胞型(ALCL),表达 Ki-1$^+$(CD30$^+$)和 T 细胞标志。ALCL 常有 t(2;5)、t(p23;q35)染色体改变,及其相应的 NPM/ALK 融合基因,有人认为这是 ALCL 特征性异常,约见于 50% 的 ALCL 病例。

三、NHL 临床分期(St. Jude)

Ⅰ期 单个淋巴结(或结外肿块),而无纵隔或腹部受累。
Ⅱ期 单个淋巴结(或结外),伴局部淋巴结浸润。
　　横膈同侧≥2 个淋巴结区受累。
　　横膈同侧≥2 个结外病变,伴或不伴有局部淋巴结浸润。
　　原发于胃肠道(常在回盲部)伴或不伴有肠系膜淋巴结浸润,基本完全切除。
Ⅲ期 横膈两侧≥2 个淋巴结区(或结外)受累。
　　原发于胸腔内肿块(纵隔、胸腺、胸膜)。
　　所有广泛的腹腔内病变。
　　脊柱旁或硬膜外肿瘤。
Ⅳ期 广泛远处转移,有 CNS 浸润或骨髓浸润。

四、诊断要点

(一)小儿 NHL 的临床表现

临床表现较为复杂,主要有全身表现、局部肿块浸润和转移灶 3 方面组成。

1. 全身症状 常有发热伴消瘦、苍白、乏力,特别是婴幼儿,不明原因的发热、消瘦常是早期临床表现。

2. 原发瘤灶特点 无痛性进行性淋巴结肿大为最常见的表现,浅表及深部淋巴结均可累及,以颈部淋巴结肿大为主,其次腹股沟、腋下以及锁骨上淋巴结。约 1/4 病例原发瘤灶位于腹腔淋巴组织。可有腹痛、恶心、呕吐、腹部包块进行性肿大等。约 1/4 病例原发瘤灶位于纵隔淋巴结,可出现胸水或上腔静脉综合征等。

3. 淋巴结外侵犯 NHL 容易向远处淋巴结或结外器官转移,容易有骨髓及中枢系统受累;30%~40% 小儿 NHL 可转为淋巴肉瘤性白血病。

4. 伯基特淋巴瘤(Burkitt 淋巴瘤) 为好发于非洲儿童的 B 细胞淋巴瘤,是未分化型淋巴瘤,以结外侵犯为主要起病方式,尤其容易侵犯面部、颌骨,可有牙龈肿、脱牙、鼻堵、眼球突出等。病变进展快,但化疗反应好,可获长期缓解。

(二)实验室检查

1. 血象 正常或有贫血,白血病分类可见嗜酸性粒细胞增多,也可见瘤细胞。

2. **骨髓象** 早期大致正常,晚期可见瘤细胞,瘤细胞≥25%者呈肉瘤白血病。
3. 血清乳酸脱氢酶及血清 IL-2 受体水平增高是预后不良因素。
4. 治疗前常规性脑脊液检查,确定有无中枢神经系统受累。
5. **免疫学检查** 可用流式细胞仪与系列单克隆抗体测瘤细胞抗原,确定瘤细胞起源。
6. **细胞遗传学检查** 可发现是否有染色体核型改变及基因重组、缺失或突变。

(三)特殊检查与辅助检查

1. 病理学检查 对肿瘤组织、淋巴结的活体组织切片的病理形态及免疫病理检查,是确诊的重要依据。

2. NHL 免疫组化 病理组织细胞形态学检查同时进行免疫组化检查,以确定 NHL 肿瘤细胞的类型与免疫分型。

淋巴母细胞型 可表达 $CD2^+$、$CD4^+$、$CD3^+$、$CD28^+$、$CD7^+$ 阳性,占 95%。

小无裂细胞型 可表达 $CD19^+$、$CD20^+$、$CD21^+$、阳性,成熟 $B(SmIg^+)$ 少数 $Cy\ Ig^+$。

大细胞型 表达 $Ki-1^+$($CD30^+$),有 $t(2;5)$、$t(p^{23};q^{35})$ 染色体改变,及其相应的 NPM/ALK 融合基因。

(四)影像学诊断

B 超对腹腔病灶的探测、X 线及 CT 或 MRI 对腹腔、胃肠道等检查以发现瘤灶为诊断及分期提供重要依据。必要时进行 ECT 或 PET 检查可发现全身淋巴系统等部位的较小瘤灶。

五、治疗

对小儿 NHL 的治疗以化疗为主,手术及放疗在少数病儿中选择性应用。

(一)治疗原则

基于小儿 NHL 早期即有全身播散,故主要治疗方式是化疗,仅对治疗后肿块缩小不明显着可考虑局部放疗。外科手术对 B 细胞性淋巴瘤起一定作用,如回盲部肿块,若能完全切除,则预后良好,即使这样,术后也应化疗。化疗预后好,手术目的主要是活检。

(二)T 细胞型 NHL

1. Ⅰ、Ⅱ 期方案
CHOP 方案:

环磷酰胺(C):$1000mg/(m^2 \cdot 次)$,IV,第 1 天。

阿霉素(H):$20\sim30mg/(m^2 \cdot 次)$,IV,第 1、第 2 天。

长春新碱(O):$1.5mg/(m^2 \cdot 次)$,IV,第 1 天。

泼尼松(P):$60mg/(m^2 \cdot d)$,PO,第 1~第 5 天。

每 21 天重复 1 次,共 6~8 个疗程,加 6~8 次鞘注(MTX、Ara-C、Dex)。

2. Ⅲ、Ⅳ 期方案 基本同 HR-ALL,淋巴母细胞性淋巴瘤恶性程度高,约 50%转为白血病,故采用 HR-ALL 相似方案,疗程 3 年左右。并应及时进行 CNS 浸润的防治(IT、HD-MTX、或颅脑放射)。

3. 诱导缓解方案(VALP 方案)

长春新碱(V):1.5mg/(m^2·次),IV,第 1、第 8、第 15、第 21 天。

阿霉素(A):30mg/(m^2·次),IV,第 5、12、第 19、第 26 天。

左旋门冬酰胺酶(L):10 000IU/(m^2·次),IV,qod,第 5、第 7、第 9、第 11、第 13、第 15、第 17、第 19 天。

泼尼松(P):60mg/(m^2·d),PO,第 1~第 28 天,7 天减停。

三联鞘内注射(MTX+Ara-C+Dex),每周 1 次,4~6 次。

休疗 1~2 周进入巩固治疗。

4. 巩固治疗(CAM 方案)

环磷酰胺(C):750mg/(m^2·2h),IV,第 1、第 15、第 29 天。

阿糖胞苷:2000mg/(m^2·2h·q12h),IV,第 1、第 2;第 15、第 16;第 29、第 30 天。

硫鸟嘌呤:75mg/m^2,晚餐后 1 小时 PO,第 1~第 7 天;第 15~第 21 天;第 29~第 35 天。

5. M 方案

甲氨蝶呤:3000mg/(m^2·12h),第 1、第 15 天,药量的 10% 30 分钟,IV,药量的 90%的持续 11.5 小时 IV。

四氢叶酸钙:12mg/m^2,36 小时起解救,q6h,IM,共 4~8 次。

甲氨蝶呤/鞘注:12.5mg/m^2(最大 12.5mg),第 1、第 15 天。

阿糖胞苷/鞘注:30mg/m^2(最大 35mg),第 1、第 15 天。

地塞米松/鞘注:2.5mg、5mg(≤3 岁,≥3 岁),第 1、第 15 天。

6. 再诱导治疗

地塞米松(D):10mg/(m^2·d),PO,第 1~第 14 天,7 天减停。

长春新碱(V):1.5mg/(m^2·次),IV,第 1、第 8、第 15 天。

阿霉素(A):30mg/(m^2·次),IV,第 1、第 8、第 15 天。

左旋门冬酰胺酶(L):10 000IU/(m^2·次),IV,qod,第 1、第 3、第 5、第 7、第 9、第 11 天。

环磷酰胺(C):1000mg/(m^2·2h),IV,第 29 天。

阿糖胞苷:75mg/(m^2·q12h,IV,第 29~第 35 天。

硫鸟嘌呤:75mg/m^2,晚餐后 1 小时 PO,第 29~第 35 天。

7. C 方案

阿糖胞苷:300mg/(m^2·2h),第 1、第 4、第 7 天。

依托泊苷:200mg/(m^2·2h),第 1、第 4、第 7 天。

8. 维持治疗(104~112 周)

甲氨蝶呤**:20mg/(m^2·周),PO。

硫鸟嘌呤**:50mg/m^2,晚餐后 1 小时 PO。

长春新碱(V):1.5mg/m^2,IV,q8w。

地塞米松(D):8mg/(m^2·d),PO,7 天,q8w。

**药物剂量根据白细胞数调整,使白细胞维持在$(2.5\sim3.0)\times10^9$。

注:从治疗第1天或外周血肿瘤细胞消失,CNS$^+$者,隔天鞘注1次直至正常,接着1周2次共8次。然后每月1次,维持治疗开始,≥3岁者进行中枢放疗(1800Gy),放疗结束及所有维持治疗中的患儿每3个月鞘注1次。

9. Ⅲ、Ⅳ期NHL化疗疗程　VALP→CAM→M→再诱导VDLP→M→C→维持治疗。

(三) B细胞型NHL

以短期、强化疗为主。起始时肿瘤负荷过大,可先用VCP方案,1周后接以下治疗。

1. A方案

环磷酰胺:800mg/(m²·2h),Ⅳ,第1天。

环磷酰胺:200mg/m²,Ⅳ,第2～第4天。

长春新碱:2mg/(m²·次),Ⅳ,第1、第8、第15天。

阿霉素:20mg/(m²·次),Ⅳ,第1、第2天。

阿糖胞苷:500mg/(m²·2h·q12h),Ⅳ,第1天。第2疗程起增加至1500mg/m²。

泼尼松:60mg/(m²·d),PO,第1～第7天。

鞘内注射三联第1、第8天。

2. B方案

异环磷酰胺:1200mg/(m²·2h),第1～第5天。

美司钠:300mg/(m²·0、2、5h),Ⅳ,第1～第5天。

依托泊苷:60mg/(m²·2h),Ⅳ,第1～第3天。

甲氨蝶呤:300mg/(m²·3h),Ⅳ,第1天。

长春新碱:2mg/m²,Ⅳ,第8天。

泼尼松:60mg/(m²·d),PO,第1～第7天。

鞘内注射三联第1、第8天。

3. BB方案

异环磷酰胺:1200mg/(m²·2h),Ⅳ,第1～第5天。

美司钠:300mg/(m²·0、2、5h),Ⅳ,第1～第5天。

依托泊苷:60mg/(m²·2h),Ⅳ,第1～第3天。

甲氨蝶呤:3000mg/(m²·12h),第1天,药物的10% 30分钟,Ⅳ,药物的90%持续11.5小时。

四氢叶酸钙:12mg/m²,36小时起解救,IM,q6h,共4～8次。

甲氨蝶呤/鞘注:12.5mg/m²(最大12.5mg),第1天。

阿糖胞苷/鞘注:30mg/m²(最大35mg),第1天。

甲氨蝶呤/鞘注:12.5mg/m²(最大12.5mg),第1天。

地塞米松/鞘注:2.5mg、5mg(≤3岁,≥3岁),第1天。

长春新碱:1.5mg/m²,Ⅳ,第8天。

泼尼松:60mg/(m²·d),PO,第1～第7天。

鞘内注射三联第1、第8天。

4. CC方案

顺铂：100mg/(m² · 2h)，Ⅳ，第1天。

依托泊苷：100mg/(m² · 2h)，Ⅳ，第3～第5天。

地塞米松：12.5mg/m²，第1～第5天。

阿霉素：30mg/(m² · 2h)，第1天。

鞘内注射三联第1、第8天。

化疗疗程：

(1)完全缓解即手术完全切除肿块，LDH正常，A→B→A，结束化疗。

(2)LDH＜正常2倍的Ⅰ、Ⅱ期，孤立性骨病灶，A→B→A→B→A。

(3)Ⅲ、Ⅳ期，或LDH＞正常2倍 LDH＜正常2倍 P→A→BB，评价。

CR，A→BB→A→BB，CNS+患者头颅放疗。

PR，CC，再评价，CR→A→BB→CC，CNS+患者头颅放疗。

六、疗效标准

1. 完全缓解(CR) CT、骨扫描、骨髓涂片及体检均未发现残留迹象，并维持1个月以上。

2. 部分缓解(PR) 肿瘤缩小50%以上，但未达缓解，并维持1个月以上。

3. 稳定(NC) 病灶两径乘积缩小不足50%或增大不超过25%，持续1个月。

4. 进展(PD) 疾病进展。

七、预后

非霍奇金淋巴瘤随着化疗技术的进展，生存期明显延长。BFM-90方案治疗Ⅲ、Ⅳ期T-NHL患儿，5年EFS可达90%～95%，化疗应持续18～30个月。合并白血病或中枢神经系统病变预后不佳。

(刘翠萍 张宝玺 马夫天)

第二十章

小儿白血病的预后

未经治疗的急性白血病患者平均生存期仅 3 个月左右。经过现代治疗方法,已有不少患者取得疾病缓解以至长期存活。急性淋巴细胞白血病 1～9 岁患者预后较好,部分患者可以治愈。1 岁以下及 9 岁以上儿童和青少年患者预后较差。

一、ALL 预后影响因素

ALL 临床试验发现,有统计学意义的预后因素超过 60 个。除了儿童癌症研究组(CCG)的报道外,大多数研究提示男性白血病预后不良。

1. 宿主相关因素

(1)种族因素:人种是 ALL 的一个主要预后因素,治疗结果与性别和人种密切相关。CCG 对其 1983—1992 年的资料进行研究发现,治疗反应与人种有关:8762 例儿童和青春期患者中,167 例亚裔 5 年 EFS 为 89%;6703 例美籍白种人为 84%;1071 例美籍西班牙人为 78%;506 例美籍黑人为 74%($P<0.001$)。在有限的样本中,排除了他们治疗结果与社会经济地位和教育的相关性。这可能是细胞色素 P450(CYP)酶基因遗传多态性与治疗反应特异的相关性。

(2)年龄:70%～75%的<1 岁的婴儿白血病有涉及 11q23 异常和由 11q23 产生的 MLL 基因重排,尤其以 t(4;11),MLL-AF4 融合基因者(约占其中 50%)预后不良。此类型在青少年中仅占 5%～9%,预后较<1 岁的婴儿佳。11q23 相关婴儿白血病典型的临床表现为高白细胞和肝脾肿大,侵犯中枢神经系统较常见。体外实验表明,婴儿 ALL 对泼尼松和门冬酰胺酶更容易耐药,而对 Ara-C 的敏感性较强。在诱导缓解中多由于继发感染或大出血死亡。

(3)性别:女性白血病患者预后较男性佳,在儿童似乎更为明显。可能是由于内分泌因素和白血病细胞"庇护所"之差异所致。

(4)遗传因素:如 Down 综合征的白血病预后较佳,他们对化疗药物敏感性好,这是由于与药物转运相关的功能基因(RFC)等在第 21 号染色体,Down 综合征又称 21-三体综合征,他们具备了 3 条 21 号染色体,对化疗药物运转和药效极为有利。

(5) 营养和免疫状态：白血病患者，病前营养状态不佳，细胞免疫和体液免疫低下者很难经受强烈化疗，他们往往因不能如期按计划完成预定的化疗方案，不能获缓解。容易早期复发，或发生治疗相关的死亡。

(6) 药物遗传学因素：细胞色素 P450(CYP)酶，谷胱甘肽-S 转移酶(GST)变异性和药物基因组学一系列化疗药物关键代谢酶基因遗传多态性的差异，对同一药物、同一剂量产生完全不一致的临床疗效和独特反应。宿主因有关化疗药物，诸如 6-MP 代谢关键酶 TPMT，Ara-C 代谢关键酶 CDA，DCK，L-asp 作用相关的 Asase，CTX 作用相关的 DNA 修复酶系，表鬼臼毒素(VP-16，VM26)相关的 TOPO II 等酶性及其相关基因的遗传多态性决定了宿主对这些药物的临床效应(疗效和不良反应)。

2. 疾病因素 70%～75%<1 岁的婴儿白血病有 MLL(HRX)基因重排，尤其以 t(4;11) MLL-AF4 融合基因者预后不良。在青少年和成人 ALL 中，t(9;22)/BCR-ABL 融合基因的发生率达 25%～30%，t(4;11)/MLL-AF4 基因重排异常达 5%～9%，这些基因型预后差。相反，高二倍体染色体核型(>50 条/细胞)和 t(12;21)/TEL-AML1 融合基因通常发生在 1～9 岁的儿童，其预后较好，这 2 种类型的大多数患者其外周血白细胞计数也低，t(12;21)是预后好的标记。编码还原叶酸载体的基因(reduced folate carrier，RFC)是在 21 号染色体上，与叶酸代谢有关。在高二倍体 ALL 中，21 号染色体增加是最常见的异常。B 系 ALL 患者的原始细胞中由于有多于 2 个拷贝的 21 号染色体，所以可以聚集更多的长链聚谷氨酸甲氨蝶呤(MTX polyglutamates，MTXPG)。有 MLL 基因重排的患儿也有预后较好者，如有 t(11;19)/MLL-ENL 融合基因的 T-ALL，3～9 岁的 t(4;11)/MLL-AF4 的 ALL 比<1 岁者预后明显要好。<2 岁、白细胞>$20×10^9$/L、有 t(9;22)/BCR-ABL 融合基因的 ALL，由于预后差，故在缓解后应行造血干细胞移植，但年龄在 3～9 岁、诊断时白细胞计数 $20×10^9$/L、泼尼松(Pred)试验反应良好的 t(9;22)/BCR-ABL 的 ALL 患儿预后比前者要好。

根据 ALL 核型进行预后分级：①低危：>50 条的超二倍体，t(12;21)，t(11;14)；②中危：正常核型，6q−，t(1;19)；③高危：t(9;22)，t(8;14)，t(4;11)，亚二倍体/近单倍体(见表 20-1)。

3. 治疗相关因素 与治疗相关的预后因素中最为主要的不是治疗本身，而是早期治疗反应。早期疗效反应是指白血病细胞在诱导化疗期间的清除速度，是白血病细胞对化疗药物的敏感性和宿主的遗传药理学等多项因素综合影响的结果。其可通过形态学方法和微小残留病(MRD)的定量检测进行评估。

(1) 早期治疗反应：最近的研究发现，早期反应是最强有力的预后因素。在 BFM 协作组的 ALL 治疗实验中，以泼尼松单药治疗 7 天，并在泼尼松治疗的第 1 天给予 MTX 鞘内注射 1 次。为了防止急性肿瘤溶解综合征的发生，应根据白细胞计数，肾功能指标及各项机体代谢参数，将泼尼松剂量逐渐增加至 $60mg/(m^2·d)$。根据治疗第 8 天外周血幼稚细胞绝对计数进行评估，如幼稚淋巴细胞计数≤1000/μl 为泼尼松敏感(PGR)；如幼稚淋巴细胞计数>1000/μl 为泼尼松不敏感(PPR)。泼尼松治疗试验能揭示白血病细胞的内在耐药性，并与预后相关，是最重要的预后因素之一。

表 20-1　儿童 ALL 的预后分组(不含 Burkitt 白血病)

高危:具备以下任何 1 项或多项者
　(1)年龄<12 个月的婴儿白血病
　(2)诊断时外周血白细胞计数≥$100×10^9$/L
　(3)染色体核型为 t(9;22),有 BCR/ABL 融合基因,t(4;11),有 MLL/AF4 融合基因
　(4)早期治疗反应不佳者
　(5)初治诱导缓解治疗失败
中危:(MR-ALL)具备下列任何 1 项或多项者
　(1)年龄≥10 岁
　(2)诊断时外周血白细胞计数≥$50×10^9$/L
　(3)诊断时已发生 CNSL 和/或 TL
　(4)免疫表型为 T 细胞白血病
　(5)染色体数目为<45 的低二倍体,或 t(12;21)、t(9;22)核型以外的其他异常染色体
核型,或 t(4;11)外的其他 MLL 基因重排
低危:不具备以上任何危险因素者

美国儿童肿瘤研究组(CCG)将诱导化疗第 14 天的骨髓反应作为评价早期治疗效应的方法。根据骨髓涂片中原幼淋细胞百分数分为 M1(<5%)、M2(5%~25%)、M3(>25%)。Gaynon 等统计了欧美 15 个实验组 1 万多例患者的数据,显示 M3 组复发率是 M1 组的 2.7 倍,M2 组复发率是 M1 组的 1.8 倍。Panzer-Grumayer 的报道显示,诱导后 15 天骨髓象呈 M1 的部分患者可复发,M2 或 M3 的部分患者可持续完全缓解。由上可见,诱导化疗第 8 天的外周血反应及诱导化疗第 14 天的骨髓反应不能非常敏感地评估白血病细胞负荷,由此判断的早期治疗效应虽能初步预测儿童 ALL 的复发风险,但不足以作为制订个体化化疗方案的依据,还需进一步进行 MRD 检测。

(2)微小残留病(MRD):白血病微小残留病(MRD)是指白血病诱导化疗 CR 后残存在体内少量白血病细胞的状态。当前 ALL 缓解的概念不仅仅是形态学缓解,因为形态学缓解白血病细胞仅<0.05,尚存相当的白血病细胞,此时体内白血病细胞负荷≤$1×10^{10}$。应该要达到免疫学和分子学缓解。MRD 水平是一个独立预后因素,在化疗过程中 MRD 检测有助于进一步危险度分型,不同时点 MRD 水平是 ALL 治疗决策的一个重要依据。St. Jude 儿童研究医院研究结果是,在诱导缓解过程中,d15 时 MRD>$0.01(10^{-2})$或 d43 时 MRD>0.0001 (10^{-4})患儿有较高的复发率;如果患者 MRD 水平在开始治疗起超过 4 个月持续≥0.0001,据估计其累计复发率达 70%;而患者在治疗 4 个月时 MRD 水平≥0.001,则治疗结果很不乐观。故他们根据 MRD 结果重新评价,并将患者重新分型至高危型,并加强强化治疗。

BFM 协作组用 PCR 方法以 Ig/TCR 重排为靶基因,动态追踪 240 例 ALL 患儿治疗前和治疗后 9 个月时间点的 MRD,所有选取时间点的 MRD 结果以最初的 2 个时间点即诱导治疗结束时(T_1)和巩固治疗前(T_2)最有意义。基于 MRD 水平将患儿分为 3 组:低危(LR)组(T_1~T_2 2 个时间点 MRD 均为阴性)、高危(HR)组(T_1、T_2 2 个时间点 MRD 水平≥10^{-3})和

中危（MR）组（介于低危和高危之间）。结果显示：三组的 3 年复发率分别为 2%、75% 和 23%；MRD 在 T_1 为阴性者的 3 年复发率远低于在 T_2 为阴性者（2% vs 23%）；MR 组患儿联合化疗 1 年后（T_5）时 MRD 阴性和阳性的 3 年复发率分别为 10% 和 67%。因此认为，T_1 和 T_2 的 MRD 水平对预测复发风险最有意义，T_1 的 MRD 可识别 LR 患儿，T_2 的 MRD 识别 HR 患儿，T_5 的 MRD 可预测 MR 患儿预后。他们又动态检测了 71 例 T-ALL 及 210 例 B-ALL 患儿的 MRD，认为在最初的 5 个时间点，MRD 水平在 T-ALL 患儿明显高于 B-ALL；基于 MRD 分类的 LR 组 ALL 5 年 EFS 为 98%；而 HR 组患者，5 年 EFS-T-ALL 为 0，B-ALL 为 25%。这提示基于 MRD 的危险度分类对 T-ALL 有更明显的预后意义，且发现 T_3（再诱导）、T_4（维持治疗开始）的 MRD 水平对 MR-T-ALL 有较大意义，而对 B-ALL 价值不大。

异基因造血干细胞移植前 MRD 水平较高的患者肯定会复发，2 年无病生存率约 35%，而 MRD 阴性患者则为 73%。干细胞移植后如果 MRD 阳性则复发危险极高。

总之，诱导缓解治疗第 15 天的骨髓 MRD≤10^{-4} 提示患者具有相当好的预后；第 15 天骨髓 MRD≥10^{-3} 的患者复发风险还需通过 MRD 的动态监测来评估。诱导治疗完成时 MRD≤10^{-4} 组预后好，MRD≥10^{-3} 组预后差，其中 MRD≥10^{-2} 者预后最差，相当于诱导失败。MRD 为 10^{-4}～10^{-3} 患者若在治疗头 10 个月 MRD 转阴，也能具有相对好的预后。

二、儿童 AML 的预后影响因素

与 ALL 相比，AML 患儿长期无病生存率较低，关于 AML 的预后因素，目前证实的因素有年龄、高白细胞计数、细胞遗传学特征、FLT_3 的表达状况、对诱导治疗的疗效以及是否为继发性白血病等。患者年龄是一个非常重要的预后因素，随着年龄增长而预后差，老年患者对化疗的耐受性降低；治疗前外周血白细胞＞$50×10^9$/L 和/或血小板＜$30×10^9$/L 者预后较差；白血病的染色体异常已被作为一个独立的预后指标用于指导临床治疗。

儿童 AML 的预后影响因素（见表 20-2，表 20-3）。

表 20-2 儿童 AML 的预后影响因素

预后不良	预后良好
初诊时白细胞＞$100×10^9$/L	M1、M2 亚型伴 Auer 小体
年龄＜2 岁	t(8;21)，t(15;17)
M4、M5 亚型	inv(16)
－7 染色体异常，－5/del(5q)	M3、M4E0 亚型
合并髓外白血病（但非 CNSL）	Down 综合征并发 AML
继发性白血病（尤其是 MDS 转化而来）	早期治疗效果好，1 个疗程达 CR
达缓解所需时间长（1 个疗程不缓解）	

表 20-3 各种细胞遗传学异常患儿的预后情况(%)

细胞遗传学异常	CR 率	10 年无事件生存率
t(9;11)(p21-22;q23)	85	62
t(10;11)(p11-14;q13-23)	95	64
t(6;9)(p23;q34)	90	10
t(8;21)(q22;q22)	98	69
inv(16)(p13;q22)	93	74
3q 异常	93	57
5q 异常	82	18
单体 7	71	29
12p 异常	96	22

大量研究证实,AML 合并 t(8;21)、t(15;17)和 inv/del(16)预后较好,缓解率高而存活期长。合并+8、复杂的染色体异常、t(9;22)和 t(6;9)预后较差。-5、5q-、-7、7q 和 11q23 及 3q26 异常常见于有 MDS 病史和治疗相关性白血病患者,治疗反应差或多早期复发。白血病前期病变、原发耐药及复杂的遗传学改变是治疗效果差的综合原因;继发性白血病占 AML 的 10%~30%,其克隆性或复合染色体核型异常发生率高,常规化疗效果差,完全缓解(CR)率低,一般在 2%~16%,早期病死率高,其原因为原发或继发耐药;有资料证实,具有 FLT3-ITD 激活突变的 AML 诱导缓解率低,且与疾病复发风险增高相关;第一疗程诱导治疗后骨髓原始细胞下降的程度对 AML 预后的影响已经得到公认,如果未获得形态学的缓解或骨髓中原始细胞计数仍>0.15,患者的复发风险增高。

(王 丽 马夫天 张宝玺)

【重点与难点】 小儿白血病在治疗方面面临的问题及临床建议

近半个世纪以来,儿童白血病的诊治获得了可喜的成果,特别是近 20~30 年国内外在儿童白血病的诊断分型从细胞水平进展到分子水平,与白血病诊治相关的细胞遗传学、分子遗传学、药物遗传学、药代动力学和药效学等基础研究,给儿童白血病的治疗的不断改善和进步提供了循证依据。新的诊断手段和方法,新的治疗手段和方法不断涌现,俯瞰当今和展望不远的将来,儿童白血病的诊治将会有惊喜的发展和突破。

一、治疗策略的调整

1. 治疗强度的调整 加强高危急性淋巴细胞白血病(ALL)的治疗强度,降低低危 ALL 的治疗强度。在不断完善 ALL 危险分型的基础上调整化疗强度,只有是真正属于高危型的 ALL,才进一步加强化疗的强度。如婴儿 ALL 尤其带有 11q23/MLL 重排者,仍是目前治疗的难题,各种治疗方案结果相近,其 5 年 EFS 为 20%~35%。大剂量 Ara-C,大剂量 MTX

($5.0g/m^2$)和强烈的巩固/再诱导可以提高治疗效果。强烈的全身化疗和鞘注治疗,而不行头颅放疗,可以有效预防中枢神经系统白血病。然而,对于中危,特别是低危的 ALL,降低其原来所做的治疗强度并缩短治疗时间。因此,检测和判断危险因素显得特别重要。难治性急性白血病临床主要特征是对抗癌药物反应程度差,诱导缓解率低,生存期短,是急性白血病临床治疗中的难题。急性髓系白血病(AML)的疗效远不如 ALL,国内外治疗结果是即使进行近清髓性的化疗方案,5 年 EFS 也只是 60%,因此迫切需要寻找新的治疗方法。

关于诱导缓解治疗强度的再认识:治疗的首要目的是达到完全缓解。诱导方案各异,ALL 化疗的基本药物,包括糖皮质激素、长春新碱和至少 1 种其他药物,左旋门冬酰胺酶或蒽环类药物。随着支持治疗和化疗水平的提高,现在的完全缓解率达 96%~99%。由于快速降低白血病细胞负荷可减少耐药的发生,因此许多研究者试图加强诱导治疗的强度,尤其在高危患者中实施。St. Jude 儿童研究医院的几项研究表明,过分强烈的诱导治疗并不必要,应更保证骨髓正常的造血储备,接受进一步的强化治疗,而且过分强烈的诱导治疗,其早期的治疗相关死亡率增加。

2. 化疗药物选用的调整 除了在 HR-ALL 外,在 LR-ALL 和 MR-ALL 都不用表鬼臼毒素类药物(VP16,VM26 等),以避免继发性白血病(第二肿瘤);严格控制蒽环类药物(DNR、ADR 等)的累计总剂量 $360mg/m^2$ 或 $240mg/m^2$(婴幼儿)以避免不可逆行心脏毒性;缩短了总治疗时间,ALL 女孩 2 年,男孩 2.5 年,AML 总治疗时间约 18 个月。

3. 关于头颅放疗 头颅放疗是针对中枢神经系统白血病的有效治疗手段,但是已经注意到它可以引起潜在的神经毒性,偶尔可继发脑瘤;因此,对于 80%~90%的患者采用鞘注化疗和强烈的全身化疗,不行头颅放疗。

4. 关于造血干细胞移植的选择 实践证明自体造血干细胞移植治疗 ALL 和 AML 的任何时期或任何状态是没有价值的,其疗效与化疗是没有统计学差异的。儿童白血病做造血干细胞移植的指征应严格掌握。高危型儿童 ALL 的 CR1,半年内 MRD 持续阳性并不能转阴者可考虑做异基因造血干细胞移植。高危型儿童 AML,对化疗药不敏感,第一复发后再缓解者可做骨髓移植。

二、儿童白血病的规范化诊断和个体化治疗

1. 儿童白血病的规范化诊断 国外公认的白血病分型标准是形态学—免疫学—细胞遗传学—分子生物学即 MICM 分型,各种治疗方案都是在此基础上展开的。MICM 分型在很大程度上避免漏诊、误诊,是保证化疗成功的必要条件。

由于条件所限,国内大多数治疗组仍采用 MI/MIC 分型,且水平参差不齐,部分指标也不统一。仍有一些医院仅仅依靠细胞形态学方法进行白血病的诊断和分型,不同实验室间的符合率只有 60%;一些大的治疗中心已能进行形态学、免疫学和细胞遗传学分型,识别出部分高危因素,如成熟 B 细胞表型、t(9;22)染色体易位等,基本能满足临床分型;少数医院已能根据 MICM 分型及宿主特点(如外周血白细胞计数、年龄)等精确地划分白血病危险度。

有鉴于此,尽快在全国各家有条件的医院建立起 MICM 实验诊断技术,进行规范的 MICM 分型已经势在必行。同时,参考国外经验,建立 MICM 技术平台,逐步进行中心核查、

数据核对,对于儿童白血病的规范性诊断分型具有极其重要的意义。

2. 规范化和个体化治疗 儿童白血病个体化治疗的原则——以规定方案为基础,有客观参数作依据。

现代治疗策略及治疗模式:儿童白血病的现代治疗目标是不但使患儿获得缓解和长期生存,即治愈,而且还要使他们能高质量的生活。首先是要确立危险因素,准确分型,再根据早期治疗反应重新划分危险度,然后按型选择用药,根据药物基因组学、药代动力学进行个体化治疗,只有适度的化疗才能最大限度地减少复发率和化疗并发症死亡率,从而大大提高长期无病生存率。

三、新的治疗思路和方法——免疫治疗和靶向治疗

虽然随着化疗方案的不断改进,儿童 ALL 的总体生存率已经达到 80% 左右,低危组病儿的长期治愈率有望达到 90% 以上。但还是有相当数量的病例难免复发死亡,且化疗药物的毒副反应还是相当明显,儿童 AML 疗效远不如儿童 ALL,迫切需要对新的治疗方法进行深入研究。

免疫治疗作为当前儿童白血病治疗的有效补充,具有重要的临床意义和应用前景。白血病免疫治疗的基础是白血病肿瘤抗原,它们是存在于白血病细胞中的生物分子,其成分主要为蛋白质,也可为糖酯类;根据其在肿瘤细胞和正常组织中的表达情况可将其分为白血病特异性抗原(LSA)和白血病相关抗原(LAA)。当前对白血病细胞肿瘤抗原有了更进一步的认识,凡是能诱导特异性细胞毒性 T 淋巴细胞(CTL)的抗原表位均成为白血病肿瘤抗原,这是进行白血病疫苗研究的主要切入点。白血病肿瘤抗原的种类有:突变癌基因或肿瘤抑制基因的产物,如 Ras、p53、BCR-ABL 产物、CML28 等;过度表达和异常表达的细胞蛋白质,如 WT1、CML28 等;致癌病毒基因组编码的肿瘤抗原,如 EB 病毒、HTLVI 等和组织特异性分化抗原,如 CD20、CD10、CD52、CD33 和 CD19 等。白血病免疫治疗的效应细胞主要有 T 淋巴细胞、B 细胞及其抗体、NK 细胞和巨噬细胞。

目前研究的肿瘤的免疫治疗,包括主动免疫和被动免疫疗法。主动免疫包括职业 APC 疫苗、细胞因子和共刺激因子加强疫苗、全身应用细胞因子疗法和免疫系统的非特异性刺激剂的应用。被动免疫疗法包括过继细胞免疫疗法、移植物抗宿主病作用、抗白血病细胞抗体疗法等。在众多免疫疗法中,抗体疗法可能是当前最有前景的治疗方法。用于白血病/淋巴瘤体内外靶向杀伤治疗研究的抗体主要有:CD20 单抗 Rituximab 研究最为成熟。目前已有多个国家批准应用本品治疗 B-NHL、CLL、HCL 和移植前后的相关治疗。人源化抗人 CD52 单抗治疗难治性复发性 NHL 患者有效;重组的人源化 CD33 单抗可以单药或者联合化疗用于治疗复发、难治性或化疗无效的 AML,并能清除 AML 微小残留病。CD19 单抗制剂和 CD22 单抗制剂的研究均显示了对其相应抗原阳性的恶性肿瘤细胞的强杀伤效果。CD25 单抗、CD45 单抗、CD7 单抗、CD2 单抗、CD3 单抗、CD64 单抗和 CD66 单抗的制剂均在研究或临床试验中。

总之,免疫治疗在治疗血液肿瘤方面具有良好的前景,采用基于职业 APC 细胞的白血病细胞疫苗有可能成为新的治疗方法,而抗人白细胞分化抗原单抗及其衍生物制剂已为血液恶性肿瘤的治疗带来十分光明的前景,寻找识别白血病干细胞的抗体是当前白血病靶向治疗研

究的另一热点。在慢性髓系白血病确定了 BCL/ABL 可以作为有效的靶点,并合成了特异针对该靶点的药物伊马替尼,伊马替尼在临床上取得了很好的疗效,基于这一结果,许多学者认为,通过研究白血病的分子生物学、免疫表型和细胞生物学异常,从而确定有效的治疗靶点,合成特异的靶向治疗药物,可能是进一步提高白血病疗效的途径。

白血病的靶向治疗药物众多,目前有些已经进入临床成为临床常用治疗药物,许多药物正处于临床试验阶段,更多的靶向药物还处于实验室研究阶段。根据靶向药物的作用靶点或作用机制可分为以下几类:①诱导分化药物:如全反式维甲酸(ATRA),它在急性早幼粒白血病的应用是肿瘤治疗领域中的重大进展,ATRA 可以认为是临床应用的第一个靶向药物;②以激酶为靶点的药物:FLT3 抑制剂、法尼酰基转移酶抑制剂、伊马替尼、尼洛替尼和达沙替尼(已在欧美国家上市)等;③以抗凋亡分子为靶点的药物:白血病细胞存在凋亡异常,这主要与 Bcl-2 家族蛋白异常有关,Bcl-2 家族蛋白异常与白血病预后也密切相关,因此可以靶向 Bcl-2 家族蛋白治疗白血病。目前这类靶向药物主要是反义寡核苷酸和小分子抑制物;④以白血病干细胞为靶点的药物:白血病干细胞是白血病的起始和维持细胞,消除白血病干细胞对于白血病的治愈至关重要,针对白血病干细胞的靶向治疗成为近年的研究热点,白血病干细胞独特的表面标志及信号传导通路可以作为白血病干细胞的治疗靶点,目前研究发现,靶向治疗白血病干细胞的药物大致分为 3 类:一是针对信号转导通路的靶向药物;二是针对白血病干细胞特异表面标志物的靶向药物;三是针对白血病干细胞的微环境的靶向药物;⑤通过表观遗传学机制发挥作用的药物:表观遗传学通过对 DNA、组蛋白进行修饰和 RNA 干扰方式对基因的表达进行调控,目前认为表观遗传学异常与癌基因激活,抑癌基因的失活一样是肿瘤发生的重要机制之一,因此,可以通过恢复白血病细胞的表观遗传学异常靶向治疗白血病。如地西他滨等。

目前,白血病靶向治疗疗效不一,有的还不满意,原因是 M3、CML 的基因改变及其所形成融合基因或蛋白比较单一,靶点明确,故靶向治疗有效,多数白血病的致病基因或机制尚不清楚,有些基因表达虽高(如 FLT-3、RAS、C-Kit),但可能是继发的,而非关键的,如 44% 的 M2b 有 C-Kit 基因突变,近年来有关 AML 发病的"二次或二重打击"学说可以说明白血病的发病机制是复杂的。因此,对白血病的靶向治疗应加强基础研究的重要性,找到致白血病的关键、重要靶点(基因、蛋白质分子),设计相应的靶向药物,同时联合应用不同的、已知靶向药物,以提高疗效,延长患者生存期。

(张广舫 赵晓庆 马夫天)

参 考 文 献

1. 廖清奎.小儿血液病基础与临床.北京:人民卫生出版社,2001,512~514
2. 艾辉胜,罗荣成,乐晓峰,等.现代血液病学.北京:人民军医出版社,1997,185
3. 汤永民.儿童白血病抗体靶向治疗研究进展及临床应用前景.中国实用儿科杂志,2008,23(2):94~96
4. 郑胡镛.儿童急性淋巴细胞白血病治疗进展.实用儿科临床杂志,2007,22(3):167~169
5. 杨志敏.儿童急性粒细胞白血病治疗进展.国外医学儿科分册,1997,24(4):209~211
6. 何映谊,叶铁真.PCR检测儿童微小残留白血病的研究进展.中国实验血液学杂志,2007,15(3):652~656
7. 杨纯正.肿瘤耐药研究的若干问题.中华医学杂志,2001,81:1475~1478
8. 杨纯正.肿瘤耐药研究进展及逆转策略.中华血液学杂志,1997,18:59~60
9. 杨纯正,刘淑仪.肿瘤耐药基因表达的临床意义及其逆转研究.中国肿瘤,2001,10:132~136
10. 崔蕾,吴敏媛.微小残留病检测在儿童急性淋巴细胞白血病中的临床价值及应用,中国小儿血液与肿瘤杂志,2010,15(3):97~98
11. 中华人民共和国药典委员会编.临床用药须知,1995
12. 周宜强.常用国家基本药物手册,2000
13. 许元富,杨纯正,熊冬生,等.抗Pgp抗体PHMA02在肿瘤临床中的应用研究及预后分析.中国肿瘤临床,1999,26:645~649
14. 吴玉霞.环境苯暴露与儿童白血病.国外医学卫生学分册,2002,4:225~227
15. 张永平,张晓春,郑传经,等.儿童白血病危险因素的Logistic回归分析.中华儿科杂志,1999,10:625~628
16. 陈可欣,武光林,何敏,等.天津市1981—2000年儿童白血病发病情况分析.中华血液学杂志,2004,25:365~367
17. 文莉莉.白血病微小残留病检测方法及临床意义.现代预防医学,2008,35(15):3031~3032
18. 吴红艳,刘志刚.儿童急性白血病微小残留病的研究进展.中国妇幼健康研究,2006,17(3):205~207
19. 宋善俊(译).威廉姆斯血液学.第6版.北京:人民卫生出版社,2004
20. 邓家栋.临床血液学.上海:上海科学技术出版社,2001
21. 张之南.血液病学.北京:人民卫生出版社,2003
22. 金伯泉.细胞和分子免疫学.第2版.北京:科学出版社,2003
23. 张之南,单渊东.协和血液病学.北京:中国协和医科大学出版社,2004
24. 田兆富.临床输血学.第2版.北京:人民卫生出版社,2002
25. 周光炎.免疫学原理.上海:上海科学出版社,2007
26. 浦权,杨梅如.血液病骨髓病理诊断手册.北京:科学出版社,2003
27. 肖志坚.血液病合理用药.北京:人民卫生出版社,2004
28. 符仁义,刘玉峰.儿童血液与肿瘤性疾病.郑州:河南科学技术出版社,2005
29. Elaine S. Jaffe著,周小鸽主译.造血与淋巴组织肿瘤病理学和遗传学.北京:人民卫生出版社,2006
30. 肖志坚,郝玉书.儿童骨髓增生异常综合征的诊断分型.中华儿科杂志,2005,43(7):545~547
31. 笠晓凡.小儿血液学.天津:天津科学技术出版社,2005
32. 马军,张伯龙.白血病.北京:北京大学医学出版社,2007

33　伍曼仪,黄绍良．现代小儿血液病学．福州:福建科学技术出版社,2003

34　胡亚美．江载芳．诸福堂实用儿科学(下册)第7版．北京:人民卫生出版社,2006

35　陈国伟．高级临床内科学(上册、下册)．长沙:中南大学出版社,2002

36　沈晓明．临床儿科学．北京:人民卫生出版社,2005

37　石远凯．淋巴瘤．北京:北京大学医学出版社,2007

38　胡亚美,江载芳．实用儿科学．第7版．北京:人民卫生出版社,2002

39　魏书珍．儿科疾病的临床检验．北京:人民卫生出版社,1990

40　李家增,王鸿利,韩忠朝．血液实验学．上海:上海科学技术出版社,1997

41　吴晓雄．表格式临床医学系列丛书——血液病分册．北京:中国医药科学技术出版社,2002

42　朱平．现代血液肿瘤诊断治疗学．北京:北京医科大学中国协和医科大学联合出版社,1999

43　张之南,李蓉生．红细胞疾病基础与临床．北京:科学出版社,2000

44　王振义,李家增,阮长耿．血栓与止血基础理论与临床．第2版．上海:上海科学技术出版社,1996

45　罗绍凯,洪文德．今日治疗丛书——血液和造血系统疾病．北京:科学技术文献出版社,2001

46　邓家栋,杨崇礼,杨天楹,等．邓家栋临床血液病学．上海:上海科学技术出版社,2001

47　潘崚,张学军．白血病．北京:科学技术文献出版社,2008

48　张茂宏．实用血液病学．济南:山东科学技术出版社,1990

49　王吉耀．内科学．第2版．北京:人民卫生出版社,2005

50　张之南,沈悌．血液病诊断及治疗标准．北京:科学出版社,2007

51　郝玉书,王建祥,肖志坚．白细胞疾病基础理论与临床．上海:上海科学技术出版社,2006

52　李志强．现代血液病输血疗法．上海:上海医科大学出版社,1999

53　许文荣,王建中．临床血液学与检验．第4版．北京:人民卫生出版社,2007,7

54　Arceci RJ. Clinical Significance of P-Glycoprotein in Multidrug Resistance Malignancies. Blood,1993,81(9):2215~2222

55　Education Program. American Society of Hematology. Book San Diego,California,2003,6

56　Qi jing,Yang Chunzhenget,Wang caiyun,et al. Function and mechanism of pyronaridine:a new inhibitor of P-glycoprotein-mediated multidrug resistance. Sina. Acta Phar,2002,23:544~550

57　Folkman J. Tumor angiogenesis:therapeutic implications. N Engl J Med,1971,285:1182~1186

58　Kanai T,Konno H,Tanaka T,et al. Anti-tumor and anti-metastatic effects of human-vascula endothelial growth-factor-neutralizing antibody on human colon and gastric carcinoma xenotransplanted orthotopically into nude mice. Int J Cancer,1998,77:933~936

59　Zhu Z,Lu D,Kotanides H,et al. Inhibition of vascular endothelial growth factor induced mitogenesis of human endothelial cells by a chimeric anti-kinase insert domain-containing receptor antibody. Cancer Lett,1999,136:203~213

60　Gao Y,Xiong D,Yang M. et al. Efficient Inhibition of Multi-drug Resistant Human Tumors with a Recombinant Bispecific Anti-P-glycoprotein X Anti-CD3 Diabody. Leukemia,2004,18:513~520

61　Greaves. M. Pre-natal origins of childhood leukemia. Rev Clin Exp Hematol,2003,7:233~245

62　Parkin DM,Stiller CA,Draper GJ,et al. International incidence of Childhood Cancer. Int J cancer,1988,42:511~520

63　Gurney JG,Severson PK,Davis S,et al. Incidence of cancer in children in the United States. Sex-,Race-,and 1-year age-specific rates by histologic type. Cancer,1995,75:2186~2195

64 Smith MA, Simon R, Strickler HD, et al. Evidence that childhood acute lymphoblastic leukemia is associated with an infectious agent linked to hygiene conditions. Cancer Causes Control, 1998, 9: 285~298

65 Armstrong SA, Staunton JE, Silverman LB, et al. MLL translocations specify a distinct gene expression profile that distinguishes a unique leukemia. Nat Genet, 2002, 30: 41~47

66 Felix C A, Lange B J. Leukemia in infants. The Oncologist, 1999, 4: 225~240

67 Wiemels JL, Cazzaniga G, Daniotti M, et al. Prenatal origin of acute lymphoblastic leukemia in children. Lancet, 1999, 354: 1499~1503

68 Greares M F, Alexande F. An infectious etiology for common acute lymphoblastic leukemia in children. Leukemia, 1993, 7: 349~360

69 Greares M F. Aetiology of acute leukemia. Lancet, 1997, 349: 344~349

70 Greaves M F. Molecular genetics, natural history and the demise of childhood leukemia. Eur J Cancer, 1993, 35: 173~185

71 Kinlen L. Evidence for an infective cause of childhood leukemia: comparison of a scottish new towa with nuclear reprocessing sites in britain. Lancet, 1998, 2: 1323~1327

72 Sawin'ska M, Ladon'D. Mechanism, detection and clinical significance of the recip rocal translocation t(12;21)(p12;q22) in the children suffering from acute lymphoblastic leukemia. Leuk Res, 2004, 28(1): 35~42

73 Szczepanski T, van der Velden VH, van Dongen JJM. Flow cytometric immunophenotyping of normal and malignant lymphocytes. Clin Chem LabMed, 2006, 44(7): 775~796

74 Campana D, Neale GA, Coustan-Smith E, et al. Detection of minimal residual disease in acute lymphoblastic leukemia: the St Jude experience. Leukemia, 2001, 15(2): 278~279

75 Szczepanski T. Why and how to quantify minimal residual disease in acute lymphoblastic leukemia. Leukemia, 2007, 21(4): 622~626

76 LiAH, Rosenquist R, Forestier E, et al. Detailed clonality analysis of relap sing precursor Bacute lymphoblastic leukemia: implication for minimal residual disease. Leuk Res, 2001, 25(12): 1033~1045

77 Van der Velden VH, Cazzaniga C, Schrauder A, et al. Analysis of minimal residual disease by Ig/TCR gene rearrangements: Guidelines for interpretation of real-time quantitative PCR data. Leukemia, 2007, 21(4): 604~611

78 Campana D, Neale GA, Coustan-Smith E, et al. Detection of minimal residual disease in acute lymphoblastic leukemia: the St Jude experience. Leukemia, 2001, 15(2): 278~279

79 Neale GA, Coustan-Smith E, Stow P, et al. Comparative analysis of flow cytometry and polymerase chain reaction for the detection of minimal residual disease in childhood acute lymphoblastic leukemia. Leukemia, 2004, 18(5): 934~938

80 Malec M, Bjorklund E, Soderhall S, et al. Flow cytometry and Allele-specific oligonucleotide PCR are equally effective in detection of minimal residual disease in ALL. Leukemia, 2001, 15(5): 716~727

81 Van der Velden VH, Jacobs DC, Wijkhuijs AJ, et al. Minimal residual disease levels in bone marrow and peripheral blood are comparable in children with T cell acute lymphoblastic leukemia (ALL), but not in precursor-B-ALL. Leukemia, 2002, 16(8): 1432~1436